中医美容专业系列教材

U0711593

美容中药学

主　编　冯居秦（西安海棠职业学院）
王景洪（西安海棠职业学院）

中国中医药出版社
·北　京·

图书在版编目（CIP）数据

美容中药学 / 冯居秦，王景洪主编. —北京：中国中医药出版社，2015.2（2025.8 重印）（中医美容专业系列教材）

ISBN 978-7-5132-2404-8

Ⅰ. ①美…　Ⅱ. ①冯…②王…　Ⅲ. ①美容－中药学－教材　Ⅳ. ①R287.6

中国版本图书馆 CIP 数据核字（2015）第 030392 号

中国中医药出版社出版

北京经济技术开发区科创十三街 31 号院二区 8 号楼

邮政编码　100176

传真　010-64405721

北京盛通印刷股份有限公司印刷

各地新华书店经销

开本 787×1092　1/16　印张 19.25　字数 320 千字

2015 年 2 月第 1 版　2025 年 8 月第 8 次印刷

书号　ISBN 978-7-5132-2404-8

定价　69.00 元

网址　www.cptcm.com

服务热线　010-64405510

购书热线　010-89535836

维权打假　010-64405753

微信服务号　zgzyycbs

微商城网址　https://kdt.im/LIdUGr

官方微博　http://e.weibo.com/cptcm

天猫旗舰店网址　https://zgzyycbs.tmall.com

如有印装质量问题请与本社出版部联系（010-64405510）

中医美容专业系列教材
编写委员会名单

前　言

中医美容源远流长，它与中医药学同时产生和发展。早在《黄帝内经》中就记载了大量的中医美容理论，对损美性疾病诊断、治疗的发展产生了重要的影响。在几千年的悠悠长河中，历代医家在中医美容诊断和治疗方面积累了丰富的经验。

时至21世纪，我国加入WTO后，各行业都面临着与国际接轨。随着我国经济的发展，以及中医美容事业的不断发展，人们对健康及美容的需求不断提高，运用中医理论来养生及美容已经成为社会潮流。

为了更好地发展中医美容事业，培养高层次的现代中医美容师，西安海棠职业学院聘请在中医美容领域有较深造诣的冯居秦、吴景东教授担任主任委员，联合辽宁中医药大学、长春中医药大学、天津中医药大学、大连医科大学、中国医科大学、南京中医药大学、浙江中医药大学、陕西中医学院、湖北中医药大学、沈阳理工大学、黑龙江中医药大学佳木斯学院等国内知名院校，组织在中医美容专业教学一线有丰富教学经验的教师共同编写了这套中医美容专业系列教材。这套教材主要用于中医美容专业的教学，填补了目前国内中医美容专业教学缺乏系统配套教材的空白。

作为中医美容高等教育的实践者，我们提出了培养“现代高级中医美容师”的理念，这一理念得到了上级主管部门以及世界中医药学会联合会美容专业委员会的认同和大力支持。我们这几年从教育实践入手，坚持以“崇尚学术，拓展真诚，架构健美，福祉人生”为行为准则，在培养高级中医美容人才的道路上不断探索，得到了广大中医美容教育者、美容从业人员和学术界的认可。

这套中医美容专业系列教材是我们多年来教学实践研究的成果。作为一名合格的中医美容师，必须系统学习和掌握中医美容相关的各学科知识，因此本套教材按照系统性的要求来设计，并且在编写中注重“三基”（基础理论、基本知识、基本技能）和“五性”（思想性、科学性、先进性、启发性、适用性）的统一，以期对我国中医美容高等教育起到积极的推动作用。

我们在编写本套教材的过程中得到了众多学者和有识之士的鼎力相助，参阅和收录了国内外学者的一些成果，在此一并致谢！由于编写本套教材是一个新的探索，加之编者水平所限，不妥之处在所难免，恳请海内外同行及读者提出宝贵意见，以便重印再版时不断完善。

中医美容专业系列教材编委会

2014年9月

中医美容专业系列教材

《美容中药学》

编委会名单

主　编　冯居秦（西安海棠职业学院）
　　　　王景洪（西安海棠职业学院）
副主编　王建军（西安海棠职业学院）
　　　　何玉秀（西安海棠职业学院）
　　　　张　宇（辽宁中医药大学）
编　委（按姓氏笔画排序）
　　　　王　冰（西安海棠职业学院）
　　　　王　江（陕西中医学院）
　　　　王　媛（西安海棠职业学院）
　　　　王建军（西安海棠职业学院）
　　　　王轶蓉（辽宁中医药大学附属医院）
　　　　王景洪（西安海棠职业学院）
　　　　田国伟（辽宁中医药大学）
　　　　冯居秦（西安海棠职业学院）
　　　　权文娟（西安海棠职业学院）
　　　　吕　凌（辽宁中医药大学）
　　　　闫凤凤（西安海棠职业学院）
　　　　杨　巍（西安海棠职业学院）
　　　　李　文（西安海棠职业学院）
　　　　何玉秀（西安海棠职业学院）
　　　　佟佳馨（辽宁中医药大学附属二院）
　　　　张　宇（辽宁中医药大学）
　　　　张小卿（辽宁中医药大学）
　　　　袁　佺（辽宁中医药大学）
　　　　海　妮（西安海棠职业学院）
　　　　路　锋（西安海棠职业学院）

编写说明

美容中药学是研究与美容相关中药的性能、功效、应用、美容功用等为主要内容的一门学科。《美容中药学》教材系统全面地搜集、发掘、提炼中医学中有关美容养生方面的药物，分来源、性味归经、功效、应用、美容功用、化学成分、药理与临床研究、选方、用量、禁忌、按语等栏目一一论述。本教材既保留了中药学传统的性味归经、性能、炮制、禁忌等内容，又突出了美容养生方面的特色，以期为中医美容养生发展奠定基础。其既可作为中医美容专业的教材，也可以为研究开发美容产品提供参考。

本教材分为总论和各论两部分，共计二十一章。总论部分论述了美容中药学的起源、发展及美容中药的产地、采集、炮制、性能、配伍、用药禁忌、用量、用法等；各论部分对祛斑类、美白类、润肤祛皱类、祛痤疮类、消疣除赘类、祛风止痒类、乌发类、生发类、减肥塑身类、香口益齿类、调心类、调肝类、调脾胃类、调肺类、调肾类中药进行了详细介绍。冯居秦、张宇进行了全稿的统稿修改工作。在整个统稿、修改过程中，承蒙安琪、郜磊鼎力协助，谨表谢意。

本教材虽经多次认真审稿、修改，但内容仍有不尽完善之处。敬请各院校广大师生在使用本教材的过程中提出宝贵意见和建议，以便再版时修订提高。

《美容药物学》编委会

2015 年 1 月

目　　录

总　论

各　论

总　论

第一章　美容中药学的起源和发展

中药，是我国几千年传统药物的总称，古称本草。中药学是研究中药基本理论和每味中药的来源、炮制、性能、功效、临床应用等知识的一门学科，是我国中医学最重要的基础学科之一。它有三大特点：①中药学是以中医中药理论为基础。②有独特的理论体系和应用形式，如阴阳五行、脏腑经络、辨证论治、君臣佐使等。③中药学充分反映了我国的历史、文化、自然资源的特点。

美容中药学是在中医中药基本理论指导下，重点研究美容中药的性味归经、功效主治及其在美容方面应用的一门学科。

随着对中药学的认识与研究的不断发展，人类对美容中药学的认识亦逐渐深入。

一、原始社会时期

我们的祖先在寻找食物的过程中，由于饥不择食，不可避免地会误食一些有毒的植物，以致发生呕吐、腹泻、昏迷甚至死亡等中毒现象；同时也因偶然吃了某些植物，使原有的呕吐、腹泻、昏迷等症状得以缓解甚至消除。如原始人类服食猎物过多而消化不良，结果吃了山楂、大黄后，产生了消食、腹泻等作用，经过长期无数次的反复口尝身受，逐步积累了辨别食物和药物的经验。这样，就发现了植物药的治疗作用。所以说，中药的起源是我国劳动人民长期生活实践和医疗实践的结晶。

人们在生活、劳动的实践中，也逐步发现了一些与美容有关的食物乃至药物，能产生健康与美容的效果。于是，逐渐地发现了美容药物。

随着历史、社会和文化的演进，生产力的发展，医学的进步，人们对于药物的认识和需求也与日俱增。药物的来源也由植物药材（即本草），逐渐地发展到动物药、矿物药及若干人工制品。

二、夏商周时期

进入奴隶社会，手工业逐步发达。夏代已有精致的陶釜、陶盆、陶碗、陶罐等陶制器皿，这些都为汤液的煎熬发明创造了条件，也为美容药品如朱砂、青黛的应用和美容疾病如痤疮、色斑等的外治积累了经验。

我国药学发展很早，有文字记载的可追溯到公元前的西周时代。《周礼·天官冢宰》谓："医师掌医之政令，聚毒药以供医事。"又曰："以五味、五谷、五药养其病。"《诗经》书中收录100多种药用动植物名称，并且记载了某些品种的采集、性状、产地及服用季节等。《山海经》是记载先秦时期我国各地名山大川、物产的非药物专著，明确指出了药物的产地、效用和性能，说明人们对药物的认识又深入了一步。

《黄帝内经》（一种说法是成书于春秋战国及秦汉之际，汇编成书于西汉）的问世奠定了我国中医药发展的理论基础，对中药学的发展同样产生了巨大的影响。如《素问·至真要大论》"寒者热之，热者寒之"，《素问·藏气法时论》"辛散""酸收""甘缓""苦坚""咸软"，等等，奠定了四气五味学说的理论基础；《素问·宣明五气》"五味所入，酸入肝、辛入肺、苦入心、咸入肾、甘入脾，是谓五入"是中药归经学说之先导。《黄帝内经》中所提出的五脏苦欲补泻及五运六气与用药的关系，对中药的临床应用都产生过很大的影响。

《五十二病方》用药达240余种之多，医方280多个，所治疾病涉及内、外、妇、五官等科。可见秦汉以前用药已积累了相当多的经验了，是迄今为止可见到的最早的中医本草方剂专著之一。

三、秦汉时期

由于生产力的发展，科学的进步，内外交通的日益发达，特别是张骞、班超先后出使西域，打通丝绸之路，西域的番红花、胡桃、胡麻仁等药材不断输入内地；少数民族及边远地区的犀角、琥珀、麝香及南方的珍珠、荔枝、龙眼等已逐渐为内地医家所采用，从而丰富了本草学及美容药物学的内容。

现存的《神农本草经》全书载药365种，其中植物药252种、动物药67种、矿物药46种，按药物功效的不同分为上、中、下三品。上品120种，功能是滋补强壮、延年益寿，无毒或毒性很弱，可以久服；中品120种，功能是治病补虚兼而有之，有毒或无毒，当斟酌使用；下品125种，功专祛寒热、破积聚、治病攻邪，多具毒性，不可久服。《神农本草经》是迄今为止分类科学、收载药物最多的专著之一。《神农本草经·序录》中还简明扼要地论述了中药的基本理论，如四气五味、有毒无毒、配伍法度、辨证用药原则、服药方法及丸、散、膏、酒等多种剂型，并简要介绍了中药的产地、采集、加工、贮存、真伪鉴别等，为中药学的全面发展奠定了理论基础。书中记载药物大多朴实有验，至今仍然习用，如常山抗疟、苦楝子驱虫、阿胶止血、乌头止痛、当归调经、黄连治下利、麻黄定喘、海藻治瘿等。可以说，《神农本草经》是汉代以前药学知识和经验的第一次大总结，奠定了我国中药学的基础，是我国最早的珍贵药学文献之一，被奉为四大经典之一，它对中药学的发展产生了极为深远的影响。其中许多药物对痤疮、黄褐斑、美白、护肤、滋养、通便、调理脏腑等具有广泛的作用，是美容中药学产生的基础。

四、两晋南北朝时期

梁·陶弘景在整理注释经传抄错简的《神农本草经》的基础上，又增加汉魏以来名医的用药经验，撰成《本草经集注》一书，对魏晋以来300余年间中药学的发展做了全面总结。全书七卷，载药730种，首创按药物自然属性分类的方法，对药物的形态、性味、产地、采制、剂量、真伪辨别等都做了较为详尽的论述，该书还首创“诸病通用药”，分别列举80多种疾病的通用药物，如治风通用药有防风、防己、秦艽、川芎等，治黄疸通用药有茵陈、栀子、紫草等，以便于医生临证处方用药。此外，本书还考定了古今用药的度量衡，并规定了汤、酒、膏、丸等剂型的制作规范。

南朝刘宋时代雷敩的《雷公炮炙论》是我国现存第一部炮制专著，该书系统地介绍了300种中药的炮制方法，提出药物经过炮制可以提高药效，降低毒性，便于贮存、调剂、制剂等。此书对后世中药炮制的发展产生了重大的影响，也是美容药物炮制和制剂的重要参考书。

五、隋唐时期

唐代颁布了经政府批准，由长孙无忌、李勣领衔编修，由苏敬实际负责，23人参加撰写的《新修本草》（又名《唐本草》）。共53卷，载药844种，新增药物114种，由药图、图经、本草三部分组成，分为玉石、草、木、兽禽、虫、鱼、果菜、米谷、有名未用等九类。在编写过程中政府通令全国各地选送当地道地药材，作为实物标本进行描绘，从而增加了药物图谱，并附以文字说明。这种图文并茂的方法，开创了世界药学著作的先例。

此后，唐开元年间，陈藏器深入实际，搜集了《新修本草》所遗漏的许多民间药物，对《新修本草》进行了增补和辨误，编写成《本草拾遗》。此书扩展了用药范围，仅矿物药就增加了110多种，且其辨识品类也极为审慎。他还根据药物功效，提出宣、通、补、泻、轻、重、燥、湿、滑、涩十剂分类方法，对后世方剂分类产生了一定的影响。

五代孟昶编成《蜀本草》。其以《新修本草》为蓝本，参阅有关文献，进行增补注释，增加了新药，撰写了图经。该书对药品的性味、形态和产地做了许多补充，绘图也十分精致，颇具特点，是一部对中药学发展很有影响的书籍。

六、宋金元时期

开宝元年，刘翰、马志在《新修本草》《蜀本草》的基础上修改增订宋代第一部官修本草《开宝新详定本草》，较《新修本草》增加药物133种，合计983种，后改名《开宝重定本草》，苏颂称本书“其言药性之良毒，性之寒温，味之甘苦，可谓备且详矣”。

嘉祐六年，由苏颂将经国家向各郡县收集所产药材实图及开花、结果、采收时间、药物功效的说明资料，以及外来进口药的样品，汇总京都，编辑成册，名曰《本草图经》。全书共21卷，考证详明，颇具发挥。

宋代中药学的代表作当推唐慎微的《经史证类备急本草》（简称《证类本草》）。此书搜集了大量古今单方、验方，整理了经史百家246种典籍中有关药学的资料，是在《嘉祐本草》《本草图经》的基础上编撰而成。全书30卷，载药1558种，附方3000余首。每味药物附有图谱，这种方药兼收、图文并茂的编写体例，较前代又有所进步，且保存了民间用药的丰富经验。每药还附以制法，为后世提供了药物炮制资料。他广泛引证历代文献，保存了

《开宝本草》《日华子本草》《嘉祐本草》等佚书内容，为后世保存了大量古代方药的宝贵文献，本书使我国本草编写格局臻于完备，起到了承前启后、继往开来的作用。

元·忽思慧于1330年编著的《饮膳正要》是饮食疗法的专门著作。书中对养生避忌、妊娠食忌、高营养物的烹调法、营养疗法、食物卫生、食物中毒都有论述，介绍了不少回、蒙古民族的食疗方法，至今仍有较高的参考价值。

七、明代

我国伟大的医药学家李时珍在《证类本草》的基础上，参考了800多部医药著作，对古本草进行了系统全面的整理总结。他边采访调查，边搜集标本，边临床实践，经过长期的考查、研究，历时27年，三易其稿，终于完成了200多万字的中医药科学巨著《本草纲目》。该书共52卷，载药1892种，改绘药图1160幅，附方11096首，新增药物374种，其中既收载了醉鱼草、半边莲、紫花地丁等一些民间药物，又吸收了番木鳖、番红花、曼陀罗等外来药物，大大地丰富了中药学的内容。本书以《证类本草》为蓝本，介绍历代诸家本草，全面总结了明代以前药性理论内容，保存了大量医药文献。其中收集了大量民间及官方的美容药物和方剂，是美容方药的宝库。

八、清代

一是不少学者及中医专家进一步补充修订《本草纲目》的不足，如赵学敏的《本草纲目拾遗》；二是配合临床需要，以符合实用为原则，由博返约对《本草纲目》进行摘要、精减、整理工作，如汪昂的《本草备要》、吴仪洛的《本草从新》等；三是受考据之风影响，从明末至清代，不少学者从古本草文献中重辑《神农本草经》，如孙星衍、顾观光等人的辑本，不少医家还对《神农本草经》做了考证注释工作，如《本经逢原》。再如刘若金的《本草述》，杨时泰的《本草述钩元》，汪昂的《本草备要》，吴仪洛的《本草从新》，黄宫绣的《本草求真》，王子接的《得宜本草》，黄元御的《玉楸药解》，等等，都从各个不同的角度进一步阐述了本草的功用，也为美容药物的发展拓展了范围。

九、民国时期

中药辞书的产生和发展是民国时期中药学发展的一项重要成就，其中成就和影响最大的是陈存仁主编的《中国药学大辞典》，全书约200万字，收录词目4300条，既广罗古籍，又博采新说，且附有标本图册，受到药界之推崇。虽有不少错讹，仍不失为近代第一部具有重要影响的大型药学工具书。

民国时期，随着西方药学知识逐渐在我国传播，以及化学、生物学、物理学等近代科学知识在我国的迅速发展，药学的分科更为细致，产生了药用动物学、药用植物学、中药鉴定学、中药药理学等新的学科。对我国中药学的分化有一定的影响。

十、中华人民共和国成立后

许多先进的药学理论、药学研究的方法、疾病防治的经验都对我国中药学的发展产生了积极的影响。尤其是中医院校及中医研究院所的建立，大大促进了中医药学的发展，使我国中药学和美容药物学走上了一条正确的发展道路。继承、创新、发展，成为我国中药学及美容药物学发展的重要指导方针，极大地推动了中药学及美容药物学的科学化、实用化。20世纪50年代后，尤其是改革开放后，涌现了大量的内容非常丰富的本草专著，如《中华人民共和国药典》《中药大辞典》《中药志》《全国中草药汇编》《原色中国本草图鉴》《中华本草》等。对中药学及美容药物学的发展具有重要的意义。

随着现代自然科学的迅速发展及学科的分化，药用植物学、临床中药学、中药鉴定学、中药化学、中药药理学、中药炮制学、中药药剂学等分支学科都取得了很大发展，逐渐成为成熟的自然学科，也为美容药物学的发掘、整理、提高奠定了坚实的基础。

第二章 美容中药的产地、采集与炮制

美容中药的来源，绝大部分来自于天然的动物、植物、矿物，极少部分是人工制品。美容中药是中药的一个重要组成部分。它的产地、采收与贮藏是否科学，直接影响到药物的质量和疗效。《用药法象》说："凡诸草木昆虫，产之有地；根叶花实，采之有时。失其地则性味少异，失其味则性味不全。"因此，研究美容药物的产地、采集规律和贮藏方法，对于保证和提高药材的质量有十分重要的意义。

第一节 产地和采集

天然药材的分布离不开特定的自然条件。我国疆域辽阔，地貌复杂，江河湖泽、山岭丘壑、平原沃野、辽阔海域等地理环境及水土、日照、气候、生物分布、生态环境各地不尽相同，甚至南北迥异，因而为多种药用植物的生长提供了有利的条件，同时也使各种药材的生产，无论品种、产量和质量都有特定的地域性。这就是医家非常重视"道地药材"的缘故。

美容中药的采收时节和采收方法与药物质量有着密切的关系。近代美容药物化学研究证实，人参皂苷以8月份含量最高、麻黄碱秋季含量最高、槐花在花蕾时芦丁含量最高、青蒿之青蒿素含量以7~8月中花蕾出现前为高峰，故人参宜在8月采挖，槐花、青蒿均应在开花前采收。一般来讲，以入药部分的成熟程度作依据，也就是在有效成分含量最高的时节采集。每种植物都有一定的采收时节和方法，按药用部位的不同可归纳如下。

一、全草类药材

大多数在植物枝叶茂盛、花朵初开时采集，如益母草、荆芥、紫苏、豨莶草等；如需连根入药的则可拔起全株，如柴胡、小蓟、车前草、地丁等；

而需要用带叶花的更需适时采收，如夏枯草、薄荷等。

二、叶类药材

通常在枝叶茂盛时采收，如枇杷叶、荷叶、大青叶、艾叶等。有些特定的药物如桑叶，需在深秋经霜后采集。

三、花、花粉类药材

花类药材，一般在花蕾含苞待放或花朵开放最鲜艳时采收。如野菊花、金银花、月季花、旋覆花等。对花期短的植物或花朵次第开放者，应分次及时摘取。至于蒲黄之类以花粉入药者，则需在花朵盛开时采取。

四、果实、种子类药材

果实类药物除青皮、枳实、覆盆子、乌梅等少数药材要在果实未成熟时采收果皮或果实外，一般都在果实成熟时采收，如瓜蒌、槟榔、马兜铃等。以种子入药的，通常在种子完全成熟后采集，如莲子、银杏、沙苑子、菟丝子等。有些既用全草又用种子入药的，可在种子成熟后割取全草，将种子打下后分别晒干贮存，如车前子、苏子等。

五、根、根茎类药材

在2月、8月采收为佳，如天麻、苍术、葛根、桔梗、大黄、玉竹等。有少数例外，如半夏、延胡索等要在夏天采收。

六、树皮、根皮类药材

通常在春、夏时节植物生长旺盛、植物体内浆液充沛时采集，如牡丹皮、苦楝皮、地骨皮等。

七、动物、昆虫类药材

如全蝎、土鳖虫、地龙、蟋蟀、蝼蛄、斑蝥等虫类药材，大都在夏末秋初捕捉采集。

八、矿物类药材

全年皆可采收，不拘时间，择优采选即可。

总之，无论植物药、动物药还是矿物药，采收方法各不相同。正如《本草蒙筌》所谓："茎叶花实，四季随宜，采未老枝茎，汁正充溢，摘将开花蕊，气尚包藏，实收已熟，味纯，叶采新生，力倍。入药诚妙，治病方灵。其诸玉石禽兽虫鱼，或取无时，或收按节，亦有深义，非为虚文，并各遵依，勿恣孟浪。"可见药材不同，采收方法各异，但还是有一定规律可循。

第二节 美容中药的炮制目的和方法

炮制，古时又称"炮炙""修事""修治"，是指药物在应用或制成各种剂型前，根据医疗、调制、制剂的需要，进行必要的加工处理的过程。

炮制是我国的一项传统加工技术。由于中药材大都是生药，其中不少的药物必须经过一定的炮制处理，才能符合临床用药的需要。按照不同的药性和治疗要求又有多种炮制方法，同时有毒之品必须经过炮制后才能确保用药安全。有些药材的炮制还要加用适宜的辅料，并且注意操作技术和掌握火候，故《本草蒙筌》谓："凡药制造，贵在适中，不及则功效难求，太过则气味反失。"可见炮制是否得当对保障药效、用药安全、便于制剂和调剂都有十分重要的意义。

中药的炮制、应用和发展有着悠久的历史，从《黄帝内经》《神农本草经》及历代中医药文献中都有不少中药炮制的散在记载，到逐步发展出现了《雷公炮炙论》《炮炙大法》《修事指南》等炮制专著，炮制方法日益增多，炮制经验日趋丰富。

一、炮制的目的

炮制的目的大致可以归纳为以下八个方面：

1. 纯净药材，保证质量

一般中药原药材多附着泥土、夹带沙石及非药用部分和其他异物，必须经过挑拣修治、水洗清洁，才能使药物纯净，保证质量，提供药用。如石膏挑出沙石、茯苓去净泥土、防风去掉芦头、黄柏刮净粗皮、鳖甲除去残肉、枳壳去瓤、远志抽心等。

2. 降低毒副作用，保证用药安全

对一些毒副作用较强的药物，经过加工炮制后，可以明显降低药物毒性及其副作用，确保用药安全。如巴豆压油取霜，醋煮甘遂、大戟，酒炒常山，甘草银花水煮川乌、草乌，姜矾水制南星、半夏，等等，均能降低毒副作用。

3. 便于调剂配伍

将净选后的中药材，经过软化、切削、干燥等加工工序，制成一定规格的药材（如片、段、丝、块等），称为“饮片”，便于准确称量、计量，按处方调剂，同时增加药材与溶剂之间的接触面积，利于有效成分的煎出。一些矿物介壳类药物如灵磁石、代赭石、石决明、牡蛎等，经烧、醋淬等炮制处理，使之酥脆，也是为了有效成分易于煎出。

4. 利于贮藏

药材经晒干、阴干、烘干、炒制等炮制加热处理，使之干燥，并使所含酶类失去活性，防止霉变，便于保存，久不变质。如种子药材白扁豆、赤小豆等，必须加热干燥，才能防止变质。

5. 矫味、矫臭，便于服用

一些动物药及一些具有特殊嗅味的药物，经过麸炒、酒制、醋制后，能起到矫味和矫臭的作用，如酒制乌梢蛇、醋炒五灵脂、麸炒白僵蚕、水漂海藻、麸炒斑蝥等，以便临床服用。

6. 增强药物功能，提高临床疗效

如延胡索醋制以后能增强活血止痛功效，麻黄、紫菀、款冬花蜜制增强润肺止咳作用，红花酒制后活血作用增强。

7. 改变药物性能，扩大应用范围

如生地黄功专清热凉血、滋阴生津，制成熟地黄后则可滋阴补血、生精填髓；生何首乌补益力弱且不收敛，能截疟解毒、润肠通便，经黑豆汁拌蒸成制何首乌后功专滋补肝肾、补益精血；再如天南星经姜矾制后称制南星，功能是燥湿化痰、祛风解痉，药性辛温燥烈，而经牛胆汁制后称胆南星，胆南星药性凉润，变为清热化痰、息风定惊之品；柴胡生用疏散退热，鳖血炒柴胡则可凉血除蒸。

8. 引药入经，便于定向用药

有些药物经炮制后，可以在特定脏腑经络中发挥治疗作用，如《本草蒙筌》说的“入盐走肾脏”及“用醋注肝经”就是这个意思。如知母、黄柏、杜仲经盐炒后，可增强入肾经的作用；如柴胡、香附、青皮经醋炒后，增强入肝经的作用。便于临床定向选择用药。

二、炮制方法

炮制方法是历代逐步发展和充实起来的。参照前人的记载，根据现代实际炮制经验，炮制方法一般来讲可以分为以下五类：

（一）修治

包括纯净、粉碎、切制药材三道工序，为进一步的加工贮存、调剂、制剂和临床用药做好准备。

1. 纯净

纯净是借助一定的工具，用手工或机械的方法，如挑、筛、簸、刷、刮、挖、撞等方法，去掉泥土杂质及非药用部分，使药物清洁纯净，如车前子、薏苡仁簸去杂质，刷除枇杷叶、石韦叶背面的绒毛，刮去厚朴、肉桂的粗皮，挖掉海蛤壳、石决明的残肉，撞去白蒺藜的硬刺，等等。

2. 粉碎

粉碎是以捣、碾、研、磨、镑、锉等方法，使药材粉碎达到一定粉碎度，以符合制剂和其他炮制的要求，以便于有效成分的提取和利用。如贝母、砂仁、郁李仁等捣碎便于煎煮；琥珀研末便于吞服；犀角、羚羊角等镑成薄片或碎屑，或锉成粉末，便于制剂或服用。

3. 切制

切制是用切、铡的方法将药切成片、段、丝、块等一定的规格，使药物有效成分易于溶出，并便于进行炮制，也利于干燥、贮藏和调剂时称量。根据药材性质或制剂及临床需要的不同，还有不同的切制规格要求。如槟榔宜切薄片，白术宜切厚片，甘草宜切圆片，肉桂宜切圆盘片，黄芪宜切斜片，麻黄、紫苏、白茅根宜切段，茯苓、葛根宜切块，等等。

（二）水制

用水或其他辅料处理药材的方法称为水制法。其目的主要是清洁药物、除去杂质、软化药物、便于切制、降低毒性及调整药性等。常见的方法有：漂洗、浸泡、润、喷洒、水飞等。

1. 漂洗

其方法是将药物置于宽水或长流水中，反复地换水，以除去杂质、盐味及腥味。如将芦根、白茅根洗去泥土杂质，海藻、昆布漂去盐分，紫河车漂去腥味，等等。

2. 浸泡

将质地松软或经水泡易损失有效成分的药物，置于水中浸湿立即取出，称为“浸”；而将药物置于清水或辅料药液中，使水分渗入，药材软化，便于切制，或用以除去药物的毒质及非药用部分，称为“泡”。如用白矾水浸泡半夏、天南星。

3. 润

根据药材质地的软坚、加工时的气温、工具的不同，而采用淋润、洗润、泡润、浸润、晾润、盖润、伏润等多种方法，使清水或其他液体辅料徐徐渗入药物组织内部，至内外的湿度均匀，便于切制饮片。如淋润荆芥、泡润槟榔、酒洗润当归、姜汁浸润厚朴、伏润天麻、盖润大黄等。

4. 喷洒

对一些不宜用水浸泡，但又需潮湿者，可采用喷洒湿润的方法。而在炒制药物时，按不同要求，可喷洒清水、酒、醋、蜜水、姜汁等辅料药液。

5. 水飞

水飞是借药物在水中的沉降性质分取药材极细粉末的方法。此法所制粉末既细，又减少了研磨中粉末的飞扬损失。常用于矿物类、甲壳类药物的制粉，如水飞朱砂、炉甘石、滑石、蛤粉、雄黄等。

（三）火制

火制是将药物经火加热处理的方法。根据加热的温度、时间和方法的不同，可分为炒、炙、烫、煅、煨、炮、燎、烘八种。现仅介绍前五种。

1. 炒

将药物置锅中加热不断翻动，炒至一定程度取出。根据“火候”大小可分为：

①炒黄：将药物炒至表面微黄或能嗅到药物应有的气味为度。如炒牛蒡子、炒苏子。

②炒焦：将药物炒至表面焦黄，内部淡黄为度，如焦山楂、焦白术、焦麦芽等。

③炒炭：将药物炒至外部枯黑，内部焦黄为度，即“存性”。如艾叶炭、地榆炭、姜炭等。

炒黄、炒焦使药材宜于粉碎加工，并缓和药性。种子类药材炒后则煎煮时有效成分易于溶出。而炒炭能缓和药物的烈性或副作用，或增强其收敛止血、止泻的作用。

2. 炙

将药物与液体辅料共置锅中加热拌炒，使辅料渗入药物组织内部或附着于药物表面，以改变药性、增强疗效或降低毒副作用的方法称炙法。如蜜炙百部、款冬花、枇杷叶可增强润肺止咳作用；酒炙川芎、当归可增强活血之功；醋炙香附、柴胡可增强疏肝止痛功效；盐炙杜仲、黄柏可引药入肾和增强补肾作用。

3. 烫

先在锅内加热中间物体（如砂石、滑石、蛤粉等），用以烫炙药物，使其受热均匀，膨胀松脆，不能焦枯，烫毕，筛去中间物体，至冷即得。如砂烫穿山甲、蛤粉烫阿胶珠等。

4. 煅

将药物用猛火直接或间接煅烧，使其质地松脆，易于粉碎，便于有效成分的煎出，以充分发挥疗效。坚硬的矿物药或贝壳类药多直接煅烧，以煅至透红为度，如紫石英、龙骨、牡蛎。间接煅烧是将药物置于耐火容器中密闭煅烧，至容器底部红透为度，如棕榈炭、血余炭等。

5. 煨

将药物用湿面或湿纸包裹，置于热火灰中或用吸油纸与药物隔层分开进行加热的方法称为煨法。其目的是除去药物中的部分挥发性及刺激性成分，以缓和药性，降低副作用，增强疗效。如煨肉豆蔻、煨木香、煨生姜、煨葛根等。

（四）水火共制

这类炮制方法是既要用水又要用火，有些药物还必须加入其他辅料进行炮制。包括煮、蒸、炖、烊、淬等方法。现仅介绍前三种。

1. 煮法

煮法是将药物与水或辅料置锅中同煮的方法。它可减低药物的毒性、烈性或附加成分，增强药物的疗效。如醋煮芫花、姜矾煮半夏。

2. 蒸法

蒸法是以水蒸气或附加成分将药物蒸熟的加工方法。蒸制的目的在于改变或增强药物的性能，降低药物的毒性。它分清蒸与加辅料蒸两种方法。前者如清蒸玄参、清蒸桑螵蛸，后者如酒蒸山茱萸、酒蒸大黄。如何首乌经反复蒸晒后不再有泻下之力而功走补肝肾、益精血；黄精经蒸制后可增强其补脾益气、滋阴润肺之功。

3. 焯法

焯法是将药物快速放入沸水中短暂潦过，立即取出的方法。常用于种子类药物的去皮及肉质多汁类药物的干燥处理。前者如焯杏仁、焯桃仁、焯扁豆以去皮；后者如焯马齿苋、焯天门冬以便于晒干贮存。

（五）其他

1. 制霜

中药霜制品包括药物榨去油质之残渣，如巴豆霜；将皮硝纳入西瓜中渗出的结晶，即西瓜霜；药物经煮提后剩下的残渣研细，如鹿角霜。

2. 发酵

在一定温度下使药物发酵，从而改变原来药物的性质，可增强和胃消食的作用，如神曲、建曲、半夏曲等。

3. 精制

多为水溶性天然结晶药物，先经过水溶除去杂质，再经浓缩、静置后析出结晶即成。如由朴硝精制成芒硝、元明粉。

4. 药拌

药物中加入其他辅料拌染而成，如朱砂拌茯神、砂仁拌熟地黄。

美容中药的采集和炮制一般遵循中药的理论和方法。但是，由于美容中药以外用为主，外用美容产品有特殊的要求，如祛斑、美白、保湿、祛皱、止痒、乌发等各有不同的炮制、提取方法。

第三章　美容中药的性能

中医学认为，疾病的发生发展过程是致病因素（邪气）作用于人体，引起机体正邪斗争，从而导致阴阳气血偏盛偏衰或脏腑经络机能活动失常的结果。因此，中药防病治病的基本作用主要是祛除病因、祛邪外出、协调阴阳、扶正固本、调整脏腑经络的基本功能，使之恢复阴平阳秘的正常状态，从而达到恢复健康的目的。

药物之所以能够针对病情发挥上述作用，是由于各种药物本身各自具有若干特性和作用，前人称为药物的偏性，即利用药物的偏性来纠正疾病所表现出来的阴阳偏盛偏衰。因此，药性是对药物性质与功能的高度概括。经过前人的归纳总结，药性就是药物的四气五味、升降浮沉、归经、毒副作用等药物的性质。它包括药物发挥疗效的物质基础和治疗过程中所体现出来的作用。所以，研究药性形成的机制及其运用规律的理论称为药性理论。

药性理论是我国历代医家在长期医疗实践中，以阴阳、脏腑、经络学说为依据，根据药物的各种性质及所表现出来的治疗作用总结出来的用药规律。它是中医学理论体系中的一个重要组成部分，是学习、研究、运用中药或美容药物所必须掌握的基本理论知识。

第一节　四　　气

《神农本草经·序录》云："药有酸、咸、甘、苦、辛五味，又有寒、热、温、凉四气。"这是有关药性基本理论之一的四气五味的最早记载。历代本草在论述药物的功用时，首先标明其"气"和"味"，可见气与味是药物的重要性能之一，这对于认识各种药物的共性和个性及临床用药都有指导意义。

四气，就是寒、热、温、凉四种不同的药性，又称四性。它是劳动人民和医生在长期的生活、医疗实践中归纳总结出的药性理论，即治疗发热疾病的药物多为寒性、凉性，治疗寒冷疾病的药物多为温性、热性。它反映了药物对人体阴阳盛衰、寒热变化的作用倾向，为药性理论的重要组成部分，是说明药物作用的主要理论依据之一。

药物的四气有如下特点：①四气可用阴阳来归纳，即寒性、凉性药物属阴，温性、热性药物属阳。②寒凉与温热是相对立的药性，而寒与凉、温与热之间则仅是程度上的不同，即“凉次于寒”“温次于热”。有些文献对药物的四性还用“大热”“大寒”“微温”“微凉”加以描述，这是对中药四气程度差异进一步区分。③四性以外还有一类平性药，它是指寒热界限不很明显、药性平和、作用较缓和的一类药，如党参、山药、甘草等。但平性仍未超出四性的范围，是相对而言的，它不是绝对的，因此仍称四气（性）。

药性的寒热温凉是由药物作用于人体所产生的不同反应和所获得的不同疗效而总结出来的，它与所治疗疾病的性质是相对而言的。如病人表现为高热烦渴、面红目赤、咽喉肿痛、脉洪数，这属于阳热证，用石膏、知母、栀子等药物治疗后，上述症状得以缓解或消除，便总结为它们的药性是寒凉的；反之，如病人表现为四肢厥冷、面色㿠白、脘腹冷痛、脉微欲绝，这属于阴寒证，用附子、肉桂、干姜等药物治疗后，上述症状得以缓解或消除，便归纳为它们的药性是温热的。

一般来讲，寒凉药分别具有清热泻火、凉血解毒、滋阴除蒸、泄热通便、清热利尿、清化热痰、清心开窍、凉肝息风等作用；温热药则分别具有温里散寒、暖肝散结、补火助阳、温阳利水、温经通络、引火归原、回阳救逆等作用。

关于四气在临床的应用原则，《素问·至真要大论》“寒者热之，热者寒之”及《神农本草经·序录》“疗寒以热药，疗热以寒药”指出了如何掌握药物的四气理论以指导临床用药的原则。具体来说，温热药多用于治疗中寒腹痛、寒疝作痛、阳痿不举、宫冷不孕、阴寒水肿、风寒痹证、血寒经闭、虚阳上越、亡阳虚脱等一系列阴寒证；寒凉药则主要用于实热烦渴、温毒发斑、血热吐衄、火毒疮疡、热结便秘、热淋涩痛、黄疸水肿、痰热喘咳、高热神昏、热极生风等一系列阳热证。总之，寒凉药用于治疗阳热证，温热药用于治疗阴寒证，这是临床必须遵循的用药原则。反之，如果阴寒证用寒凉药，阳热证用温热药，必然导致病情进一步恶化，甚至引起死亡。

第二节　五　　味

五味作为药性理论最早见于《黄帝内经》《神农本草经》，不仅明确指出“药有酸、咸、甘、苦、辛五味”，还以五味配合四气，共同标明每种药物的药性特征，从而为五味学说的形成奠定了基础。经后世历代医家的补充，逐步完善了五味理论。

所谓五味，是指药物有辛、甘、酸、苦、咸五种不同的味道，有些还具有淡味或涩味，因而实际上不止五种。但是，五味是最基本的五种滋味，一般仍称为五味。

五味的来源，首先是劳动人民和医生通过口尝，即用人的感觉器官辨别出来的，它是药物真实味道的反映。然而一经上升为药性理论后，便成为指导用药的重要理论，和口尝的滋味不尽相同。

《素问·藏气法时论》指出：“辛散、酸收、甘缓、苦坚、咸软。”这是对五味作用的最早概括。后世在此基础上进一步补充，日臻完善。现将其功用和主治归纳如下：

一、辛

“能散能行”，即具有发散、行气、行血的作用。凡具有辛味性质的药物，一般可以散外邪、行气、活血。用于感冒、气滞、血瘀等病证，如麻黄辛温可发散风寒，木香辛温可行气滞，红花辛温可以活血化瘀。

另有气味芳香的一类药物，虽然可以归为辛味，但其应用不同。古代芳香药主要用于避秽防病，如菖蒲、艾叶、佩兰等；开胃悦脾，增加食欲，如草果、花椒、甘松等；芳化湿浊，如苍术、藿香、厚朴等；开窍醒神，如麝香、苏合香、冰片等；香身美容，如沉香、玫瑰花、木香、丁香等。

二、甘

“能补、能和、能缓”，即具有补益、调和药性、缓急止痛的作用。一般可以滋养补虚、调和药性及制止疼痛。甘味药多用于治疗正气虚弱、缓解药性猛烈、缓解身体诸痛等。如人参味甘可大补元气、熟地黄甘温可滋补精血、饴糖甘平可缓急止痛、甘草甘平可调和药性等。

三、酸

“能收、能涩”，即具有收敛、固涩的作用，能固表止汗、敛肺止咳、涩肠止泻、固精缩尿、固崩止带等。主要用于体虚多汗、肺虚久咳、久泻肠滑、遗精滑精、遗尿尿频、崩带不止等证。如五味子味酸涩可固表止汗、乌梅酸温可敛肺止咳、五倍子酸涩可涩肠止泻、山茱萸酸温可涩精止遗、赤石脂酸涩可固崩止带等。

四、苦

“能泻、能燥、能坚”，一般具有清泻火热、泻降气逆、通泻大便、燥湿、坚阴（泻火存阴）等作用。多用于治疗热证、火证、喘咳、呕恶、便秘、湿证、阴虚火旺等证。如黄芩、栀子苦寒可清热泻火，杏仁苦温可降气平喘，陈皮苦温可降逆止呕，大黄苦寒可泄热通便，龙胆草苦寒可清热燥湿，苍术苦温可燥寒湿，知母苦寒可泻火存阴，等等。

五、咸

“能下、能软”，一般具有泻下通便、软坚散结的作用。泻下或润下通便及软化坚硬、消散结块的药物多具有咸味。多用于治疗大便燥结、痰核、瘿瘤、癥瘕痞块等证。如芒硝泄热通便，海藻、牡蛎消散瘿，鳖甲软坚消癥，等等。

此外，还有“咸走血”“咸入肾”之说，如大青叶、水牛角、紫草、青黛、白薇都具有咸味，均入血分，都具有清热凉血解毒之功。咸味药如紫河车、海狗肾、蛤蚧、龟板、鳖甲等都具有良好的补肾作用。同时为了引药入肾，增强补肾作用，不少药物如知母、黄柏、杜仲、巴戟天等用盐水炮制。

六、淡

“能渗、能利”，一般具有渗湿、利小便的作用。多用于治疗水肿、脚气、小便不利之证。如薏苡仁、通草、灯心草、茯苓、猪苓、泽泻等。由于《神农本草经》未提淡味，后世医家主张“淡附于甘”，故只言五味，不称六味。但毕竟淡味的作用与甘味的作用是有明显区别的，拟分别对待。

七、涩

“能收、能涩”，一般具有敛汗、收涩、止带、涩精止遗等作用。多用于治疗虚汗、泄泻、尿频、遗精、滑精、出血等证。如五味子收敛止汗，莲子固精止带，禹余粮涩肠止泻，乌贼骨（海螵蛸）收涩止血，等等。

临床用药，要气与味结合，才能准确。如桂枝辛温解表散寒、薄荷辛凉疏散风热、附子辛热补火助阳、石膏辛寒清热降火等。至于一药兼有数味，则标志其治疗范围的扩大，如当归辛甘温，辛以活血行气、甘以补血、温以祛寒，故有补血、活血、行气止痛、温经散寒等作用，可用于治疗血虚、血滞、血寒所引起的多种疾病。一般临床用药是既用其气，又用其味，但有时在配伍其他药物复方用药时，就可能出现或用其气，或用其味的不同情况。如升麻辛甘微寒，与黄芪同用治中气下陷时，则取其味甘升举阳气的作用；若与葛根同用治麻疹不透时，则取其味辛以解表透疹；若与石膏同用治胃火牙痛，则取其性寒以清热降火。由此可见，药物的气味所表示的药物作用及气味配合的规律是比较复杂的。因此，既要熟悉四气五味的一般规律，又要掌握每一药物气味的特殊治疗作用及气味配合的规律，这样才能更好地掌握药性，指导临床用药。

第三节 升降浮沉

升降浮沉是药物对人体作用的不同趋向性。升，即上升提举，趋向于上；降，即向下降逆，趋向于下；浮，即向外发散，趋向于外；沉，即向内收敛，趋向于内。升降浮沉也就是指药物对机体有向上、向下、向外、向内四种不同作用方向。它是与疾病所表现的趋向性相对而言的。其中，升与降、浮与沉是相对立的。按阴阳属性区分，则升浮属阳，沉降属阴。升降浮沉表明了药物作用的定向概念，也是药物作用的理论基础之一。由于疾病在病势上常常表现出向上（如呕吐、呃逆、喘息）、向下（如脱肛、遗尿、崩漏）、向外（如自汗、盗汗）、向内（表证未解而入里）；在病位上则有在表（如外感表证）、在里（如里实便秘）、在上（如目赤肿痛）、在下（如腹水、尿闭）等的不同，因此能够针对病情，改善或消除这些病证的药物，相对来说也就分别具有升降浮沉的作用趋向。

药物升降浮沉作用趋向性的形成，多与气候、环境、温度等因素有关，也与四气、五味、炮制、配伍等诸多因素的影响有关。

药物的升降浮沉与四气五味有关：一般来讲，凡味属辛、甘，性属温、热的药物，大都是升浮药，如麻黄、升麻、黄芪等药；凡味属苦、酸、咸，性属寒、凉的药物，大都是沉降药，如大黄、芒硝、山楂等。

药物的升降浮沉与药物的质地轻重有关：一般来讲，花、叶、皮、枝等质轻的药物大多为升浮药，如苏叶、菊花、蝉蜕等；种子、果实、矿物、贝壳及质重者大多都是沉降药，如苏子、枳实、牡蛎、代赭石等。极个别药物有其特殊性，如旋覆花虽然是花，但降气消痰、止呕止噫，药性沉降而不升浮；浮海石虽属石类药物，但却升浮化痰；部分药物本身就具有双向性，如川芎能上行头目、下行血海，白花蛇能内走脏腑、外彻皮肤。

药物的升降浮沉与炮制密切相关：药物的炮制可以影响或改变其升降浮沉的性能。如有些药物酒炒则升，姜炒则散，醋炒则收敛，盐炒则下行入肾。如大黄，属于沉降药，峻下热结、泄热通便，经酒炒后（酒军），则可清上焦火热，可治目赤头痛。

药物的升降浮沉通过配伍也可发生变化，如少量浮药配大量沉降药则浮药也随之下降；又如牛膝引血下行为沉降药，与红花、桔梗、柴胡、枳壳等升达清阳开胸行气药同用，则牛膝也随之上升，主治胸中瘀血证。因此，为了临床病证治疗的需要，经过恰当的配伍，药物的性能也是可以改变的。正如李时珍所说："升降在物，亦在人也。"

药物具有升降浮沉的性能，可以调整脏腑气机的紊乱，使之恢复正常的生理功能，或因势利导，驱邪外出，从而达到治愈疾病的目的。升降浮沉是我们应该充分加以利用的药物性能。

第四节 归 经

归经，是指药物对于机体某部分的选择性作用，它是古代劳动人民和医生通过长期的临床实践总结归纳出来的药性理论之一，即某药对某些脏腑、经络有特殊的治疗作用，而对其他部位则作用较弱或无。药物的归经不同，其治疗作用也不同。归经指明了药物治病的适用范围，是指导临床用药的基本理论之一。

中药归经理论的形成是在中医基本理论指导下，以脏腑经络学说为基础，经过长期临床实践总结出来的药性理论。它与脏腑经络生理特点、临床经验的积累、中医辨证理论体系的发展完善及药物自身的特性密不可分。由于经络能沟通人体内外表里，所以一旦机体发生病变，体表病变可以通过经络影响到内在脏腑；反之，内在脏腑病变也可以反映到体表上来。由于发病所在脏腑及经络循行部位不同，临床上所表现的症状各不相同。

一般而言，中药善治某脏腑某经络的病证，即可将某药归于这个脏腑和经络，经过长期的临床实践和总结，逐渐形成了归经理论。反过来，如某味中药标明归某脏腑某经络，形成了系统的归经理论后，即成为一种药性理论，成为临证选药组方的重要依据。现在绝大多数中药都明确标明归属某脏腑某经络，成为我们选药组方的重要参考。如桔梗归肺经，就善于治肺部的咳喘、痰多、肺气不宣；当归归肝经，就善于补肝血、活血化瘀；水蛭归肝经，就善于破血逐瘀，治血瘀经闭。

有些药物同时归数个脏腑或数个经络，则说明该味药物有多种功能，如人参归肺、脾、心、肾四经，则可以大补脾肺之气、安神益智、补肾助阳。决明子归肝和大肠经，则可以清肝明目、缓下通便。因此药物的归经理论给我们提供了简明扼要的选药途径，是提高用药准确性的重要理论。

在运用归经理论指导药物临床应用时，还必须与四气五味、升降浮沉学说结合起来，才能做到全面准确。如同归肺经的药物，由于有寒热温凉的不同，其治疗作用也不同。如紫苏归肺，温散肺经风寒；薄荷归肺，凉散肺经风热；干姜归肺，温肺化饮；黄芩归肺，清肺泻火。同归肺经的药物，由于五味的不同，作用亦殊。如乌梅酸收固涩、敛肺止咳，麻黄辛以发表、宣肺平喘。同归肺经的药物，因其升降浮沉之性不同，作用迥异。如桔梗、麻黄药性升浮，故能开宣肺气、止咳平喘；杏仁、苏子药性降沉，故能降肺气、止咳平喘。四气五味、升降浮沉、归经同是药性理论的重要组成部分，在应用时必须结合起来，全面分析，才能准确地指导临床用药。

事实证明，掌握好归经理论对于指导临床用药意义很大。但由于古代人们对归经理论和主治病证在认识上有差异，因此某些药物归经在不同的时代、不同的医生、不同的著作中，有所不同。我们在临证选药中尽可能选择大多数人认可的归经作为依据。

第五节　毒　　性

中药的毒性是中药药性理论的重要组成部分，是医生必须掌握的药性理论之一。它的含义有二，其一在古代是对药物功效的总称，其二是指药物对人体的伤害作用和副作用。

一、古代毒性的概念

古代把毒药看作是一切药物的总称，而把药物的毒性看作是药物的偏性。故《周礼·天官冢宰》有“医师掌医之政令，聚毒药以供医事”（医官掌管医疗的政策法令，收集药物以满足临床医疗的需要）。明代张景岳《类经》云：“药以治病，因毒为能，所谓毒者，因气味之偏也。盖气味之正者，谷食之属是也，所以养人之正气。气味之偏者，药饵之属是也，所以去人之邪气，其为故也，正以人之为病，病在阴阳偏胜耳……大凡可辟邪安正者，均可称为毒药，故曰毒药攻邪也。”论述了毒药的广义含义，阐明了毒性就是药物的偏性。

综上所述，古代药物毒性的含义较广，早期认为毒药是药物的总称，毒性是药物的偏性，现多认为毒性是药物毒副作用大小的标志。而后世本草书籍在其药物性味下标明“有毒”“大毒”“小毒”等记载，则大都指药物毒副作用的大小。

二、现代药物毒性的概念

随着科学的发展、医学的进步，人们对毒性的认识逐步加深。所谓毒性一般指药物对机体所产生的不良影响及损害性，包括急性、亚急性、慢性和特殊毒性。所谓毒药一般指对机体发生化学或物理作用，能损害机体引起功能障碍、疾病甚至死亡的物质。

中药的副作用与现代药物的毒性概念是不同的。副作用是指在常用剂量时出现与治疗需要无关的不适反应，一般比较轻微，对机体危害不大，停药后可自行消失。如临床常见服用某些中药可引起恶心、呕吐、胃痛腹泻或皮肤瘙痒等不适反应。现代医学认为的毒性是指药物对人体的毒害作用，是临床用药应该特别注意避免的。中药副作用的产生与药物自身特性、剂量、炮制、配伍、制剂等多种因素有关。通过医药人员的努力可以尽量减少副作用，减少不良反应的发生。其症状轻者可见瘙痒、皮疹、胸闷、气急，重者可引起过敏性休克，除药物因素外，多与患者体质有关。

三、中药毒性分级

伴随临床用药经验的积累，对毒性研究的深入，中药毒性分级情况各不相同。《素问·五常政大论》把药物毒性分为“大毒”“常毒”“小毒”“无毒”四类；《神农本草经》将药物分为“有毒”“无毒”两类；《本草纲目》将毒性分为“大毒”“有毒”“小毒”“微毒”四类。近代中药毒性分级多沿袭临床用药经验及文献记载。当今《中华人民共和国药典》采用大毒、有毒、小毒三类分类方法，这是目前通行的分类方法。

四、必须正确对待中药的毒性

正确对待中药的毒性，是安全用药的保证。

我们要正确评价中药毒性。目前中药品种已多达12800多种，而见中毒报告的才100余种，其中许多还是临床很少使用的剧毒药，可见大多数中药品种是安全的，这是中药的一大优势，尤其与西药化学合成药造成众多药源性疾病的危害相比，中药安全低毒的优势就更加突出了，这也是当今提倡回归自然，以及中药受到世界青睐的主要原因。

由此可见，文献中认为大毒、剧毒的药物固然有中毒致死的病例发生，小毒、微毒，甚至无毒的药物同样也有中毒病例发生，故临床应用有毒中草药一定要慎重，就是“无毒”的，也不可掉以轻心。认真总结经验，既要尊重文献记载，更要注重临床经验，相互借鉴，才能全面深刻准确地理解掌握中药的毒性，这对保证安全用药是十分必要的。

第四章　美容中药的配伍

一、配伍的概念

按照病情的不同需要和药物的不同特点，有选择地将两种以上的药物合在一起应用，叫作配伍。

二、配伍的意义

从中药的发展史来看，在医药萌芽时代治疗疾病一般都是采用单味药物的形式，后来由于药物品种日趋增多，对药性特点不断明确，对疾病的认识逐渐深化，由于疾病可表现为数病相兼，或表里同病，或虚实互见，或寒热错杂的复杂病情，因而用药也就由简到繁出现了多种药物配合应用的方法，并逐步积累了配伍用药的规律，从而既照顾到复杂病情，又增进了疗效，减少了毒副作用。因此，掌握中药配伍规律对指导临床用药意义重大。

三、配伍的内容

药物配合应用，相互之间必然产生一定的作用，有的可以增进原有的疗效，有的可以相互抵消或削弱原有的功效，有的可以降低或消除毒副作用，也有的合用可以产生毒副作用。因此，《神农本草经·序录》将各种药物的配伍关系归纳为“有单行者，有相须者，有相使者，有相畏者，有相恶者，有相反者，有相杀者，凡此七情，合和视之”。这“七情”之中除单行者外，都是谈药物配伍关系，分述如下：

1. 单行

单行就是单用一味药来治疗某种病情单一的疾病。如单用一味人参治疗大失血所引起元气虚脱的危重病证，马齿苋治疗痢疾，夏枯草膏消瘿瘤，益母草膏调经止痛，柴胡针剂发汗解热，野菊花治疗痤疮，芦荟汁护肤解毒，等等，都是单味药治病的具体应用。

2. 相须

相须就是两种功效类似的药物配合应用，可以增强原有药物的功效。如珍珠配牛乳可以润肤白面；知母配贝母，可以增强养阴润肺、化痰止咳的功效；白芷配当归可以消除黄褐斑；陈皮配半夏以加强燥湿化痰、理气和中之功。它构成了复方用药配伍的核心，是中药配伍应用的主要形式之一。

3. 相使

相使就是以一种药物为主，另一种药物为辅，两药合用，辅药可以提高主药的功效。如黄芪配茯苓治脾虚水肿，黄芪为健脾益气、利尿消肿的主药，茯苓淡渗利湿，可增强黄芪益气利尿的作用；又如石膏配牛膝治胃火牙痛，石膏为清胃降火、消肿止痛的主药，牛膝引火下行，可增强石膏清火止痛的作用。可见相使配伍药不必同类，一主一辅，相辅相成。

4. 相畏

相畏就是一种药物的毒副作用能被另一种药物所抑制。如半夏畏生姜，即生姜可以抑制半夏的毒副作用。

5. 相杀

相杀就是一种药物能够消除另一种药物的毒副作用。如绿豆杀巴豆毒，生白蜜杀乌头毒。可见相畏和相杀没有质的区别，是从不同角度提出来的配伍方法，也就是同一配伍关系的两种不同提法。

6. 相恶

相恶就是一种药物能破坏另一种药物的功效。如人参恶莱菔子，莱菔子能削弱人参的补气作用；生姜恶黄芩，黄芩能削弱生姜的温胃止呕作用。

7. 相反

相反就是两种药物同用能产生严重的毒副作用。如甘草反甘遂、贝母反乌头等，详见用药禁忌“十八反”“十九畏”中若干药物。

上述七情除单行外，相须、相使可以起到协同作用，能提高药效，是临床常用的配伍方法；相畏、相杀可以减轻或消除毒副作用，以保证安全用药，是使用毒副作用较强药物的配伍方法，也可用于有毒中药的炮制及中毒解救；相恶是抵消或削弱其中一种药物的功效；相反是药物相互作用后能产生毒性反应或强烈的副作用，故相恶、相反是配伍用药的禁忌。

历代医家都十分重视药物配伍的研究，除七情所总结的用药规律外，两药合用，能产生与原有药物均不相同的功效，如桂枝配芍药以调和营卫、解肌发表，柴胡配黄芩以和解少阳、消退寒热，枳实配白术以寓消于补、消补兼施，黄连配干姜以寒热并调，肉桂配黄连以交通心肾、水火互济，黄芪配当归以阳生阴长、补气生血，熟地黄配附子以阴中求阳、阴阳并调，等等，都是前人配伍用药的经验总结，是七情用药的发展。因此，深入研究配伍用药经验，不仅对提高药效、扩大药物应用范围、降低毒副作用、适应复杂病情、不断发展七情配伍用药理论有重要意义，同时对开展复方研究、解析它的主体结构、掌握遣药组方规律也是十分必要的。

药物的配伍应用是中医用药的主要形式，药物按一定法度加以组合，并确定一定的分量比例，制成适当的剂型，即是方剂。方剂是药物配伍的发展，也是药物配伍应用的高级形式。

第五章　美容中药的用药禁忌

为了确保疗效、避免毒副作用的产生，必须注意用药禁忌。中药的用药禁忌主要包括配伍禁忌、妊娠禁忌和服药的饮食禁忌三个方面。

一、配伍禁忌

所谓配伍禁忌，就是指某些药物合用会产生剧烈的毒副作用或降低药效，因而应该避免配合应用，也即《神农本草经》所谓："勿用相恶、相反者。"金元时期将反药概括为"十八反""十九畏"，累计37种反药，并编成歌诀，便于诵读。

"十八反"歌最早见于张子和《儒门事亲》，曰："本草明言十八反，半蒌贝蔹及攻乌，藻戟遂芫俱战草，诸参辛芍叛藜芦。"共载相反中药18种，即：乌头反贝母、瓜蒌、半夏、白及、白蔹；甘草反甘遂、大戟、海藻、芫花；藜芦反人参、丹参、玄参、沙参、细辛、芍药。

而"十九畏"歌诀首见于明·刘纯《医经小学》，曰："硫黄原是火中精，朴硝一见便相争，水银莫与砒霜见，狼毒最怕密陀僧，巴豆性烈最为上，偏与牵牛不顺情，丁香莫与郁金见，牙硝难合京三棱，川乌草乌不顺犀，人参最怕五灵脂，官桂善能调冷气，若逢石脂便相欺，大凡修合看顺逆，炮爁炙煿莫相依。"指出了共19个相畏（反）的药物。

反药能否同用，历代医家众说纷纭。一些医家认为反药同用会增强毒性、损害机体，因而强调反药不可同用。现代临床、实验研究也有不少文献报道反药同用引起中毒的例子。因此，《中国药典》1963年版"凡例"中明确规定"注明畏、恶、反，系指一般情况下不宜同用"。

由此可见，目前在尚未搞清反药是否能同用的情况下，临床用药应采取慎重的态度，对于其中一些反药若无充分把握，最好不宜使用，以免发生意外。

二、妊娠用药禁忌

妊娠用药禁忌是指妇女妊娠期治疗用药的禁忌。某些药物具有损害胎儿以致堕胎的副作用，所以应作为妊娠禁忌的药物。根据药物对于胎儿损害程度的不同，一般可分为慎用与禁用二大类。

慎用的药物包括通经破瘀药，如桃仁、红花、牛膝；行气破滞药，如大黄、枳实；辛热滑利之品，如附子、肉桂、滑石、木通。

禁用的药物是指毒性较强或药性猛烈的药物，如巴豆、牵牛、大戟、商陆、麝香、三棱、莪术、水蛭、斑蝥、雄黄、砒霜等。

凡禁用的药物绝对不能使用，慎用的药物可以根据病情的需要斟酌使用，但须谨慎小心。

三、饮食禁忌

饮食禁忌是指服药期间对某些食物的禁忌，也就是通常所说的忌口。在服药期间，一般应忌食生冷、油腻、腥膻、有刺激性的食物。此外，根据病情的不同，饮食禁忌也有区别。如热性病，应忌食辛辣、油腻、煎炸性食物；寒性病，应忌食生冷食物、清凉饮料等；胸痹应忌食肥肉、脂肪、动物内脏及烟、酒等；肝阳上亢头晕目眩、烦躁易怒等应忌食胡椒、辣椒、大蒜、白酒等辛热助阳之品；黄疸胁痛应忌食动物脂肪及辛辣烟酒刺激物品；脾胃虚弱应忌食油炸黏腻、寒冷固硬、不易消化的食物；肾病水肿应忌食盐；疮疡、皮肤病，应忌食鱼、虾、蟹等腥膻发物及辛辣刺激性食品。

第六章　美容药物的用量与用法

第一节　美容药物的用量

药物用量是指临床应用时的分量。它主要指明了每味药的成人一日量（按：本书每味药物标明的用量，除特别注明以外，都是指干燥后生药，在汤剂中成人一日内用量、外用药物的计量根据病情酌定），也即相对剂量。

药物的计量有市制：斤、两、钱、分、厘；公制：千克、克、毫克。自明清以来，我国普遍采用16进位制的“市制”计量方法，即1斤=16两=160钱。自1979年起我国对中药生产计量统一采用公制，即1千克=1000克=1000000毫克。为了处方和调剂计算方便，按规定以如下的近似值进行换算：1两（16进位制）=30克；1钱=3克；1分=0.3克；1厘=0.03克。

尽管中药绝大多数来源于生药，安全剂量幅度较大，用量不像化学药品那样严格，但用量得当与否，也是直接影响药效的发挥、临床效果好坏的重要因素之一。药量过小，起不到治疗作用而贻误病情；药量过大，伤害正气，引起不良后果，或造成不必要的浪费。同时中药多是复方应用，其中主要药物的剂量变化，可以影响到整个处方的功效和主治病证的改变。因此，对于中药剂量的使用应采取科学、谨慎的态度。一般来讲，确定中药的剂量，应考虑如下几方面的因素：

一、药物性质与剂量的关系

剧毒药或作用峻烈的药物，应严格控制剂量，开始时用量宜轻，逐渐加量，一旦病情好转后，应当立即减量或停服，中病即止，防止过量或蓄积中毒。此外，花、叶、皮、枝等量轻质松及性味浓厚、作用较强的药物用量宜小；矿物介壳质重沉坠及性味淡薄、作用温和的药物用量宜大；鲜品药材含水分较多，用量宜大；干品药材用量当小；过于苦寒的药物不要久服过量，免伤脾胃；再如羚羊角、牛黄、鹿茸、珍珠等贵重药材，在保证药效的前提下应尽量减少用量。

二、剂型、配伍与剂量的关系

在一般情况下，同样的药物入汤剂比入丸、散剂的用量要大些；单味药使用比在复方中用量要大些；在复方配伍使用时，主药比辅药用量要大些，外用药比内服药用量要大一些。

三、年龄、体质、病情与剂量的关系

由于年龄、体质的不同，对药物耐受程度不同，则药物用量也有差别。一般老年、小儿、妇女产后及体质虚弱的病人，都要减少用量，成人及平素体质壮实的患者用量宜重。一般 5 岁以下的小儿用成人药量的 1/4，5 岁以上的儿童按成人用量减半服用。病情轻重、病势缓急、病程长短与药物剂量也有密切关系。一般病情轻、病势缓、病程长者用量宜小；病情重、病势急、病程短者用量宜大。

四、季节变化与剂量的关系

夏季发汗解表药及辛温大热药不宜多用，冬季发汗解表药及辛温大热药可以多用，夏季苦寒降火药用量宜重，冬季苦寒降火药用量宜轻。

第二节　美容药物的用法

药物的服法，主要是指汤剂的煎煮及不同剂型的服用方法。

一、汤剂煎煮法

汤剂是中药最为常用的剂型之一，自商代伊尹创制汤液以来沿用至今，经久不衰。汤剂的制作对煎具、用水、火候、煮法都有一定的要求。

1. 煎药用具

以砂锅、瓦罐为好，铝锅、搪瓷罐次之，忌用钢铁锅，以免发生化学变化，影响疗效。

2. 煎药用水

古时曾用长流水、井水、雨水、泉水、米泔水等煎煮。现在多用自来水、井水、蒸馏水等，但总以水质洁净新鲜为好。

3. 煎药火候

有文火、武火之分。文火，是指小火或水液蒸发缓慢的火候；武火，又称急火，是指使温度上升及水液蒸发迅速的火候。

4. 煎煮方法

先将药材浸泡30分钟左右，水量以高出药面为度。中药煎煮2次，第二煎加水量为第一煎的1/3～1/2。两次煎液去渣滤净混合后分2次服用。煎煮的火候和时间要根据药物性能而定。一般来讲，解表药、清热药宜武火煎煮，时间宜短，煮沸后煎3～5分钟即可；补养药宜用文火慢煎，时间宜长，煮沸后再续煎30分钟左右。药物因其质地不同，煎法比较特殊，处方上须加以注明，归纳起来包括先煎、后下、包煎、另煎、溶化、泡服、冲服、煎汤代水等不同煎煮法。

（1）先煎：主要指有效成分难溶于水的金石、矿物、介壳类药物，应打碎先煎，煮沸20～30分钟，再下其他药物同煎，使有效成分充分析出。如磁石、代赭石、生铁落、生石膏、寒水石、紫石英、龙骨及牡蛎、海蛤壳、瓦楞子、珍珠母、石决明、紫贝齿、龟板、鳖甲等。此外，附子、乌头等毒副作用较强的药物，宜先煎45～60分钟后再下其他药，久煎可以降低毒性，安全用药。

（2）后下：主要指一些气味芳香的药物，久煎其有效成分易挥发而降低药效，须在其他药物煎沸5～10分钟后放入，如薄荷、青蒿、香薷、木香、砂仁、沉香、白豆蔻、草豆蔻等。此外，有些药物虽不属芳香药，但久煎也能破坏其有效成分，如钩藤、大黄、番泻叶等亦属后下之列。

（3）包煎：主要指那些黏性强、粉末状及带有绒毛的药物，宜先用纱布袋装好，再与其他药物同煎，以防止药液混浊或刺激咽喉引起咳嗽，以及沉于锅底，加热时引起焦化或糊化。如蛤粉、滑石、青黛、旋覆花、车前子、蒲黄等。

（4）另煎：又称另炖，主要是指某些贵重药材，为了更好地煎出有效成分，还应单独另煎2小时左右。可以另服，也可与其他煎液混合服用，如人参、西洋参、鹿茸等。

（5）溶化：又称烊化，主要是指某些胶类药物及黏性大而易溶的药物，为避免入煎黏锅或黏附其他药物影响煎煮，可单用水或黄酒将此类药加热溶化后，再用煎好的药液冲服，也可将此类药放入其他药物煎好的药液中加热烊化后服用，如阿胶、鹿角胶、龟板胶、鳖甲胶、鸡血藤胶及蜂蜜、饴糖等。

（6）泡服：又叫焗服，主要是指某些有效成分易溶于水或久煎容易破坏药效的药物，可以用少量开水或复方中其他药物滚烫的煎出液趁热浸泡，加盖焖润，减少挥发，半小时后去渣即可服用，如藏红花、番泻叶、胖大海等。

（7）冲服：主要指某些贵重药，用量较轻，为防止散失，常需要研成细末、制成散剂用温开水冲服，如麝香、牛黄、珍珠、羚羊角、西洋参、鹿茸、人参、蛤蚧等。某些药物，根据病情需要，为提高药效，也常研成散剂冲服，如用于止血的三七、白及、紫珠草、血余炭、棕榈炭，用于息风止痉的蜈蚣、全蝎，用于制酸止痛的乌贼骨、瓦楞子、海蛤壳、延胡索，等等。某些药物高温容易破坏药效或有效成分难溶于水，也只能做散剂冲服，如雷丸、鹤草芽、朱砂等。此外，还有一些液体药物如竹沥汁、姜汁、藕汁、荸荠汁、鲜地黄汁等也需冲服。

二、服药法

1. 服药时间

汤剂一般每日 1 剂，煎 2 次分服，两次间隔时间为 4 ~6 小时。临床用药时可根据病情增减，如急性病、热性病可 1 日 2 剂。某些对胃肠有刺激性的药物宜饭后服，补益药宜空腹服，安神药宜睡前服，慢性病定时服，急性病、呕吐、惊厥及石淋、咽喉病须煎汤代茶饮。

2. 服药方法

（1）汤剂：一般宜温服。但解表药要偏热服，服后还须盖好衣被，或进食热粥，以助汗出；寒证用热药宜热服，热证用寒药宜冷服。

（2）丸剂：颗粒较小者，可直接用温开水送服；大蜜丸者，可以分成小粒吞服；若水丸质硬者，可用开水溶化后服。

（3）散剂、粉剂：可用蜂蜜调和送服，或装入胶囊中吞服，避免直接吞服，刺激咽喉。

（4）膏剂：宜用开水冲服，避免直接倒入口中吞咽，以免黏喉引起呕吐。

（5）冲剂、糖浆剂：冲剂宜用开水冲服；糖浆剂可以直接吞服。

此外，危重病人宜少量频服；呕吐患者可以浓煎药汁，少量频服；对于神志不清或因其他原因不能口服者，可采用鼻饲给药法。一般得汗、泻下、热降即可停药，适可而止，不必尽剂，以免汗、下、清热太过，损伤人体的正气。

各 论

第七章 祛斑类中药

祛斑类中药主要以消除各种色斑为主要功效。适用于气血失调、脏腑经络失调、月经不调、年老体衰、肝气郁结等原因引起的黄褐斑、老年斑、雀斑、色素斑、妊娠斑等各种色斑。病因比较复杂，临床需根据病因辨证施治。

本章药物主要通过活血化瘀、调经润肤、补益脾肾、祛风解毒治疗各种色斑。

当 归

【来源】 为伞形科多年生草本植物当归的根。以甘肃岷县所产质量最好。

【性味归经】 甘、辛，温。归肝、心、脾经。

【功效】 补血，活血，调经，止痛，润肠。

【应用】

1. 用于心肝血虚、面色萎黄、眩晕心悸等，是补血要药。
2. 用于血虚兼有瘀滞的月经不调、痛经、经闭等。
3. 用于血滞、寒凝的跌打损伤、风湿痹痛。
4. 还可用于痈疽疮疡及血虚肠燥便秘。

【美容功用】

1. 润肤

当归有补血、活血作用，配合黄芪、生地黄、蜂蜜可护肤抗皱。

2. 化斑

通过活血作用可消斑，治血瘀型黄褐斑、老年斑。

3. 荣颜

当归有良好的补血调经作用，可配合熟地黄、白芍等治疗血虚之面色不华。

4. 润肠

当归可养血润肠，配合火麻仁、肉苁蓉可治血虚肠燥便秘、老年便秘。

【化学成分】当归主要含挥发油。在所含数十种挥发油中，藁本内酯为主要成分，约占挥发油总量的50.2%。非挥发油成分有新当归内酯、棕榈酸、阿魏酸、β－谷甾醇、豆甾醇、尿嘧啶、腺嘌呤、叶酸、伞形酮及胆碱，后三种为抗感染的有效成分。还含有十几种氨基酸、二十几种微量元素，以及维生素 B_{12} 和维生素A类物质。

【药理与临床研究】当归水浸液能显著促进血红蛋白及红细胞的生成。其所含挥发油及阿魏酸能抑制子宫平滑肌的收缩，水溶性或醇溶性非挥发性物质能兴奋子宫平滑肌。当归浸膏对实验动物有显著扩张冠状动脉、增加冠状动脉血流量作用，并能抗心肌缺血、抗心律失常、扩张血管，所含阿魏酸能改善外周循环，降低血压，有抗氧化和清除自由基、抑制肝合成胆固醇的作用。当归多糖能促进骨髓造血功能，并具有免疫增强作用，当归中的藁本内酯能平喘。当归还有降低血小板聚集、抗血栓、保肝、镇痛、镇静、抗肿瘤、抗菌等作用。

【选方】

1. 化斑霜（《中医杂志》）

当归、白芷、丹参、紫草各30g，经醇提浓缩制成水包油霜膏。外用治黄褐斑。

2. 归元仙酒（《家庭食疗手册》）

当归、龙眼各等份，以好酒浸，每日饮少许，可健脾养血、延年益颜。

3. 化瘀祛斑汤（《中医杂志》）

当归、赤芍、川芎、桃仁、红花、泽兰、香附、柴胡各9g，丹参15g，生姜3片，大枣3枚，葱白3寸。每日1剂，水煎，分2次服，治疗黄褐斑。

4. 当归芍药散（《金匮要略》）

当归120g，芍药500g，茯苓、白术各120g，泽泻、川芎各250g。为末，每次服15g，温酒送下，每日3次。治妊娠腹痛、痤疮、黄褐斑、雀斑。

5. 当归黄精丸（《全国医药产品大全》）

当归、黄精各1600g，制为蜜丸。每丸重9g，每次服1丸，每日2次，治气血两亏、身体虚弱、面黄肌瘦等。

6. 护肤抗皱散（《美容护肤妙法》）

当归、丹参、北芪、生地黄、麦冬、白芷、白附子各50g，人参15g，田七25g。为细末，过筛，经干燥处理，以新鲜鸡蛋清少许，单加水或蜂蜜加水做面膜，每周1次。可护肤抗皱。

7. 当归丸（《中西医结合治疗常见皮肤病》）

当归、白芍、生地黄、熟地黄、玉竹各9g，川芎4.5g，防风、白芥子、荆芥各6g，首乌12g，黄芪15g，甘草3g。制为蜜丸，每丸重9g，早晚各服1丸。

8. 芍药白芷汤（《中医妇科理论与临床》）

当归15g，柴胡10g，羌活10g，鸡内金10g，苍术10g，川芎15g，赤芍15g，香附15g，淫羊藿15g，僵蚕20g，白芷20g。主治黄褐斑属肝郁气滞、肝脾不和者。

9. 当归连翘饮（《万病回春》）

当归、生地黄、川芎、连翘、防风、荆芥、白芷、羌活、黄芩、栀子、枳壳、甘草各等份，细辛减半，水煎服食。主治齿痛及口臭秽。

10. 清肝丸（《中医杂志》）

白芷60g，柴胡100g，当归100g，白芍120g，生地黄120g，丹参200g，牡丹皮150g，栀子100g，凌霄花100g，益母草200g，香附100g。药共研细末，炼蜜成丸，每丸重10g，每次服1丸，每日3次。主治肝郁型面部黄褐斑。

11. 当归枳实甘草汤（《当代著名老中医秘验单方》）

当归10g，赤芍10g，生地黄10g，川芎10g，桃仁10g，红花10g，牛膝10g，柴胡6g，枳实6g，甘草3g。主治黄褐斑属肝郁气滞者。

【禁忌】 孕妇慎用，大便溏泻者慎用。

【按语】 当归，补血活血，调经止痛，是妇产科疾病之良药，也是美容常用之佳品。凡血虚、血滞所致之面色晦暗不华、黄褐斑、皮肤干燥、面部皱纹、雀斑、痤疮、肠燥便秘等皆可用。

益 母 草

【来源】为唇形科植物益母草的全草。尚有下列同属益母草亦入药：白花益母草、细叶益母草、土耳其益母草，全国大部分地区均有分布。因其有效成分含量低，可用益母草膏以提高疗效。

【性味归经】苦、辛，微寒。入肝、心、膀胱经。

【功效】活血调经，利水消肿。

【应用】

1. 用于血滞经闭、痛经、经行不畅、产后瘀滞腹痛、恶露不净等，常配当归、赤芍、川芎等同用。

2. 用于水肿、小便不利，近代多用于肾炎水肿小便不利，现代可用于冠心病、心绞痛。

【美容功用】

1. 消斑

对妇女妊娠斑、黄褐斑有较好的效果，常配当归、生地黄、川芎、丹参、牡丹皮等活血祛瘀药。

2. 祛皱

用益母草灰500g，醋和为用，入钵中研细，用蜜和匀，入盆中，每至临卧时用浆水洗面后涂之妙，治黄褐斑，可令面光白、润泽。

3. 增白消痤

用益母草烧灰洗面，可使颈项黑斑消退，令人光泽，肤如玉色。

【化学成分】细叶益母草含益母草碱、益母草啶、益母草宁等多种生物碱，以及苯甲酸、多量氯化钾、月桂酸、亚麻酸、油酸、甾醇、维生素A、芸香苷（芦丁）等黄酮类。

【药理与临床研究】本品对子宫平滑肌有明显的兴奋作用；能使不规则自发性收缩的子宫变为有规律的收缩，且使收缩幅度增大；能扩张冠状动脉，增加冠状动脉血流量和心肌营养型血流量，对抗实验性心肌缺血和心律失常；对血小板聚集、血栓形成及血红细胞的聚集有抑制作用；对呼吸中枢有直接兴奋作用；益母草碱有明显的利尿作用，粗体物能扩张血管，有短暂的降血压作用。在较高浓度时，能使兔血悬液发生溶血，对蛙神经肌肉标本呈箭毒样作用。

【选方】

1. 清肝丸（《中医杂志》）

益母草20g，柴胡10g，当归10g，栀子10g，凌霄花10g，香附10g，白芍12g，生地黄12g，丹参20g，牡丹皮15g，白芷6g。具有疏肝解郁、活血祛瘀功效，主治黄褐斑属肝气郁滞者。

2. 消痤疮方（《太平圣惠方》）

益母草，不拘多少，烧灰，以浆水和成团，以大火烧令通赤，研细，夜卧时加粉涂之，治粉刺，即痤疮属血瘀者。

3. 益母草散（《太平圣惠方》）

益母草茎、叶捣为末，敷疮上，又绞取汁五合服之，治疗疮肿。

4. 益母草灰（《圣济总录》）

益母草灰500g，以醋和为用。以炭火煅七度后，入钵中研细，用蜜和匀，入盆中，每至临卧时以浆水洗面后涂之妙，治疗黄褐斑。

【用量】9～18g。

【禁忌】阴虚血少者忌服。

【按语】益母草为活血祛瘀、调经利水之常用药，古代多用于月经病、产后病血脉瘀滞之证。在美容方面应用甚广，具有祛斑、美白、润肤、祛皱等功效。文献记载，多烧灰存性研细用，为提高其疗效近代可萃取加入相应药物应用。

丹　参

【来源】为唇形科植物丹参的根及根茎。全国大部分地区均产。洗净晒干，生用或酒制用。

【性味归经】苦，微寒。归心、肝经。

【功效】活血调经，凉血消痈，安神。

【应用】

1. 用于妇女月经不调、痛经、闭经、产后瘀滞腹痛等。常配当归、川芎、益母草等同用。

2. 用于血瘀引起的心胸疼痛，如心绞痛、心肌炎、脑血栓、脘腹疼痛及癥瘕积聚、风湿痹痛等。

3. 用于疮疡痈肿。

4. 用于热病烦躁、神昏及内科杂病之心悸失眠等。

【美容功用】

1. 消瘢

通过活血化瘀作用可以消除瘢痕。

2. 祛斑

丹参有活血祛瘀作用，配合疏肝理气、活血药可治面部黄褐斑。

3. 消痤

丹参有凉血活血作用，配伍清热解毒、化痰、利湿药可治痤疮。

【化学成分】丹参含丹参酮Ⅰ、丹参酮Ⅱ、隐丹参酮、异丹参酮Ⅰ、异丹参酮Ⅱ、异隐丹参酮、丹参新酮。另分离出丹参醇Ⅰ和丹参醇Ⅱ。此外尚含维生素 E。

【药理与临床研究】丹参有抑制血小板功能的作用：实验证明丹参注射液和丹参素，均能增加家兔眼结膜微血管网的交点计数，能改善微循环的血液灌流，促进侧支循环的建立，从而改善缺血区缺氧所致的代谢障碍。丹参能改善微循环：使血黏度降低，血细胞聚集减轻，血流加速，毛细血管网开放增加，促进组织修复与再生，抑制成纤维细胞过度增长。体外实验显示，丹参煎剂对绿脓杆菌、大肠杆菌、变形杆菌、伤寒杆菌、志贺痢疾杆菌、福氏痢疾杆菌均有抑制作用，对金黄色葡萄球菌抗菌效能最强。丹参水浸剂（1∶3）对某些皮肤真菌有不同程度的抑制作用。

【选方】

1. 丹参灭瘢方（《千金翼方》）

丹参、羊脂，上二味合煎敷之，灭瘢神妙。主治面部瘢痕及黄褐斑。

2. 治疗痤疮面膜（《中医杂志》）

丹参、侧柏叶、黄芩、紫花地丁各 30g，经醇提浓缩，制成水包油型霜剂。适量外涂于患处，然后做面部按摩 20 分钟，再用熟石膏粉 250g，适量黄连粉、白芷粉，用 40℃温水调成糊状做面膜，30 分钟后揭膜，用热毛巾擦面部，当晚不再洗脸。每周 1 次，5 次为 1 个疗程。

3. 丹参降脂丸（《中国中医秘方大全》）

丹参 9～12g，田七 0.3～1.5g，川芎 6～9g，泽泻 9～12g，人参 5～10g，当归 9～12g，何首乌 10～15g，黄精 10～15g。研末水泛丸。每次服 4g，分早晚 2 次服用，45 天为 1 个疗程。

4. 丹参汤（《太平圣惠方》）

丹参 120g，苦参 120g，蛇床子 120g。上药以水 750mL 煎至 350mL，去滓，趁热洗之。主治风热皮肤生疮、苦痒成疥。

5. 五参丸（《普济方》）

人参、丹参各3g，苦参、沙参、玄参各30g，为末。用胡桃仁15g，重杵碎为丸，如梧桐子大，每次服30丸，食后茶汤送下，日进3服。主治酒刺、面疮。

6. 丹参茯苓汤（《驻颜有术偏验方》）

姜半夏、丹参、连翘、茯苓各12g，陈皮、大贝母各9g，甘草、桃仁各6g，生薏苡仁、生牡蛎各30g，酒大黄4.5g。水煎2次，合液早晚各服一半，每日1剂。利湿清热，主治痤疮较重者。

【用量】 9～15g。

【禁忌】 无瘀血者慎服，习惯上禁与藜芦配伍。

【按语】 丹参为活血中药，具有活血祛瘀作用。近年来对丹参做了大量的、深入的研究，其应用十分广泛。可用于各种瘀血病证，如冠心病、心绞痛、脑血栓、肝炎、肝脾肿大、肺心病，以及慢性肾炎、过敏性紫癜、宫外孕、心肌炎、脉管炎等。在美容性疾病中，通过配伍可用于瘢痕疙瘩、黄褐斑、痤疮，可做成各种剂型应用，内用外用均可。研究证明，丹参有促进伤口愈合、消除瘢痕、加速新陈代谢及减少色素沉淀作用。因此，其消斑作用是有根据的。

川　芎

【来源】 为伞形科植物川芎的根茎。主产于四川，用时切片或酒炒。

【性味归经】 辛，温。入肝、胆、心包经。

【功效】 活血行气，祛风止痛。

【应用】

1. 用于血瘀气滞的各种痛证。如月经不调、经闭、痛经、产后瘀滞腹痛等。为妇科活血调经之要药。常配当归、桃仁、红花等运用。

2. 用于头痛、风湿痹痛，能“上行头目”，配伍得当，可治各种头痛。

3. 近代临床多用川芎注射液治疗缺血性脑血管疾病、脑外伤、三叉神经痛、坐骨神经痛等。

【美容功用】

1. 祛斑

川芎配合当归、熟地黄、制何首乌、桃仁、红花等，可治黄褐斑属肝肾不足者。

2. 治雀斑

川芎配伍犀角、升麻、羌活、生地黄、白附子等，可用于血热内瘀、风邪外搏之雀斑。

3. 乌发

川芎配合益气血、补肝肾之品，可治白发、发干、发黄。

4. 荣颜

川芎配合补血药，如熟地黄、当归、阿胶，可治血虚、面白无华。

5. 祛风止痒、香身

川芎配合祛风药防风、蝉蜕、苦参等，可治风邪瘙痒。川芎配合白豆蔻、木香、白芷、甘松可除体臭、香身。

【化学成分】川芎根茎含挥发油、生物碱、酚性成分、内酯类、阿魏酸。日本川芎含多种正丁基四氢苯酞，如蛇床内酯等。

【药理与临床研究】川芎含挥发油、生物碱、酚性物质，以及内酯类、维生素 A、叶酸、甾醇等。川芎嗪能扩张冠状动脉，增加血流量，降低心肌耗氧量，增加脑及肢体血流量，降低外周血管阻力，抑制血小板聚集，可预防脑血栓形成，可使孕兔离体子宫收缩加强。对中枢神经有增进作用并有降血压作用，有抗维生素 E 缺乏作用。

【选方】

1. 川芎玫瑰散（《浙江中医学院学报》）

当归 12g，川芎 9g，熟地黄 15g，白芍 12g，桃仁 9g，红花 9g，丹参 15g，桑椹子 12g，制何首乌 12g，柴胡 10g，玫瑰花 9g，黄芪 10g，大枣 7 枚。具有补肾滋阴、活血消斑的功效，主治黄褐斑属肝肾不足者。

2. 祛斑养颜汤（《云南中医中药杂志》）

熟地黄 15g，枸杞子 15g，菟丝子 15g，当归 12g，白芍 12g，丹参 12g，川芎 10g，桂枝 10g，白僵蚕 8g。具有滋补肝肾、益精养血、活血通络的功效，主治黄褐斑属肾精不足者。

3. 犀角升麻丸（《医宗金鉴》）

犀角 45g，升麻 30g，羌活 30g，防风 30g，生地黄 30g，白附子 15g，川芎 15g，红花 15g，黄芩 15g，生甘草 8g。具有凉血解毒、祛风清热、消斑增白的功效，主治火郁经络、风邪外搏之雀斑。

4. 参归补虚酒（《中华美容药膳》）

全当归（酒洗）26g，生地黄（酒洗）15g，川芎 10g，炒白芍 18g，人参15g，白术26g，炙甘草15g，云苓20g，五加皮25g，红枣（去核）36g，胡桃肉36g，白酒1500g。上药共研细，纱布包贮，置于坛中，用酒浸，煮1小时后取下，候冷，埋净土中5日夜，取出过3～7日，开取去渣。能补气养血，借酒力行于头面四肢以达美容的目的。

5. 当归精（《补药手册》）

熟地黄、当归、白芍、川芎共做成糖浆剂，每次服15mL，每日2次，开水冲服。主治血虚血滞面色无华等证。

6. 健肾生发丸（《补药手册》）

何首乌、熟地黄、枸杞子、黄精、五味子、菟丝子、女贞子、大枣、当归、牡丹皮、川芎、白芍、甘草等。每次9g，日2次，温开水送下。主治肝肾虚、阴血不足、脱发或早白等病证。

7. 内补养容丸（《补药手册》）

当归、熟地黄、白芍、川芎、香附。每次9g，日2次，温开水送下。主治妇女营血虚、面色萎黄等证。

8. 治手足皴冻欲脱方（《千金翼方》）

花椒、川芎各半两，白芷1分，防风1分，姜1分加盐。上五味，以水4升煎令浓，涂洗之三数遍即可。主治手足冻伤。

9. 神应养真丹（《新中医》）

天麻15g，川芎200g，当归100g，菟丝子150g，羌活40g，木瓜、熟地黄、白芍各50g。以上诸药，共研细末，炼蜜为丸，每丸重10g。每日2次，每次1丸，温开水冲服。主治斑秃。

10. 香身芎芷散（《千金翼方》）

川芎10分，白芷3分，炙甘草5分。上三味，捣筛为散，以饮服方寸匕（1g左右）。日3服，30日口香，40日身香。主治气血不调、全身不适。久服可以香身。

【用量】 3～6g。

【禁忌】 阴虚火旺、上盛下虚及气弱之人忌服。

【按语】 川芎是常用的活血行气、祛风止痛要药，临床应用十分广泛，可上行头目、下行血海，因此，可以治疗头面部多种美容疾病，如黄褐斑、雀斑、老年斑、白发、面色无华、头面瘙痒等，均以活血祛瘀、祛风止痛起效。

桃 仁

【来源】为蔷薇科植物桃或山桃的种子。果实成熟后收集果核，取出种子，去皮晒干，生用或炒用。

【性味归经】苦、甘，平，有小毒。入心、肝、大肠经。

【功效】活血祛瘀，润肠通便。

【应用】

1. 用于多种瘀血证，如经闭、痛经、产后瘀滞腹痛、癥瘕积聚、跌打损伤等。常配红花、川芎、当归等同用。

2. 用于肠燥便秘及肺痈、肠痈等。

【美容功用】

1. 活血祛斑

可通过活血通经作用治疗黄褐斑、老年斑等。

2. 润肤祛皱

桃仁质润，可润肤祛皱、悦泽人面。用于皮肤干燥、皲裂、酒齄鼻等。

3. 活血消痤

桃仁配伍贝母等，可治痰瘀凝结的痤疮。

【化学成分】桃仁含苦杏仁苷、挥发油、脂肪油，脂肪油中含油酸甘油酯和少量亚油酸甘油酯，另含苦杏仁酶等。

【药理与临床研究】桃仁含有苦杏仁苷、苦杏仁酶、尿囊素酶、乳糖酶、维生素 B_1、挥发油、脂肪油等。可促进初产妇子宫收缩；有抗凝及较弱的溶血作用，对血流阻滞、血行障碍有改善作用；能增加脑血流量，扩张兔耳血管；对呼吸中枢呈镇静作用；脂肪油有润肠缓下作用。

【选方】

1. 益肾化斑汤（《中医杂志》）

淫羊藿 15g，菟丝子 20g，地黄 15g，当归 12g，川芎 12g，芍药 12g，桃仁 12g，红花 12g，僵蚕 10g。具有补肾祛瘀的功效，主治黄褐斑属肝肾不足者。

2. 加味逍遥散（《陕西中医》）

柴胡 10g，郁金 10g，桃仁 10g，红花 10g，白芍 10g，白术 10g，当归 12g，茯苓 12g，丹参 20g，薄荷 6g。具有疏肝化瘀、理气消斑的功效，主治黄褐斑属肝郁血瘀者。

3. 糖水煮桃仁（《中国传统食疗与健美》）

桃仁500～1000g（清水浸泡2～3天）去皮，放入红糖水中煮成桃仁糖。每日早晚各吃1次，每次3汤匙，连吃2～3个月。可活血养血，使白发转黑，主治少年白发、头发早白、脱发等。

4. 桃仁山楂粥（《中国药膳大辞典》）

桃仁、山楂、贝母各9g，荷叶半张，粳米60g。前四味煎汤，去渣后加入粳米煮粥，日1剂，共服30剂。主治痰瘀凝结所致的异常痤疮。

5. 归仁汤（《常见病证的辨证与食疗》）

当归9g，桃仁9g，白茅根15g，葛粉、白糖各适量。先把前三味加水3碗煎至1碗，趁热加入葛粉、白糖，调匀后服食。每日1剂，酌情服用10～12剂。主治酒齄鼻。

6. 椒盐桃仁（《中华临床药膳食疗学》）

桃仁300g，花椒、盐少许。桃仁洗净、晾干，去皮尖及双仁，油炸熟后放入花椒、盐拌匀。对于风湿疙瘩证属瘀血阻滞者尤宜。

7. 桃仁芝麻粥（《中华临床药膳食疗学》）

白米200g，桃仁10g，黑芝麻10g，黑大豆10g。可乌黑须发，主治油风。

8. 七白膏（《普济方》）

白芷、白蔹、桃仁各30g，辛夷、冬瓜仁、白附子、细辛各9g。上药为末，以鸡蛋清调丸如弹子大，或人小指大，阴干。每夜洗面后，温浆水于瓷器内磨汁涂用。令人面光润不皱，退面部黑斑。

【用量】 3～9g。

【禁忌】 孕妇忌服，月经过多者忌服，咯血者忌服。

【按语】 桃仁是常用的活血祛瘀药，主要通过活血祛瘀而消斑，又含油脂，具有较好的活血润燥作用。故为皮肤干燥、皲裂、面多皱纹者所常用，用后可使面部光润，故为美容常用之品。桃仁是中老年人祛瘀润燥的常用药物，可润肠通便。但因有小毒，且活血力量较强，慎勿大量单独长期服用。

红　　花

【来源】 为菊科植物红花的花。全国各地多有栽培，夏季花由黄变红时采摘，阴干或晒干生用（另有藏红花产于欧洲及中亚地区，由印度、伊朗经西藏输入，味甘，性凉，有与红花相似的活血化瘀、通经及凉血解毒作用，力量较强）。

【性味归经】辛，温。入心、肝经。

【功效】活血祛瘀，消肿止痛。

【应用】

1. 用于血滞经闭、痛经、产后瘀滞腹痛等证，常配当归、桃仁、川芎等运用。

2. 用于心腹瘀血疼痛、跌打损伤、血脉瘀滞疼痛及癥瘕积聚等。

【美容功用】

1. 活血消斑

红花常配当归、桃仁、赤芍、香附、柴胡等，治疗气滞血瘀的黄褐斑，古代也用于女子颜面黑皮病。红花配合清热凉血解毒药，可治温热病的斑疹。

2. 养颜

红花配合活血调经、补血化瘀药可治血虚、血瘀所致的颜面枯槁少泽。

3. 止痒

红花配合生地黄、当归、苦参、白蒺藜等，可用于治疗皮肤瘙痒症、神经性皮炎、脂溢性皮炎。

4. 活血祛瘀

通过活血祛瘀作用，红花也用于治酒齄鼻、牛皮癣、目赤红肿等。

【化学成分】红花含红花黄色素及红花苷。红花苷经盐酸水解，得葡萄糖和红花素。另尚含脂肪油称红花油，是棕榈酸、硬脂酸、花生酸、油酸、亚油酸、亚麻酸等的甘油酯类。

【药理与临床研究】

1. 改善微循环

红花能加快血液流动速度，改善微循环。

2. 兴奋子宫

小剂量的红花煎剂可使子宫发生紧张性和节奏性收缩，大剂量的红花煎剂可使子宫紧张与兴奋性升高，自动收缩增强，甚至痉挛。红花水浸液有一定的扩张冠状动脉的作用，可以改善心脏功能。

【选方】

1. 化瘀祛斑汤（《中医杂志》）

当归、红花、桃仁、赤芍、川芎、泽兰、香附、柴胡各9g，丹参15g，生姜3片，大枣3枚，葱白3寸。每日1剂，水煎，分2次服。主治血瘀气滞型黄褐斑。

2. 化瘀丸（《中西医结合治疗常见皮肤病》）

柴胡、薄荷、栀子、当归尾、红花、赤芍各30g。上药炼蜜为丸，每丸6g，早晚各服1丸。可疏肝消斑，主治黄褐斑、牛皮癣、酒齄鼻、多发性神经痛等。

3. 红花糯米粥（《中国药膳大辞典》）

红花10g，当归10g，丹参15g，糯米100g。先煎诸药，去渣取汁，后入米煮作粥，空腹服食。可活血调经，适用于血虚、血瘀颜面枯燥少泽者。

4. 止痒丸（《朱仁康临床经验集》）

生地黄310g，元参、当归、红花、茜草、白芍、苦参、苍耳子、白蒺藜各90g。上药研细末，炼蜜为丸，每丸重9g，每次服1～2丸，温开水送服，每日2次。主治皮肤瘙痒症、神经性皮炎、脂溢性皮炎。

5. 红梅酒（《常见病证的辨证与食疗》）

红花100g，乌梅100g，山楂100g，60°米酒500g，红糖适量。前三味浸入酒中1周，每天振摇1次。每次取药酒10mL，加白开水10mL，以红糖调味服。每天2～3次，酌情服15～20天。主治荨麻疹。

6. 山楂肉丁（《中华临床药膳食疗学》）

红花10g，山楂30g（洗净），猪瘦肉300g（切丁）。油炸红花后去渣，加入肉丁煸炒，酌加佐料后加入山楂，炒熟即可。可活血通络，主治风疹。

【用量】 3～6g。

【禁忌】 孕妇忌服。

【按语】 红花又名红蓝花（《金匮要略》），具有较强的活血祛瘀、消肿止痛功效。现代药理研究发现其能加快血液流动速度，所以可用于瘀血所致的黄褐斑、黑斑、痤疮、牛皮癣。

白 芷

【来源】 为伞形科植物白芷、杭白芷，白芷多为栽培。秋季采挖、晒干、切片，生用。

【性味归经】 辛，温。入肺、胃经。

【功效】 解表散风，通窍止痛，燥湿止带，消肿排脓。

【应用】

1. 用于外感风寒、头痛鼻塞者，常配防风、细辛等同用。

2. 用于阳明头痛、牙痛、鼻渊及风湿痹痛。

3. 用于妇女白带过多及疮痈肿痛。

【美容功用】

1. 祛斑

白芷祛斑，用途广泛，可用于雀斑、黑斑、黄褐斑、老年斑等，常配伍白僵蚕、白附子、桃花等运用。

2. 洁齿

白芷可治口气热臭、齿黄、齿黑等，可配伍丁香、沉香、白豆蔻等。

3. 生发、乌发

白芷可治脱发及白发。

4. 祛风止痒

白芷可治皮肤瘙痒、白癜风、扁平疣等。

【化学成分】白芷主要含白芷素、白芷醚及氯化前胡素、欧前胡内酯、异欧前胡内酯、珊瑚菜素；另含花椒素、紫花前胡苷元、紫花前胡内酯、东莨菪素；杭白芷中分离出6种呋喃香豆素衍生物；川白芷根含白芷素、白芷醚和白芷毒素，还含有白芷乙素、挥发油、香柠檬内酯及伞形花内酯等。

【药理与临床研究】

1. 抗菌作用

川白芷煎剂用试管稀释后对大肠杆菌、宋氏杆菌、变形杆菌、伤寒杆菌、副伤寒杆菌、绿脓杆菌、霍乱杆菌有抑制作用，对人结核杆菌、嗜血杆菌也有抑制作用。水剂对皮肤真菌有抑制作用。小量白芷毒素有兴奋中枢神经、升高血压的作用，并能引起流涎呕吐，大量白芷毒素能引起强制性痉挛。

2. 扩张血管作用

白芷中活性成分白芷素具有显著的扩张动脉的作用，中医称之为活血作用，尤其擅长于使血行面部，所以常服白芷配方或以白芷研细粉外搽面部，可使面部肌肉丰满，皮肤红润，从而起到美容的效果。日本用白芷治疗雀斑和面部憔悴，认为白芷有改善血液循环、扩张血管和消炎作用。

【选方】

1. 七白丸（《普济方》）

白附子、白及、白芷、白僵蚕、白茯苓、白术各等份，为末，以鸡蛋清调作锭子，阴干。主治雀斑。

2. 御前白牙散（《景岳全书》）

石膏 120g，大香附 30g，白芷 20g，甘草、山柰、藿香、沉香、川芎、零陵香各 10g，细辛、防风各 15g。除石膏外，余药同研，共为细末，和匀备用。用温水漱口后，以此药擦牙，能使牙白齿洁。

3. 白芷水洗剂（《中医皮肤诊疗学》）

香白芷 60g，厚朴 30g。水煎外洗，3 日 1 次。能散风祛脂止痒，主治脂溢性脱发、石棉样皮炎等。

4. 白芷外用方（《驻颜有术偏验方》）

白芷根 2000g，为粉末，分别为 3 小时、2 小时用酒精回流提取 1 次，合并提取液，减压浓缩，配成每毫升含生药 1g 的溶液，擦患处。主治白癜风。

5. 白芷细辛饮（《四川中医》）

白芷 9～30g，细辛 3g，苦参、苍术、夏枯草、蛇床子各 9～12g，露蜂房 3～6g。水煎服，每日 1 剂，分 2 次温服，同时用药液湿敷患处。主治扁平疣。

6. 白芷粉（《中医美容方法荟萃》）

白芷不拘多少，去粗皮，研细末过筛，以洁净猪油和匀，洗脸后涂面，早晚各 1 次。能祛风润肤、白面，主治面部黑斑。

【用量】 口服 3～10g；外用适量。

【按语】 白芷辛温而香，又名香白芷，药力善上行额部和面部，通过兴奋面部神经扩张血管而用于美容疾病。因此古代常用其做面脂、香身、香齿。现代常用白芷做美容化妆品，作为漂白剂和添香剂。广泛用于祛斑、除皱、荣颜、美白、美发、除臭香身、香口、白牙等方剂中。

月　季　花

【来源】 为蔷薇科植物月季花半开放的花。全年均可采收，阴干或低温干燥入药。

【性味归经】 甘、淡，平。入肝经。

【功效】 活血调经，解郁消肿。

【应用】

1. 用于轻度的肝气郁结、月经不调、痛经经闭、胸腹胀痛等。常配当归、香附等同用。

2. 用于跌打损伤、血瘀肿痛及疮痈肿毒，捣烂外用。

【美容功用】

1. 祛斑

月季花配合红花、合欢花、白芷等，可以治疗黄褐斑及皮肤色素沉着。

2. 消痤

月季花配合丹参、白芷、半夏等，可以治疗痤疮。

【化学成分】本品含挥发油，成分与玫瑰油相似。玫瑰油中大部分为萜醇类化合物。

【药理与临床研究】活血化瘀的活性成分为挥发油，有镇痛、改善微循环、增加血流量的效果，同时能增加结缔组织的代谢。

【选方】

1. 五花祛斑汤（《河南中医》）

合欢花、金银花、蝉蜕、当归、白芍、白茯苓各15g，红花8g，月季花20瓣，菊花、僵蚕、柴胡各10g，何首乌30g，白芷、甘草各5g。水煎30分钟，每日1剂，分2次服。主治黄褐斑及皮肤色素沉着病变。

2. 复方三花丹芷汤（《上海中医药杂志》）

月季花5g，腊梅花10g，丹参15g，血竭3g，黄芪20g，山楂12g，白芷、七叶一枝花、土鳖虫、三棱各9g，郁金、法半夏、甘草各6g。水煎服。主治血瘀痰凝型痤疮。

【用量】口服3～6g；外用适量。

【禁忌】脾胃虚弱者宜慎用，孕妇不宜用。

【按语】月季花性味甘平通利，其质轻柔细腻，气味芳香，故内服可疏通经气、活血调经，外敷可消肿解毒，以治瘰疬痈肿。月季花内含油性，故颇适宜美容化妆之用。但药力较弱，必须配合其他疏肝活血药，才有较好的疗效。

泽　兰

【来源】为唇形科植物地瓜儿苗的茎叶。夏季茎叶生长茂盛时割去晒干，切碎生用。

【性味归经】苦、辛，微温。入肝、脾经。

【功效】活血调经，利水消肿。

【应用】

1. 用于妇科血瘀经闭、痛经、产后瘀滞腹痛、跌打损伤、肿痛等。常与当归、川芎、香附等同用。

2. 用于产后水肿、腹水等，治疗水瘀互结之证。

【美容功用】

1. 生发

泽兰配伍白芷、防风、细辛等，可治头屑多及脱发。

2. 祛斑

泽兰可通络疏肝、活血、利水，可作为治疗黄褐斑的辅助药物。

【化学成分】地瓜儿苗全草含挥发油、葡萄糖苷、鞣质和树脂，还含黄酮苷、酚类、氨基酸、有机酸、皂苷、葡萄糖、半乳糖、泽兰糖、蔗糖、水苏糖、果糖。果实含葡萄糖、半乳糖、泽兰糖、蔗糖、棉子糖、水苏糖。毛叶地瓜苗也含挥发油和鞣质。

【药理与临床研究】地瓜儿苗全草制剂有强心作用。近代临床常用于前列腺增生和原发性不孕症。

【选方】

1. 生发膏（《外台秘要》）

泽兰、防风、杏仁（去皮）、白芷、零陵香、藿香、马鬃膏、熊脂、猪脂、蔓荆子、炮附子、细辛、石楠叶、续断、皂荚各60g，松叶、莽草各30g。醋浸一宿，滤出，以油脂膏煎，候白芷色焦黄，去滓。每日2~3次摩涂头上，主治头风白屑及脱发。

2. 华佗治头发脱落神方（《华佗神方》）

泽兰、乌喙、莽草、石南星、续断、皂荚、白术各60g，辛夷仁30g，柏叶25g，猪脂3000g。上药以醋浸一宿，脂煎三上三下，膏成去滓，置铜器中埋土中30日。洗头后涂用，主治头发脱落。

3. 蜡泽饰发方（《补辑肘后方》）

泽兰、青木香、白芷、零陵香、甘松香各5g，蜜蜡适量。上五味用绵裹，浸于黄酒中二昼夜，入麻油锅中煎，待药物煎枯，捞去滓，放置二昼夜，投入蜜蜡，急火再煎，使蜡速溶，并加入少量铅粉和胭脂，搅拌使匀，又缓火煎令黏极，去滓备用。头发洗净后涂发，润发、乌发疗效确切。

【用量】内服：煎汤，4.5~9g，或入丸、散。外用：捣敷或煎水熏洗。

【禁忌】无瘀血者慎服。

【按语】泽兰又名龙枣、地瓜儿苗。《本草通玄》记载：“泽兰，芳香悦脾，可以快气，疏利悦肝，可以行血，流行营卫，畅达肤窍。”外用可润发，并治毛发脱落。气味平和而不峻烈，可以久服。

第八章　美白类中药

美白类中药的主要功效为美白皮肤、悦泽人面，为中医美容最常用的药物。其还有健脾、润肺、保湿、祛风、止痒、化痰、祛斑等作用。既可内服，又可外用。由于皮肤为肺、脾所主，故本章药物多归肺经和脾经。美白类中药在运用时多配伍润肤、活血、补血、健脾化痰之品，以增强疗效。

茯　苓

【来源】为多孔菌科真菌茯苓的干燥菌核。多寄生于松科植物赤松或马尾松等的树根上。主产于云南、安徽、湖北、河南、四川等地。内服多切块，生用、外用多磨粉或提取。

【性味归经】甘、淡，平。入心、脾、肾经。

【功效】利水渗湿，健脾安神。

【应用】

1. 用于各种水肿。药性平和，凡水肿小便不利者，均可配伍猪苓、泽泻等应用。

2. 用于脾虚证。多配伍党参、白术等，以脾虚有湿邪者最宜。

3. 用于心悸、失眠等心神不宁证。

【美容功用】

1. 美白

茯苓色白，又健脾祛湿，是美白常用药物，内服、外用皆可。

2. 利湿生发

可用于脾虚、水气盛的脱发。

3. 润肤

茯苓可以调节免疫功能，促进新陈代谢，健脾祛湿，安神，从而起到润泽肌肤的作用。

4. 减肥益寿

茯苓可祛湿塑身、补气益寿，是减肥和保健养身的常用之品。

【化学成分】 茯苓含三萜类：茯苓酸、块苓酸、齿孔酸等；多聚糖类：茯苓聚糖。尚含麦角甾醇、胆碱、腺嘌呤、蛋白质、蛋白酶、脂肪、卵磷脂、组胺酸及钾盐等。

【药理与临床研究】 茯苓有缓慢而持久的利尿作用，能促进钠、氯、钾等电解质的排出。

茯苓多糖能提高巨噬细胞吞噬率、刺激β细胞，有增强细胞免疫功能的作用，又能使免疫球蛋白IgG含量显著上升，说明有提高体液免疫功能的作用。体外试验100%煎剂对金黄色葡萄球菌、大肠杆菌、变形杆菌有抑制作用。

茯苓对大鼠实验性消化溃疡有预防效果，可使胃液酸度降低。还有镇静、降血糖、降低眼内压的作用。茯苓能调节免疫功能，可促进新陈代谢，润泽肌肤，安定神志，保证睡眠，利于美容。

【选方】

1. 面脂方（《太平圣惠方》）

防风（去芦头）45g，萎蕤45g，川芎45g，白芷45g，藁本45g，桃仁（汤浸、去皮）45g，白附子45g，白茯苓60g，细辛25g，甘松香25g，零陵香25g，当归30g，瓜蒌瓤30g，川椒（去目）50枚，冬瓜子21g，麝香7.5g。上药研细末，涂于面部，常用可令人面色润腻，鲜白如玉。

2. 万安方（《御药院方》）

肉苁蓉（酒浸）240g，干山药、五味子各125g，杜仲150g，牛膝（酒浸）、菟丝子（酒浸）、赤石脂、白茯苓（去皮）、泽泻、熟地黄、山茱萸、巴戟（去心）各100g。上药为末，酒熬膏和丸，如梧桐子大，每次服50～70丸，空腹温酒下。可补肾、增白养颜。

3. 冬葵散（《普济方》）

冬葵子、柏子仁、茯苓、瓜瓣各30g。上药为散，每次服2g，每日3次，食后酒送下。具有令面光白的作用。

4. 疗面多黑斑如雀卵色者方（《外台秘要》）

茯苓、白石脂等份。上二味为末，煎之沸涂之，日3次。疗黑斑如雀卵色。

5. 茯苓敷面剂（《姚僧坦集验方》）

将白茯苓研成极细末，用白蜂蜜调成膏状。每夜用以敷面，晨起则洗去。主治面色暗黑、色素沉着斑、色斑。

6. 二陈汤（《太平惠民和剂局方》）

半夏（汤洗 7 次）、橘红各 150g，白茯苓 90g，炙甘草 45g。上药为粗末，每次服 12g，加生姜 7 片、乌梅 1 个水煎服，不拘时饮。可燥湿化痰、理气和中，主治痰湿内盛的肥胖症、水气脱发等。

7. 一味茯苓饮（《岳美中医案集》）

茯苓研细，每次 5～10g，每日 2 次，温开水冲服，主治水气脱发。

【用量】 10～15g。

【禁忌】 虚寒滑精或气虚下陷者忌用。

【按语】 茯苓又名白茯苓、云苓。《名医别录》载："止消渴好睡……开胸腑，调脏气，伐肾邪，长阴，益气力，保神守中。"苏颂《本草图经》将其列为名贵滋补品，清朝后期更受到皇家贵族的宠爱，常为药膳、面脂、减肥、塑身用之。该药为真菌的菌核，可调节免疫功能，促进新陈代谢，健脾利食、宁心安神，故有较好的美白、养颜、益寿等作用。

珍　珠

【来源】 为珍珠贝科动物合浦珠母贝与蚌科动物三角帆蚌、褶纹冠蚌等双壳类动物受刺激所形成的珍珠。多研成极细的粉外用。

【性味归经】 甘、咸，寒。入心、肝经。

【功效】 镇心定惊，清肝除翳，收敛生肌。由于珍珠比较珍贵，现多外用，较少内服。

【应用】

1. 用于神志不宁、头晕目眩等证。常与生地黄、白芍、菊花同用。

2. 用于肝热、目赤、肿痛、肝虚、目昏不明证。多与枸杞子、菊花、女贞子同用。

3. 用于疮疡溃后、久不收口等。如口舌生疮、水火烫伤。

【美容功用】

1. 美白

珍珠是美白最常用的疗效显著的药物之一。

2. 祛斑

珍珠粉外用可祛黄褐斑、色斑、酒齇鼻等。

3. 荣颜

珍珠粉外用可防止皮肤衰老，有较好的荣颜美容作用。在古代方剂中用途非常广泛。

4. 洁牙敛疮

可用于牙黄、黑、不白及疮疡肿痛、溃久不收、手足皲裂。

【化学成分】珍珠含有20余种氨基酸和大量钙盐，此外含有少量铅、铜、铁、镁、锰、钠、锌、硅、锶等元素，含有一定量的有机物角壳蛋白，氨基酸有天门冬氨酸、苏氨酸、丝氨酸、谷氨酸、甘氨酸、丙氨酸、缬氨酸、亮氨酸、异亮氨酸、酪氨酸、苯丙氨酸、组氨酸、赖氨酸、精氨酸、脯氨酸，以丙氨酸和甘氨酸含量最高。

【药理与临床研究】珍珠粉混悬液有抑制脂褐素和清除自由基的作用。珍珠膏可使家兔耳背实验性创伤病灶在12天内完全愈合，可见纤维渗出，白细胞活跃，对兔眼角烫伤有治疗作用。

【选方】

1. 光泽洁白方（《太平圣惠方》）

珍珠末半两（细研），朱砂半两（细研），冬瓜子半两（研如膏），水银1两。前三味研令极细，加入水银同研令匀，以面脂同调为膏。每夜敷面，但以浆水洗之。

2. 慈禧太后驻颜方（《御香缥缈录》）

珍珠、茶叶适量。挑选莹润的海珍珠，研极细粉末。每隔10日服1次，每次一小茶匙（2~3g），温茶服。可驻青春、美容颜，主治面部皮肤衰老。

3. 珍珠粉（《美颜与减肥自然疗法》）

珍珠不拘多少，将珍珠研为极细粉末，以人乳或牛乳和匀，贮瓶备用。每日敷面，可润肤白面。

【用量】0.3~1g，多入丸、散；外用适量。

【按语】珍珠又名真朱、真珠、蚌珠、珠子。《开宝本草》载："净面，令人润泽好颜色。"珍珠味甘咸，性寒无毒，含多种氨基酸及微量元素，长于润泽皮肤，除面皯，令人好颜色。自唐代以来，用于面脂、面药之中，历时千年，经久不衰，近代在多种化妆品中运用，广泛用于美白、荣颜、润肤、防皱等，疗效显著。

白 及

【来源】 为兰科植物白及的干燥块茎。春、秋两季采挖。除去外皮，晒干，切片生用。

【性味归经】 苦、涩，微寒。入肺、胃、肝经。

【功效】 收敛止血，消肿生肌。

【应用】

1. 广泛用于各种内外出血，如咯血、衄血、吐血、便血、外伤出血。为收敛止血药物，止血作用良好。常配伍三七同用。

2. 用于痈肿、烫伤、手足皲裂、肛裂等。

【美容功用】

1. 美白

白及是美白洁肤的常用药物，常配伍白附子、冬瓜子等运用。

2. 润肤祛皱

对消除皮肤皲裂、面部皱纹、皮肤粗糙均有较好作用。

3. 祛斑

白及配白附子等，可以祛黄褐斑、黑斑。

【化学成分】 本品含挥发油、黏液质、白及甘露聚糖和5种有抗菌活性的化合物。黏液质的含量可达56.75%～60.15%。

【药理与临床研究】 本品能缩短凝血时间及抑制纤溶，具有良好的局部止血作用，这与所含黏液质有关。

抗菌作用：白及醇浸剂1∶100对金黄色葡萄球菌、1∶20对人型结核杆菌有抑制作用。白及水浸剂在试管内对奥杜盎小芽孢癣菌有抑制作用。临床用白及胶浆治疗手足癣，总有效率约为93.8%，治愈率约为62.5%。

【选方】

1. 白及散（《河南中医》）

白及30g，大黄50g，冰片3g。研末，加少许蜂蜜，调成糊状涂患处，治愈为止。主治手足皲裂。

2. 白虎甘油膜（《临床中药学》）

白及粉10g加入蒸馏水120mL浸泡过夜，加热溶解，并加入虎杖提取物及甘油等制成药膜。治疗Ⅰ度、Ⅱ度烧伤，疗效较好，可促其早日生肌结痂。

3. 白及片（《江西省药品标准》）

本品由白及310g、蔗糖84g、乙醇适量组成。每片相当于生药0.25g，嚼碎服，每次10～30片。有收敛止血、生肌止痛之功效，适用于久咳伤肺、咯血吐血；外用治创伤出血、皮肤皲裂。

4. 白及方（《驻颜有术偏验方》）

白及10g，研极细末过筛，凡士林加热调匀成软膏。外涂患处，每日3次，主治手足皲裂。

5. 五白膏（《山东中医学院学报》）

白及、白芷各6g，白蔹4.5g，白附子6g，白丁香4.5g，密陀僧3g。上六味，共研为细末，和匀。每次用少许搅入鸡子清或白蜜调成稀膏，晚上睡前用温水洗面后将此膏涂于斑处，晨起洗掉。可清热解毒、疏风通络、祛黄褐斑。

6. 定年方（《太平圣惠方》）

白及75g，白术150g，白芷60g，细辛60g，白附子60g，防风60g，白矾45g，当归30g，藁本45g，川芎45g，白茯苓60g，白石脂60g，土瓜根60g，蕤仁60g，萎蕤60g，白玉屑50g，琥珀末15g，珍珠末15g，钟乳粉15g。捣罗细研为末，取鸡子清并蜜等份和，捻作挺子，入布袋盛，悬挂门上，阴干。60日后如铁，即可捣研为末。每夜用浆水洗面，即以面脂调涂之。主治面皯、粉刺及面部皱纹。

7. 红玉散（《古今图书集成·医部》）

白及0.9g，白芷、藿香、牙皂各6g，甘松、木贼、细辛、山柰、白丁香、杏仁、密陀僧各3g，天花粉、白茯苓各4.5g，樟脑1.5g。为末，临卧以津唾或乳汁调，敷面，次早温水洗去。治面上酒刺、风刺、黑斑。

8. 皴裂方（《中医皮肤病学简编》）

白及、甘草、地骨皮各15g，明矾9g。上药加入高粱酒250mL，浸泡5～7天，外用。主治手足皴裂。

9. 洗面退油去药子斑粉刺方（《普济方》）

牵牛、白及、甘松、山赖子、海金沙等份。为末，用鸡子清调，晚上涂面上。主治雀斑时加丁香。

10. 三白退斑膏（《陕西中医》）

浙贝母、白及、白附子研末，调入雪花膏中。早晚各擦1次，主治黄褐斑。

【用量】6～15g。外用适量。

【禁忌】外感咯血、肺痈初起及肺胃有实热者忌服。

【按语】白及是具有美白润肤除斑作用的常用药，其性美白光滑而润，《药性论》记载“令人肌滑”，《本草汇言》记载：“此药涩中有散，补中有破，故书中又载生腐，逐瘀，生新。”

土　瓜　根

【来源】为旋花科植物土瓜的块根。主产于云南，又名滇土瓜、王瓜，多生用内服、捣敷。

【性味归经】甘，平。归脾、胃经。

【功效】清肝润肺，消肿散结，解毒。

【应用】

1. 用于肺热、肺燥咳嗽。

2. 用于疮疡肿痛。还可排脓、破癥瘕。

【美容功用】

1. 美白

主用于润肤白面，具有较好的清热、滋润、美白作用。

2. 消斑

消除面部黑斑，擅长于治面部痱子。

【化学成分】土瓜根含蛋白质、淀粉、精氨酸、胆碱、棕榈酸、亚麻仁酸、亚油烯酸等。

【药理与临床研究】土瓜根能润肤白面，治疗面部黑斑。现代研究证实，土瓜根的维生素 C 含量可达 14mg，故能美白肌肤，治疗面部黑斑。

【选方】

1. 土瓜膏（《圣济总录》）

土瓜根 2 两，为细散，以浆水和研成膏，每临卧以浆水洗面后，涂少许，可用于治面部粉刺、痘等，光润皮肤。

2. 延年澡豆方（《外台秘要》）

白茯苓、土瓜根、商陆根、萎蕤、白术、川芎、白芷、瓜蒌、藁本、桃仁各 185g，皂荚（去皮子）5 挺，豆屑 4800g，猪脏 3 具，暴干，猪蹄 4 具，治如食法，烂煮取汁，面 9600g。以上十五味，取猪蹄汁拌诸药，暴干，捣散，以作澡豆，洗面手妙，洗手面令光泽。

3. 孙仙少女膏（《鲁府禁方》）

黄柏皮、土瓜根各3寸，大枣7个。上同研细为膏，常早起化汤洗面，或以之洗浴，令容如少女。

4. 楮实散（《御药院方》）

楮桃儿、土瓜根、商陆各等份。上药研为细末，每日洗擦患处，去皴皱，悦皮肤。

5. 白面方（《医方类聚》）

牡蛎90g，土瓜根30g。上二药为末，白蜜调匀，每夜临卧时涂面，翌晨以温浆水洗去，可祛面部黑斑、皱纹，令人颜面光白润泽。

【用量】 口服20～25g。外用适量。

【按语】 土瓜又名王瓜，色白，质润多津，在古代美容方中用途甚广。内服、外用皆可，富含维生素C，故能使皮肤变白，是治疗面部黑斑的常用之品。用之美容历史悠久，作用可靠，在美容方中出现频率较高，对其现代应用还有待进一步研究。

白　附　子

【来源】 为天南星科多年生草本独角莲的干燥块茎。晒干用白矾、生姜制后用。

【性味归经】 辛、甘，温，有毒。归胃、肝经。

【功效】 祛风痰、湿痰，止痉止痛，解毒散结。

【应用】

1. 用于中风口眼歪斜、惊风癫痫、破伤风、偏头痛，以及风痰阻于头面证等。

2. 用于瘰疬痰核、毒蛇咬伤等。多捣烂外敷。

【美容功用】

1. 美白

用于面黑不白或面部黑斑，面部皮肤粗糙。多配冬瓜子、白及等同用。

2. 消斑

用于面部雀斑、黄褐斑、瘢痕等，常配伍白芷、白蔹、白茯苓等。在痤疮、脱发、头屑、洁牙、香身等方中也多配伍应用。

【化学成分】 本品含有次乌头碱、乌头碱、新乌头碱、塔拉胺、川乌碱甲、川乌碱乙、异翠雀碱等。

【药理与临床研究】 本品具有强心作用，但所含乌头生物碱毒性很强，经炮制后它的含量大为减少，应用时，一般都要经较长时间的煎煮，故所含乌头碱绝大部分被水解为毒性较低的乌头原，而所含强心成分未被破坏。具有很强的镇痛作用、抗感染作用、抗寒冷作用及杀虫祛风的功效。

【选方】

1. 治面皯方（《备急千金要方》）

白附子末，酒和敷之，治面皯，敷之即落。

2. 治面黑皯斑点方（《太平圣惠方》）

白附子（生用）1两，白蔹、白芷、密陀僧、赤茯苓、胡粉各0.5两。上药捣罗为末，每次用时，先以热水洗面，临卧时，以牛奶汁涂之，人乳亦可。具有治面黑皯斑点暗黑的作用。

3. 莹面粉（《本草纲目》）

白附子、冬瓜子、白及、石榴皮等份。为末，酒浸3日，洗面后敷之。久则面莹如玉。主治面黑不白或面部黑褐斑。

4. 令面白媚好方（《千金翼方》）

白附子、白芷、杜若、赤石脂、杏仁、桃花、冬瓜子、白石脂、玉竹、牛膝、远志，上十一味各10g，捣筛为末，以人乳汁1升、白蜜1升和，空腹服1丸，日3次。养肤护肤，白面红颜。主治面色憔悴无华、面皮粗糙或面色暗黑者。

5. 七白丸（《普济方》）

白附子、白及、白蔹、白芷、白僵蚕、白茯苓、白术各等份。为末，以鸡蛋清调作锭子、阴干。每用浆水摩敷面上。治面上黑斑及雀斑。

6. 令颜色光泽方（《普济方》）

白附子、白芷、密陀僧、胡粉各45g。为末，以羊乳汁和。夜卧涂面，白天以暖浆水洗。光泽颜色。

7. 治面疮方（《千金翼方》）

白附子、青木香、麝香、由跋、细辛各60g，上五味，研细末，水和之，涂面日3次，主治酒皶鼻之轻症。

8. 衣鱼灭瘢方（《千金翼方》）

衣鱼2枚，白石脂1分，鹰屎3分，白附子1分，白僵蚕半两。上五味为末，腊月猪脂和敷，慎生冷，令肌细。

【用量】 3～6g。外用适量。

【禁忌】孕妇忌服。生品一般不作为内服品。

【按语】《名医别录》云："主面上百病。"《本草从新》云："阳明经药，能引药上行，治面上百病。"阳明之脉荣于面，白附子能去头面游风，可作面脂，消瘢，祛风痰。中医认为，白附子入阳明经，善上行走面，祛面部风痰。现代用白附子作为美容药物，常为添香剂、护肤剂、防腐剂，是美白祛斑的常用药。

白　僵　蚕

【来源】为蚕蛾科昆虫家蚕的幼虫感染（或人工接种）白僵菌致死的干燥虫体。

【性味归经】辛、咸，平。入肝、肺、胃经。

【功效】息风止痉，祛风止痛，化痰散结。

【应用】

1. 用于惊痫抽搐，常配伍全蝎、胆南星、钩藤等。

2. 用于风中经络、口眼歪斜。常配伍白附子、全蝎等。

3. 用于头痛、目赤、咽肿、风疮瘙痒、痰核、瘰疬等。

【美容功用】

1. 美白

性平无毒，是美白常用药。常配伍白附子、白芷、白丁香、白茯苓等同用。

2. 祛斑

用于面部黄褐斑、雀斑、黑斑、疤痕。

3. 祛风润肤

用于面部风痒、痤疮、白癜风、酒齇鼻等。

【化学成分】白僵蚕含有变态活性激素促脱皮甾酮、3-羟基犬尿素、草酸铵、脂肪、蛋白质。其脂肪中的脂肪酸组成主要是棕榈酸、油酸、亚油酸、α-亚麻酸，还含有3种水解酶：脂酶、蛋白酶、甲壳质酶，以及白僵蚕黄色素、溶纤维蛋白酶。

【药理与临床研究】醇水浸出液对小鼠和兔有催眠作用。人工白僵蚕煎剂亦有对抗士的宁所致的小鼠惊厥的作用。还有抗菌作用，在试管内，白僵蚕对金黄色葡萄球菌、大肠杆菌、绿脓杆菌等有抑制作用。

【选方】

1. 祛风润面散（《慈禧光绪医方选议》）

绿豆粉 1.8g，白僵蚕、白柰、白附子各 1.2g，冰片 0.6g，麝香 0.3g，胰皂 120g。研极细，兑胰皂匀。洗脸搽而用。用于治面部粉刺、酒齇鼻。

2. 祛斑方（《种福堂公选良方》）

白僵蚕、白附子、白芷、山柰、硼砂各 3 钱，石膏、滑石各 5 钱，白丁香 1 钱，冰片 3 分。共为细末。临睡用少许水和搽面，人乳调搽更妙。主治雀斑。

3. 珍菊雪蚕汤（《浙江中医杂志》）

珍珠母 30g，白菊花、白僵蚕、茵陈、夏枯草、六月雪、白茯苓、柴胡、生地黄、女贞子各 12g，炙甘草 4.5g。水煎服，治黄褐斑。

4. 八白散（《医方类聚》）

白丁香、白僵蚕、白附子、白牵牛、白芷、白蒺藜、白茯苓、白蔹、皂角（去皮弦）、绿豆为末。洗增白。

5. 令人面色好方（《普济方》）

白僵蚕、黑牵牛、细辛各等份。为末，如澡豆洗面。悦面色，治黑䵟。

6. 悦泽面方（《千金翼方》）

雄黄、朱砂、白僵蚕各 30g，珍珠 10 枚。为末，以面脂和胡粉，纳药搅。涂面作妆，白天以醋浆水洗去。悦泽面肤。

7. 白僵蚕粉（《普济方》）

白僵蚕为末，先以肥皂洗面，再以药末如前洗之。可散风散结，治面部黑斑。

8. 白雪散（《简明医彀》）

白僵蚕、白芷、细辛各等份，研为细末，人乳和丸，如芡实大。洗面化涂，次日洗去。可祛散风邪、润肤白面，治面部黑斑。

【用量】 内服 4 ~9g，散剂 1 ~2g。外用适量。

【禁忌】《本草经疏》载：“凡中风口噤，小儿惊痫夜啼，由于心虚神魂不宁，血虚经络劲急所致，而无外邪为病者忌之。女子崩中，产后余痛，非风寒客入者，亦不宜用。”

【按语】 现代应用白僵蚕作为美容化妆品，常为镇痉剂、祛疤剂。由于其味辛咸，性温，故能辛散邪气、滋阴润肺、杀虫等。

天　花　粉

【来源】 为葫芦科多年生宿根草质藤本植物瓜蒌的根。以质坚实、色白、粉多为佳，切片生用。

【性味归经】 甘、微苦，寒。归肺、胃经。

【功效】

1. 清热生津

用于温热病伤津口渴证。多配石膏、知母用，也用于消渴病。

2. 消肿排脓

用于热毒疮痈，可消肿排脓。

【应用】 用于痈肿疮疡、热毒炽盛、赤肿热痛之证，亦可用于皮肤湿疹、汗斑、擦伤等。

【美容功用】

1. 美白

加工后可以清热生津、美白、滋润皮肤，用于皮肤黑、干燥。

2. 消疮

有清热解毒、生津作用。多用于面部生疮、疖肿、口疮、皮肤湿疹、擦伤、手足皲裂等美容疾患。

【化学成分】 块根含多量淀粉及皂苷（约1%），含多种蛋白质、多肽类，如天花粉蛋白、免疫抑制活性蛋白，含天花粉凝聚素类和胰蛋白酶抑制剂。天花粉中还含有具有免疫调节作用的天花粉多糖，是一种新的杂多糖，由阿拉伯糖和半乳糖组成，还含具有降血糖作用的瓜蒌多糖A、瓜蒌多糖B、瓜蒌多糖C、瓜蒌多糖D、瓜蒌多糖E，所含氨基酸类有瓜氨酸、精氨酸、谷氨酸、丙氨酸等。

【药理与临床研究】

1. 免疫调节作用。天花粉可使小鼠脾脏的白髓成分明显增殖，生发中心增大，边际区增宽，IgM、B淋巴细胞和IgM浆细胞的数量明显增多，巨噬细胞的分布也有所扩大，IgG明显增多。

2. 抗菌作用。天花粉煎剂在体外对溶血性链球菌、肺炎双球菌、白喉杆菌有一定的抑制作用；对伤寒杆菌、绿脓杆菌、痢疾杆菌、变形杆菌及金黄色葡萄球菌的作用均较弱。

3. 抗肿瘤作用。

4. 可使饥饿家兔的肝糖原和肌糖原含量都有所增加。

5. 临床用于热病热邪伤津、口干舌燥、烦渴、折伤肿痛及头面疖疮、口疮等，亦可用之固齿，故在治疗性美容方中多用。

【选方】

1. 玉容散（《古今医鉴》）

皂角（去皮）1500g，升麻 240g，楮实子 150g，甘松 15g，山柰 9g，砂仁（连皮）15g，天花粉 30g，白芷 30g，白及 30g，糯米 1L，白丁香 15g，绿豆 30g。上为末，和匀，量用洗面，具有祛垢腻的作用。

2. 洗面玉容方（《仙拈集》）

甘松、山柰、香薷、白芷、白及、白蔹、防风、藁本、白僵蚕、白附子、天花粉、零陵香、绿豆粉、肥皂（煨）各等份。上为细末，每早洗面，具有美颜色、除斑、祛黑点的作用。

3. 洗手檀香散（《御药院方》）

天花粉、藿香、甘松、吴白芷、藁本、零陵香各 60g，大皂角去皮子 250g，香薷 75g，白檀 30g，楮桃儿 100g，糯米 2000g。上药为细末，洗手使用，能辟秽化浊，又治面生黑子、手面皮肤皴裂等。

【用量】内服 10～15g。外用适量。

【禁忌】脾胃虚寒、大便溏泻者忌用。

【按语】天花粉，《神农本草经》原名瓜蒌根，《日华子本草》载："通小肠、排脓、消肿毒、生肌长肉、消扑损瘀血、治时热狂疾、乳痈发背、痔瘘疮疖。"《滇南本草》载："治痈肿肿毒，并止咳嗽带血。"《现代实用中药》载有："作撒布剂，治皮肤湿疹、汗斑、擦伤等。"又其加工后，晶莹洁白，清澈如玉，清热生津，对皮肤有清洁滋润作用。不仅用于面疮等的治疗性美容，亦多作为皮肤保健之用。如《唐本草》载："今日瓜蒌根作粉，如葛粉法，洁白美好。"

白　蔹

【来源】为葡萄科植物白蔹的块根。春、秋季节采挖，切片、晒干用。

【性味归经】苦、辛，微寒。归心、胃、肝经。

【功效】清热解毒，敛疮生肌。

【应用】主要用于疮痈肿毒、水火烫伤、疮痈初起，内服、外用都有散结、消痈肿之功效。常以之消肿、敛伤及治疗面皯、粉刺等多种皮肤病。该药色白质细，在美容及治疗美容方中常用之。

【美容功用】

1. 美白

润肤白面，古代用之甚广。现代美容产品多用作漂白剂、止痒滋润剂。

2. 消疮祛斑

具有较好的消疮祛斑作用，可用于痤疮、黄褐斑、雀斑、唇疮、冻耳、手足皲裂等。

【化学成分】块根主要含有黏液质和淀粉。福建产同属植物表面析出的淀粉，为福建茶素，此物加碱煮沸，则脱氢而生成杨树皮素。

【药理与临床研究】本品有抗微生物作用。5%煎剂对金黄色葡萄球菌有抑制作用；水浸剂用试管稀释，对共心性毛菌、奥杜盎小孢子菌、腹股沟表皮癣菌等有抑制作用。其对红色表皮癣菌等皮肤真菌亦有抑制作用。临床中历代医家用之清热、解毒、敛疮，以治疗粉渣、白癜风等皮肤疾病，故美容方中常用之。

【选方】

1. 令面白净方（《备急千金要方》）

白蔹、白附子、白术、白芷各2两，藁本3两，猪胰3具（水渍去赤汁尽研）。上六味研末，先以芜菁子半升、酒水各半升相和，煎数沸，研如泥，合诸药，纳酒水中，以瓷器贮，封3日，每夜敷面，日以浆水洗之。令人面白净悦泽。

2. 白蔹散（《太平圣惠方》）

白蔹、炮天雄各150g，商陆、踯躅花（酒拌，炒）各50g，黄芩、炮干姜各100g。捣筛为细散，每于食前以温酒调下10g。治白癜风、遍身斑点、瘙痒。

3. 白蔹散（《圣济总录》）

白蔹1.5g，白及末25g，油麻2合（生捣）。

4. 白蔹散（《仁斋直指方论》）

白蔹、黄柏各15g。为末，先汤洗再以香油调敷，治冻耳或疮痒痛。

5. 白蔹膏（《圣济总录》）

白蔹、白石脂、杏仁（汤浸去皮尖研）各25g。捣筛为末，以鸡子白调和，每临卧涂面上，次日以井水洗去，治面粉渣。

6. 白蔹膏（《圣济总录》）

白蔹、白及各50g，白蜡150g，黄芪、麝香（研）、乳香（研）、牡丹皮、芍药、丁香各0.5g，细剉，先用油煎十余沸，下药，候黄芪赤黑色，滤过，慢火煎十余沸，次下诸药，搅膏，下麝香，搅匀，涂贴患处，日3～5次，治唇疮。

7. 玉龙膏（《普济方》）

白蔹、白芷、茅香、零陵香各等份，瓜蒌25g，麝香少许。上药以香油煎令稍焦，去滓，以蜡少许调匀，用度极妙，可令面光润不皱，退黑斑。

【禁忌】 脾胃虚寒及无实火者忌服，反草乌，攻乌头。

【按语】《本草经疏》曰："白蔹，苦则泄，辛则散，甘则缓，寒则除热，故主痈肿疽疮，散结止痛，盖以痈疽皆由荣气不从，逆于肉里所致。总之，为疗疔肿痈疽家要药，乃确论也。"现在临床报道白蔹可治疗外科炎症：将白蔹块根去皮研末，根据炎症面积选择用量，以沸水搅拌成团后，加75%～95%酒精调成糊状，外敷患处，每日1次，以愈为度，对于疖痈、蜂窝组织炎、淋巴结炎等各种类型肿块的急性感染初期有显著疗效，故在治疗性美容方中常用。现多用于退斑消疮、漂白润肤。

女　菀

【来源】 为菊科植物女菀的全草或根。

【性味归经】 辛，温。归肺经。

【功效】 温肺化痰，和中利尿。

【应用】 女菀辛温入肺，通过温肺化痰、和中利尿，以消除面部黑斑，内科较少应用。

【美容功用】 女菀，在古代是一种很常用的美白净面药物，主要消除面部色斑，可使面白如玉，内用外用皆可。

【化学成分】 全草含槲皮素，根含挥发油。

【选方】

1. 古今录验苏合煎方（《外台秘要》）

苏合香、麝香、白附子（炮）、女菀、蜀水花各60g，青木香90g，鸡舌香、鸬鹚屎各30g。上八味，先取糯米4000g，硬炊2000g，生用煮并令沸，以绵裹诸药，内著沸浆中，煎得600mL，药熟，以藻豆洗皯处，令燥，以药汁涂皯上，日再。欲用药，常以浆水洗面，后涂药。至三四次，皯处当小急痛。皯处微微剥去使白，以浆水洗，3 剂玉屑膏吃，白粉之。若急痛勿怪，痒勿搔之，但以粉上面，按抑痒处，满百日，可用脂，胡（铅）粉取瘥。治面皯。

2. 铅丹散（《备急千金要方》）

女菀 60 铢，铅丹 30 铢。上二味为散，过筛，酒服 1 刀圭，日 3 次。令面白如雪。

【用量】 15～25g。

【禁忌】 畏卤碱（《本草经集注》）。

【按语】 女菀又名白菀，是古代很常用的净面使皮肤变白的药物，内服外敷皆良。《名医别录》载：宋代有女仕色美，嫁给进士王公辅，由于情志不遂，心中郁郁寡欢，久则面色渐黑，其母家到处求医，后遇一道士，自述能治此病，投以“女真散”，每次用酒送下 2 钱（6g），1 日 2 服。服后数日，面色渐微白，1 个月而颜美如故。母家因求愿其方，才知方中主药就是女菀。此病因郁久肺热，面色渐黑，女菀能泻肺气，以令容颜变白。孙思邈《备急千金要方》曰：“本品酒服，治疗面黑如漆，称男十日，女二十日，黑色皆从大便出也。”故在美容方中多用。对其应用还应进一步进行现代研究。

杜　蘅

【来源】 为马兜铃科植物杜蘅的根茎及根或全草。夏、秋季采收，晒干生用。

【性味归经】 辛，温。入肺经。

【功效】 散风逐寒，消痰行水，活血平喘。

【应用】 用于伤风感冒头痛、风湿关节痛、牙痛、鼻渊、咳嗽、吐痰等。

【美容功用】 悦面增白，杜蘅在古代常用于治疗面黑、面部色斑，有悦面增白功效。多外用，如在白瓜子丸中用之。李时珍《本草纲目》记载，杜蘅也作香身用。

【化学成分】 主要成分为黄樟醚及少量丁香油酚。

【药理与临床研究】 黄樟醚有麻痹作用，能使动物的呼吸中枢麻痹。长时间给猫及家畜以少量，则引起磷中毒样的肝、肾脂肪变性；对犬给予 0.7g 则发呕吐；犬的致死量，皮下注射或内服均为 1g。

【选方】

1. 白瓜子丸（《备急千金要方》）

白瓜子、杜蘅、白芷、当归、远志、藁本、车前子、云母粉各60g，天门冬90g，柏子仁、细辛、陈皮、瓜蒌仁、铅丹、白石脂各15g。上药研末，蜜和，空腹服如梧桐子大丸20丸，日3次。治面皯、令色白。

2. 治人面悦泽如桃花红光方（《美颜与减肥自然疗法》）

辛夷、细辛、杜蘅、川芎、白术、白芷、当归、木兰皮、瓜蒌、香附子、藁本、桃花、蜀水花、商陆、密陀僧、白僵蚕、零陵香、鹰屎白、葳蕤、土瓜根各1.5g，麝香、丁香各60g，白附子、玉屑、鹅脂、羊髓、狍髓、猪脂各90g。上药切细酢渍，密封一宿，明日以猪膏煎，三上三下，白芷色黄为度，药成去渣，搅数万遍，令色白以敷面。令人面悦泽，如桃花红光。

3. 蘅芜香身饮（《本草纲目》）

用蘅芜全草适量煎水当茶饮。主治汗臭、腋臭，或专作香身用，还可治风寒头痛、风湿关节痛、牙痛、鼻渊等。

【用量】3～5g水煎服，浸酒或入丸、散剂。外用捣散。

【禁忌】体虚多汗、咳嗽咯血者及孕妇禁用。

【按语】杜蘅又名蘅蘅香（《大戴礼记》）、马蹄香（《唐本草》）、土里开花（《浙江天目山药植志》）。蘅芜即《神农本草经》上品药物中的杜若，又叫杜蘅。其功效主治谓："味辛微温，主胸胁下逆气，温中，风入脑户，头肿痛，多涕泪出，久服益精明目，轻身。"李时珍《本草纲目》认为，杜蘅全草煎水当茶饮，主治汗臭、腋臭，或专作香身用。

第九章 润肤祛皱类中药

润肤祛皱类中药主要用于皮肤干燥、皲裂、面部易生皱纹等美容疾患。部分药物有杀虫、止痒、美白、祛斑作用。内服、外用均可。多归肺、脾经。通过清肺、润肺、滋阴、补血、保湿、润肠等作用达到美容效果。

苦 杏 仁

【来源】 为蔷薇科植物山杏、西伯利亚杏、东北杏或杏的干燥成熟种子。打碎生用或研极细外用。

【性味归经】 苦，温，有毒。入肺、大肠经。

【功效】 止咳，平喘，润肠，通便。

【应用】

1. 广泛用于各种原因的咳嗽、气喘证。

2. 质润多脂，有润肠通便作用。用于肠燥便秘。

【美容功用】

1. 润肤、祛皱

杏仁质润多脂、宣肺润肤，具有较好的滋润肌肤、润泽皮毛之功效。

2. 益寿延年

《本草纲目》记载：“久服杏仁，令汝聪明，老而健壮，心力不倦。”因而其具有益寿延年的功效，但内服量不宜大。另外也用于便秘之颜面疮疡、雀斑、黄褐斑。

【化学成分】 主要含苦杏仁苷约3%，另含苦杏仁酶、脂肪油约50%，尚含蛋白质及β－紫罗兰酮等挥发性成分。

【药理与临床研究】 口服小剂量苦杏仁，经消化道，可被胃酸或苦杏仁酶分解，生成少量氢氰酸，抑制细胞色素氧化酶，低浓度时能减少组织耗氧量，并抑制颈动脉及主动脉体的氧化代谢，致反射性呼吸加深，使痰液易于排出。临床常用于润肤祛癣。

【选方】

1. 夏姬美容杏仁散（《太平圣惠方》）

杏仁5kg，取杏仁用开水浸泡后，去掉皮，过滤去水，取无皮尖的杏仁放入锅内，用小火慢蒸至熟烂后，再转入一干净锅内，用微火烘焙，连续焙7天，每焙后摊冷。焙7次后杏仁焦酥即可食用。每天空腹时取焦杏仁5~7粒，嚼烂后慢慢用涎液咽下。服用时间以早晨天色将亮尚未起床时嚼服最佳。具有润肺悦色驻颜的作用。

2. 红颜散（《万病回春》）

胡桃仁（泡，去皮）120g，白蜜120g，酥油60g，杏仁（泡，去皮尖，不用双仁，煮四五沸，晒干）30g。将上药入酒内浸三七日。每日早服二三杯。具有温补肺肾、润肤黑发的作用。

3. 滋润和面方（《福济全珍》）

杏仁粉3g，杏花末3g，猪胰1具，密陀僧1.5g，红枣（去皮核）2个。上药为细末，入枣肉，捣如泥，好黄酒2杯浸之，一昼夜许即可用。每日早晚洗手、脸后敷之。治手、面皮肤枯涩不华，久用令皮肤光润。

4. 桦皮散（《太平惠民和剂局方》）

杏仁（去皮尖，用水一碗，于银铫子内熬，候水减一半，取出放令干）、荆芥穗各60g，枳壳（去瓤用炭火烧存性取出于湿纸上令干）、桦皮（烧成灰）各120g，甘草（炙）15g。上药除杏仁外，余药都捣罗为末，却将杏仁另研令极细，冷用诸药末缓缓入研令均。每次服6g，食后温酒调下，日进3次，疮疥甚者，每日频服。治肺脏风毒、遍身疮疥，以及瘾疹瘙痒，搔之成疮，又治面上风刺及妇人粉刺。

5. 杨太真玉红膏（《鲁府禁方》）

杏仁、滑石、轻粉等份。上药为末蒸过，入龙脑、麝香少许，以鸡子清调匀，早起洗面后敷之，数日后，色如红玉。

【用量】内服：每日4~9g；外用适量。

【禁忌】阳虚咳嗽及大便溏泻者忌服。

【按语】《本草纲目》载："……久服杏仁，令汝聪明，老而健壮，心力不倦。"杏仁，苦温入肺，又富含油脂，故有润泽皮毛、通利气机的功效。古人用杏仁炮制如法，晨蒸至午，再以小火微烘7日每早空腹服，久用有驻颜延年之功，今人亦常用杏仁蜜以护肤祛皱祛斑，故其为一常用美容佳品。

芦　荟

【来源】为百合科植物库拉索芦荟、好望角芦荟或斑纹芦荟叶中的汁液经浓缩后的干燥品。

【性味归经】苦，寒。入肝、心、脾经。

【功效】泻下通便，清肝杀虫。

【应用】

1. 热结便秘：肝火旺兼烦躁、热结便秘者尤宜，多配龙胆草、栀子。

2. 用于肝热惊痫、小儿疳积、癣疮。

【美容功用】

1. 防皱

其所含多糖具有增大皮肤弹性的作用。现美容产品多用之。

2. 保湿

可作为高级化妆品的保湿剂，使皮肤得以滋润。

3. 消斑

对黄褐斑、雀斑、痤疮具有较好的治疗作用。

4. 抗衰老

长期外用可以防止皮肤衰老。

5. 杀菌

对皮肤癣菌有扼杀作用。

【化学成分】库拉索芦荟叶的新鲜汁液含芦荟大黄素苷、对香豆酸、少量α-葡萄糖、戊醛糖、蛋白质及多数的草酸钙结晶。好望角芦荟叶的新鲜汁液含芦荟大黄素苷及异大黄素苷。

【药理与临床研究】研究表明本品多含芦荟素、蒽醌、肉桂酸酯等物质，对波长低于290nm的光线有吸收作用，可用于抗紫外线、X射线防护和防晒产品；芦荟原汁中含有约0.05%的多糖，其中葡聚糖和聚甘露糖具有抗衰老、防皱、增加皮肤弹性的作用；芦荟中的某些氨基酸、有机酸及微量金属是大自然保湿因子中所含有的成分，可以作为模拟和仿生用高级化妆品的保湿剂；芦荟含有大量的维生素，可以充分改善皮肤的新陈代谢，能有效地将皮肤层的水分锁住，令肌肤的滋润程度得以保持，达到美容护肤的效果。现国际市场上已有很多含芦荟的美容护肤品销售。

此外，饮用芦荟汁可预防感冒及扁桃体炎等多种疾病。芦荟粉局部撒敷，或用消毒棉蘸取粉堵压出血部位，可治疗外伤出血、小动脉血管破裂出血及牙龈出血等。芦荟制剂外用，对黄褐斑、雀斑、痤疮亦有较好的治疗作用。

【选方】

1. 芦荟汁胶剂（经验方）

芦荟叶汁液制成含多糖类（聚糖醛酸酯）的凝胶制剂，用于皮肤及其他组织创伤、烧伤。

2. 芦荟消疳饮（《外科正宗》）

芦荟、胡黄连、薄荷、石膏、羚羊角、栀子、牛蒡子、银柴胡、桔梗、黄连、玄参、升麻、甘草、竹叶。治小儿走马牙疳，身热气粗，牙龈腐烂，气味作臭，甚则穿腮破唇者。

3. 芦荟汁（《驻颜有术偏验方》）

芦荟250g，煎汁，加入湿润剂、清洁剂、祛臭剂、洗头剂等中使用。可滋润清洁皮肤，消除疤痕、斑点，减少皱纹。

4. 芦荟乳剂（《中医外科学》）

鲜芦荟45g，桉叶油4.5g，阿拉伯胶10g。芦荟洗净压榨取汁，边搅边兑入阿拉伯胶，待成乳白状，再加入桉叶油搅匀。外涂或摊敷。治日晒疮、放射性皮炎等。

5. 芦荟散（《三补简便验方》）

芦荟、胡黄连、孩儿茶、薄荷各1.5g，青黛0.9g，硼砂0.6g，冰片0.15g，为极细末，吹患处，治口鼻发疳。

【用量】内服：入丸、散1.5～4.5g。外用：研末调敷。一般不入煎剂。

【禁忌】月经来潮、妊娠、腹泻、便血和脾胃功能虚弱者忌用。

【按语】《药性切用》曰：“芦荟大苦大寒，入肺肝而清疳热，杀诸虫。”《开宝本草》曰：“芦荟，主热风烦闷，胸膈间热气，明目镇心，小儿癫痫惊风，疗五疳，杀三虫及痔病疮瘘。”近年来，国内外在医药和美容方面对芦荟研究比较多，并出现了许多产品，如芦荟清凉蜜等美容化妆品。

白　果

【来源】为银杏科植物银杏的种子。用时打碎取种仁，生用、炒用或打粉用。

【性味归经】甘、苦、涩，平，有小毒。入肺、肾经。

【功效】化痰定喘，止带固精。

【应用】

1. 用于外感、肺热、虚喘。

2. 用于带下、遗精、遗尿。

【美容功用】

1. 解毒杀虫净面

现多用其治疗痤疮、雀斑、黑斑、癣疮、酒齄鼻等。

2. 抗衰老

白果外皮研之可有抗衰老作用。

【化学成分】 果皮含有银杏酚酸、银杏油、银杏酸等；核仁内约含有蛋白质5.3%、脂肪1.5%、淀粉68%、水分1.57%、糖类8%及组织酸等。

【药理与临床研究】 体外实验显示其对结核杆菌、葡萄球菌、链球菌、大肠痢疾杆菌等有抑制作用。

现代应用白果作为美容化妆品，常配制成膏脂或研成粉末，杵烂出鲜汁，涂于患处。白果接触皮肤时能引起炎症、疼痛，故可作为皮肤刺激剂用以杀菌疗疮痒，此以其入肺经及具有小毒等有关。

【选方】

1. 乌须方一（《石室秘录》）

熟地黄、山药各2斤，山茱萸、黑芝麻各0.5斤，白术、麦冬、桑叶各1斤，巴戟天、白果肉各4两，万年青6片。上药捣细为末，早晚各服5钱。滋补强身，生眉乌须。

2. 乌须方二（《石室秘录》）

熟地黄、生赤何首乌、山药、桑叶各1两，白果2钱，黑芝麻5钱，万年青（炒，研碎）半片，人参3个，花椒1钱，桔梗5分，酒1盅。上药同煎，早服头煎，晚服二煎，夜服三煎。滋补强身，生眉乌须。

3. 赤鼻方（《杂病源流犀烛》）

枇杷叶、白果、芽茶、芭蕉根。上药为末，炼蜜为丸，如黍米大。每次服2钱，汤下。治疗赤鼻。

4. 治粉刺验方（《健与美杂志》）

白果适量。将白果洗净，切开，绞取其汁。频涂患处，干后再涂，直至汁尽。每日2~3粒。可解毒排脓，治疗面部粉刺及黑斑。

5. 养容方（《验方五千种》）

白菊花30g，梨汁半碗，白果30g，白蜜30g，人乳半碗。先将白菊花以好酒煮浓汁，加入梨汁，再将白果捣烂并白蜜、人乳研匀为膏贮瓶备用。可祛风白面养容，兼治面部雀斑、酒齄鼻等。

6. 白果苡米仁（《饮食疗法》）

白果仁 5 ~ 10 粒，薏苡仁 60g。将上药加水适量煮透后，放入白糖，调匀即成，随时食用。可清热解毒，治面部扁平疣。

7. 白果膏（《群方便览》）

白果不拘多少，酒糟适量。白果去壳，用果仁加适量酒糟（以微有酒气为宜）捣至极细。每晚临卧搽于面或患处，次晨以温水洗去。治雀斑、粉刺、酒齄鼻。

8. 头面癣疮方（《秘传经验方》）

生白果仁切断，频擦取效。治头面癣疮。

9. 治下部疳疮方（《济急仙方》）

生白果，杵，涂之。治下部疳疮。

10. 治乳痈方（《救急易方》）

银杏 0.5 斤。以 4 两研酒服之，以 4 两研敷之。治乳痈溃烂。

【用量】 内服煎汤 6 ~ 10g，或入丸、散。外用研末调敷，洗面，入脂。大量生食易引起中毒。

【禁忌】 内有湿热及咳嗽痰稠不利者慎用。

【按语】 白果内服有治喘咳痰多、妇女带下白浊、遗精遗尿之功，但有毒不宜大量应用。美容方面多外用，制成膏脂或粉剂，有较好的解毒杀虫及皮肤刺激作用，因而可治疗面部痤疮、斑，起到净面美容的作用。

黄 瓜

【来源】 为一年生蔓生或攀援草本植物黄瓜的果实。

【性味归经】 甘，寒，无毒。入肺、胃、大肠经。

【功效】 清热解毒，利水消肿，生津止渴。

【应用】 用于身热烦渴、风热眼疾、咽喉肿痛、小便不利、四肢浮肿，病情较轻者多将其作为食疗食品应用。

【美容功用】

1. 保湿润肤

黄瓜富含水分、多种维生素，能营养皮肤、保湿减皱，因此在美容方中多用其贴面，以滋润皮肤、减少皱纹。

2. 减肥塑身

黄瓜是减肥塑身的佳品，能清除肠道腐败物质、清胃热、减少食欲。

3. 强身健体

黄瓜含有丰富的维生素E，常食可起到降血糖、抗肿瘤、治疗失眠的作用，能促进机体新陈代谢，因而起到延年益寿、抗衰老的作用。

【化学成分】 每100g含蛋白质0.6～0.8g、脂肪0.2g、碳水化合物1.6～2.0g、灰分0.4～0.5g、钙15～19mg、磷29～33mg、铁0.2～1.1mg、胡萝卜素0.2～0.3mg、硫胺素（维生素B_1，下同）0.02～0.04mg、核黄素（维生素B_2，下同）0.04～0.4mg、烟酸0.2～0.3mg、抗坏血酸（维生素C，下同）4～11mg。此外，还含有葡萄糖、鼠李糖、半乳糖、甘露糖、果糖、咖啡酸、绿原酸、多种游离氨基酸及挥发油、葫芦素、黄瓜酶等。

【药理与临床研究】

1. 抗肿瘤

黄瓜中含有的葫芦素C具有提高人体免疫功能的作用，达到抗肿瘤的目的。此外，该物质还可治疗慢性肝炎和迁延性肝炎，对原发性肝癌患者有延长生存期的作用。

2. 抗衰老

黄瓜中含有丰富的维生素E，可起到延年益寿、抗衰老的作用；黄瓜中的黄瓜酶有很强的生物活性，能有效地促进机体的新陈代谢。用黄瓜捣汁涂擦皮肤，有润肤、舒展皱纹的功效。

3. 防酒精中毒

黄瓜中所含的丙氨酸、精氨酸和谷氨酰胺对肝脏病人，特别是对酒精性肝硬化患者有一定的辅助治疗作用，可防治酒精中毒。

4. 降血糖

黄瓜中所含的葡萄糖苷、果糖等不参与通常的糖代谢，故糖尿病人以黄瓜代替淀粉类食物充饥，血糖非但不会升高，甚至会降低。

5. 减肥强体

黄瓜中所含的丙醇二酸可抑制糖类物质转变为脂肪。此外，黄瓜中的纤维素对促进人体肠道内腐败物质的排除和降低胆固醇有一定作用，能强身健体。

6. 健脑安神

黄瓜含有维生素B_1，对改善大脑和神经系统功能有利，能安神定志，辅助治疗失眠症。

【选方】

1. 拌黄瓜

黄瓜250g，白糖10g，香油2g，醋10g。先将黄瓜洗净，切成小段后再去中间的瓤及子，仅留其皮肉，使其呈圆体形态，将糖、醋调好，先把黄瓜卷放入浸约半小时，放上香油，佐餐食用，酸甜清脆。具有清热、解毒、止渴、利尿的功效，适用于老年人和高血压、冠心病、脑血管病、肥胖症、小便不利等患者。

2. 糖醋黄瓜片

黄瓜500g，精盐、白糖、白醋各适量。先将黄瓜去籽洗净，切成薄片，精盐腌渍30分钟；用冷开水洗去黄瓜的部分咸味，水控干后，加精盐、糖、醋腌1小时即成。此菜肴酸甜可口，具有清热开胃、生津止渴的功效，适用于烦渴、口腻、脘痞等病证，暑天食之尤佳。

3. 紫菜黄瓜汤

黄瓜150g，紫菜15g，海米适量。先将黄瓜洗净切成菱形片状，紫菜、海米亦洗净；锅内加入清汤，烧沸后，投入黄瓜、海米、精盐、酱油，煮沸后撇浮沫，下入紫菜，淋上香油，撒入味精，调匀即成。此汤具有清热益肾之功，适用于妇女更年期肾虚烦热之患者食之。

4. 山楂汁拌黄瓜

嫩黄瓜5条，山楂30g，白糖50g。先将黄瓜去皮心及两头，洗净切成条状；山楂洗净，入锅中加水200mL，煮约15分钟，取汁液100mL；黄瓜条入锅中加水煮熟，捞出；山楂汁中放入白糖，在文火上慢熬，待糖溶化，投入已控干水的黄瓜条拌匀即成。此菜肴具有清热降脂、减肥消积的作用，肥胖症、高血压、咽喉肿痛者食之有效。

5. 黄瓜蒲公英粥

黄瓜、大米各50g，新鲜蒲公英30g。先将黄瓜洗净切片，蒲公英洗净切碎；大米淘洗后先入锅中，加水1000mL，如常法煮粥，待粥熟时，加入黄瓜、蒲公英，再煮片刻，即可食之。本粥具有清热解暑、利尿消肿之功效。适用于热毒炽盛、咽喉肿痛、风热眼疾、小便短赤等病证。

【禁忌】黄瓜性凉，胃寒患者食之易致腹痛泄泻。

【按语】《日用本草》记载："除胸中热，解烦渴，利水道。"《陆川本草》记载："治热病身热，口渴，烫伤。"《滇南本草》记载："解痉瘀热毒，清烦渴。"《本草求真》记载："气味甘寒，能清热利水。"现多用于保湿、防皱、利尿、解毒、抗衰、防病之品。

丝 瓜

【来源】为葫芦科植物丝瓜或奥丝瓜的鲜嫩果实，或霜后干枯的老熟果实。

【性味归经】甘，平。归脾、胃经。

【功效】凉血，解毒，活血通络。

【应用】丝瓜络常用于活血通络、化痰，治疗痰阻肺络、咳痰不利。鲜丝瓜有清热凉血、解毒作用，用于疮痘。

【美容功用】

1. 养颜祛皱

用于面部保湿祛皱。

2. 解毒祛斑

外用擅长清热解毒、凉血祛斑，可用于雀斑、黄褐斑、疮痘等。

【化学成分】丝瓜的果实含皂苷，丝瓜含多量黏液与瓜氨酸，籽苗含葫芦素。丝瓜的汁液含皂苷、黏液、木聚糖、脂肪、蛋白质、维生素 C、B 族维生素。

【药理与临床研究】

1. 止咳、化痰、平喘。丝瓜藤煎剂经动物实验显示有止咳、化痰、平喘作用。

2. 驱虫作用。丝瓜子有驱虫作用。

3. 抑菌作用。丝瓜藤煎剂和酒剂对肺炎双球菌有较强的抑菌作用，对甲型链球菌和乙型链球菌均有抑制作用。

4. 抗早孕作用。丝瓜子蛋白对小鼠具有抗早孕的作用。

5. 现代应用丝瓜作为美容化妆品，常为清热消炎剂。由于其性味甘、平、微寒，故能凉血除热，治疗细菌引起的炎症疮毒。

【选方】

1. 丝瓜蜜（《天然美容法》）

丝瓜汁、酒精、蜜糖各适量。将丝瓜汁与酒精和蜜糖混合，涂于面部或单纯用丝瓜洗脸。可使面部无皱。

2. 丝瓜美容方（《天然美容法》）

丝瓜茎 40g（以热水浸泡），甘草 40g，柠檬酸 0.2g，脱氧醋酸钠 0.1g。上药共研末，调匀，搽脸。可用于护肤美容。

3. 神奇祛痘方（《李时珍方加减》）

鲜丝瓜汁加入维生素 C、蜂蜜，外敷。

4. 化斑汤（《临床皮肤科杂志》）

珍珠母 20g，白僵蚕 9g，白菊花 9g，茵陈 12g，夏枯草 12g，六月雪 12g，丝瓜络 9g，赤芍 9g，白芍 9g，白茯苓 12g，生甘草 3g。水煎，取第一、第二次煎煮药液混匀，每日 2 次，食后服。每日 1 剂，2 周为 1 个疗程。具有平肝潜阳、清解郁热、化瘀消斑的作用。

5. 丝瓜散（《万病验方大全》）

丝瓜 2 两，晒干，水调涂面。具有清热解毒、治疗雀斑的作用。

6. 治疮溃方（《本草纲目》）

丝瓜、莲子熬汁，合五味子频搽之，具有治疗玉颈疮溃的作用。

【用量】 口服 20～25g。外用适量。

【按语】 丝瓜，用之美容历史悠久，作用可靠，在美容方中出现频率较高，食疗、内服、外用均可。干品、鲜品均可配伍应用。对面部因热引起的疮、痘效果较好。

火麻仁

【来源】 为桑科植物大麻的种仁。秋季采收，晒干，打碎生用。

【性味归经】 甘，平。入脾、胃、大肠经。

【功效】 润肠通便。

【应用】 本品甘平、质润多脂，用于老人、孕妇体虚之肠燥便秘。

【美容功用】

1. 润肤

通过滋润通便以润肤。可用于皮肤干燥、冻疮、皮肤皲裂等。

2. 润发沐发

用于发燥发落、头屑多，多外用洗发，可使头发柔软有光泽。

3. 美体

火麻仁配补虚药久服可美体增肥。用于身体太瘦弱、皮肤粗糙者。

【化学成分】 火麻仁主要含脂肪油约 30%、蛋白质约 19%，脂肪油中饱和脂肪酸占4.5%～9.5%，不饱和脂肪酸中油酸约为10%、亚油酸约53%、亚麻酸约25%，脂肪油中含有大量大麻酚、大麻二酚和钙、镁，另含生物碱、毒蕈碱、胆碱等，并含有葡萄糖醛酸、卵磷脂及维生素E、维生素B_1。

【药理与临床研究】火麻仁含有大量脂肪油可以润燥滑肠，对家兔肠道有兴奋作用，还有降血压、降血脂作用及润泽肌肤的作用。

【选方】

1. 光发术（《如意方》）

大麻子适量，捣烂，蒸令熟，取汁，涂发。具有令发不断、柔软而有光泽的作用。

2. 麻子汤（《圣济总录》）

秦艽、大麻子各1盏，皂荚末半盏。三味熟研，纳米泔中渍一宿，去渣，木匙搅百遍，煎沸稍温沫头。良久制作黄汤濯之。具有治肺热、头风白屑的功效。

3. 五仁润肠丸（《全国重要成药处方集》）

生地黄、陈皮各120g，桃仁（去皮）、大麻仁、肉苁蓉（酒蒸）、熟地黄、当归各30g，郁李仁、松子仁各9g，柏子仁15g。为细末，炼蜜为丸，每丸重9g，每次服1丸。具有治疗大肠燥热、便秘腹胀、食少、消化不良的功效。

4. 神仙服大麻子补益驻颜变鬓发延年不老方（《太平圣惠方》）

大麻子（酒浸一宿，九蒸九曝，去壳）1000g，崖蜜1500g，牛膝1000g，菟丝子（酒浸一宿，晒干）1500g，地黄1000g。先捣菟丝子为末，熬麻仁令香，以柏木杵臼捣为膏，余药纳入臼中，捣3000杵，每次服一鸡子大，以温酒化破服之，日3服，用于便秘、面色无华、脱发。

5. 沐头汤（《备急千金要方》）

大麻子、秦椒各3升，皂荚屑5合。熟研，纳泔中浓缩去滓，淋泼用。治肺热、头生白屑、瘙痒不堪。

【用量】9～15g。外用适量。

【禁忌】“滑肠者尤忌”，“多食损血脉”，“滑精气”。

【按语】火麻仁又名大麻子、麻子、大麻仁、麻子仁。《神农本草经》载：“大麻仁……补中益气，久服肥健。”现代医学认为，它有兴奋肠道、增加肠蠕动、补虚、轻微降血脂的作用。中医文献中亦表明它有补中益气、久服肥健的说法。火麻仁有润肠通便及润燥作用，又含有卵磷脂、各种维生素等，在美容方面主要用其富含蛋白质、油脂，有滋润皮肤、营养头发、美体增肥等作用。

松　子

【来源】 为松科植物多种松树的种子。秋季果实成熟时采收，打去外壳，内服或外用。

【性味归经】 甘，温。入肝、肺、大肠经。

【功效】 养阴，息风，润肺，滑肠。

【应用】 用于便秘、体弱者，以及老人或产后肠燥便秘者。

【美容功用】

1. 润肤驻颜

本品质润多脂，常服可以滋润皮肤、驻颜防衰。多配伍杏仁、火麻仁运用。

2. 延年益寿

本品气香、质润、多脂，久服可益精补脑、延年益寿。

【化学成分】 含脂肪油，其中主要有油酸酯、亚油酸酯，尚含防己碱、蛋白质、挥发油等。

【选方】

1. 神仙饵松实方（《太平圣惠方》）

松实仁不拘多少，捣为膏，每于食前，酒调下 10g，日服 3 次，即无饥渴，勿食他物，百日轻身。

2. 松子丸（《太平圣惠方》）

松子（取仁）600g，干菊花 300g。为末，合捣千杵，入蜜，圆如梧桐子大，每服，食前以酒下 10 丸，亦可散服，益精补脑，久服延年不老，令人轻身滋润。

【用量】 每日 10～20g。

【禁忌】 便溏滑精、有湿痰者慎用。

【按语】《开宝本草》载：“润五脏，不饥。”《本草纲目》曰：“主诸风，温肠胃，久服轻身延年不老。”《日华子本草》曰：“逐风痹寒气，虚羸少气，补不足，润皮肤，肥五脏。”多脂滋润，无伤正之弊，久服润泽肌肤，养颜益寿，轻身。

阿　胶

【来源】为马科动物驴的皮去毛后，熬制而成的胶块。打碎烊化或炒成阿胶珠用。

【性味归经】甘，平。入肺、肝、肾经。

【功效】补血止血，安胎，润燥。

【应用】

1. 补血要药

用于血虚证。常配当归、熟地黄。

2. 止血安胎

用于血虚阴亏或漏胎、月经过多、产后下血、崩漏等。

3. 滋阴润燥

用于燥咳、咯血及皮肤、口鼻干燥等。

【美容功用】

1. 润肤

阿胶通过补血滋阴治疗因血虚阴虚所致的面色不华、皮肤干燥，因含胶原蛋白，也用于防皱。

2. 养生保健

阿胶中含钙、锌量较高，可用于老年人缺钙抽搐，治疗男女不孕不育，促进生长发育，延缓衰老。

【化学成分】阿胶含氮16.43%～16.54%，基本上是蛋白质水解后产生各种氨基酸，其中约有赖氨酸10%、精氨酸7%、组氨酸2%等。此外尚含钙和硫等。

【药理与临床研究】有促进细胞再生、促进造血机能和增强机体免疫功能、防治进行性肌营养障碍症的作用。还可以促进钙的代谢、抗氧化作用等。

【选方】

1. 胶艾汤（《金匮要略》）

川芎6g，阿胶9g，甘草6g，当归9g，艾叶9g，芍药12g，干地黄15g。主治妇人冲任虚损、崩漏下血、月经过多、淋沥不止；产后或流产损伤冲任，下血不绝或妊娠胞阻，胎漏下血，腹中疼痛，限用于子宫出血、先兆流产、不全流产、产后子宫复旧不全等出血。具有养血止血、调经安胎的功效。

2. 寿胎丸（经验方）

菟丝子9g，桑寄生9g，续断9g，阿胶9g。具有补肾安胎的功效，主治胎漏、胎动不安证。

3. 菟丝祛斑汤（《山东医药》）

菟丝子15g，女贞子12g，阿胶9g，旱莲草10g，当归10g，枸杞子9g。水煎取浓汁口服。滋肾养血，除黄褐斑。

4. 阿胶鹿茸剂（《备急千金要方》）

阿胶、鹿茸各90g，乌贼骨、当归各60g，葫芦30g。治妇人漏下不止、面色㿠白无华。

5. 胶蜜汤（《仁斋直指方》）

阿胶（炒）6g，连根葱白3片，蜜2匙。新水煎，去葱，入阿胶，蜜溶开，食前温服。治老人体虚大便秘涩及皮肤干枯无华者。

【用量】内服4.5～9g。

【禁忌】脾胃虚弱者慎用，畏大黄。

【按语】《神农本草经》将其列为上品，认为“阿胶久服轻身益气”。历代医家多用之滋阴补血润燥。现代研究证明其具有遣血、促进新陈代谢的功能。阿胶含有大量胶原蛋白，故对皮肤营养保健有很好的作用，是治疗血虚面色不华、皮肤因缺血干燥、妇女出血证的要药。

绿　豆

【来源】为豆科植物绿豆的种子。秋季果实成熟时采收，晒干。煎水内服，或研粉外用。

【性味归经】甘，凉。入心、胃经。

【功效】清热解毒，消暑，利水。

【应用】

1. 清热解毒

绿豆有较好的清热解毒作用。可用于丹毒、痈肿、烧烫伤、酒齄鼻等。

2. 消暑利水

用于暑热烦渴，可以清心、利尿、除烦。为食疗佳品。

【美容功用】润肤解毒：可清热、利尿、解毒，用于面部疮疡、皮肤瘙痒、祛斑等。内服、外用皆可。

【化学成分】每100g约含蛋白质22.1g、脂肪0.8g、碳水化合物59g、钙49mg、磷268mg、铁3.2mg、胡萝卜素0.22mg、硫胺素0.53g、核黄素0.12mg、烟酸1.8mg。蛋白质主要为球蛋白类，其组成中蛋氨酸、色氨酸和酪氨酸较少。绿豆的磷脂成分中有磷脂酰胆碱、磷脂酰乙醇胺、磷脂酰肌醇、磷脂酰甘油、磷脂酰丝氨酸、磷脂酸等。

【药理与临床研究】本品具有抑菌作用，可抑制葡萄球菌；临床应用证明可解农药和铅等毒，亦可用之利水解暑、益气润肤，故在美容中常用。

【选方】

1. 绿豆粉（经验方）

取生绿豆粉60g，加75%酒精（白酒亦可）适量调成糊状，30分钟后加入冰片9g，调匀备用。创面暴露，除去脱落上皮及异物，用1%新苯扎氯铵溶液清洗后，将药涂于创面上，约0.5mm厚，每日2~3次。治疗烧伤。

2. 绿豆荷花散（经验方）

取绿豆750g，荷花瓣60g，另加滑石、密陀僧等药，共研细末。白天用此药末擦之，晚上则以温水将药调成糊状，涂于患部，晨起洗去。连续用药，至愈为止。治疗酒齄鼻。

3. 玉容西施散（《东医宝鉴》）

绿豆粉60g，白芷、白及、白蔹、白僵蚕、白附子、天花粉各30g，甘松、山柰、茅香各15g，零陵香、防风、藁本各60g，肥皂荚2锭。上为细末，每洗面时用之。祛风润肤，通络香肌，令面色如玉。

4. 玉容粉（《清宫秘方大全》）

绿豆粉60g，滑石60g，玄明粉30g，白丁香30g，白附子30g，白芷30g，僵蚕30g，朱砂4.5g，铅粉9g，冰片1.5g。共研细末。每日早晚将面洗净，用粉1.2~1.5g，以人乳调敷面上。如无乳，用鸡蛋清兑水少许亦可。祛风清热，活血润肤，白面红颜。

5. 玉容散（《增广验方新编》）

绿豆500g，荷花瓣（晒干）60g，滑石、白芷、白附子各15g，冰片、密陀僧各6g。共为细末。早晚洗面后擦之。祛风活血，清热解毒，治雀斑及鼻面上一切斑点。

6. 玉肌散（《外科正宗》）

绿豆250g，滑石、白芷、白附子各6g。为细末。3匙，早晚洗面时汤调洗患处。治雀斑、酒刺、白屑风皮肤作痒。

【用量】15~30g。外用适量。

【禁忌】

1. “反榧子壳，害人”(《本草拾遗》)。

2. 脾胃虚寒者忌用。

【按语】《食疗本草》载：“补元气，和调五脏，安精神，行十二经脉，去浮风，润皮肤。”绿豆甘寒，入肺经，肺主皮毛，故有益气润肤之功效，又如孟诜曰:“绿豆，又去浮风，益气力，润皮肉。”尤其是老年人，由于气血两虚，血不养肤，血虚风燥，故症见皮肤干燥、遍布抓痕，经常搔抓处可呈苔藓样改变，皮肤脱屑如糠秕状，或遍布血痂，伴有面色无华、心悸失眠、头晕眼花、脉象弦细、舌淡苔净，可用绿豆治之。

白杨皮

【来源】为杨柳科植物山杨的树皮。剥皮晒干，切段生用。

【性味归经】涩、微苦，凉。入肺、肾经。

【功效】清热解毒，利水消肿，杀虫。

【应用】用于皮肤瘙痒及手足皲裂、牙痛、口疮等。

【美容功用】解毒润肤：古代多用白杨皮，内服或外用，以治疗手足粗糙、色黑、口疮、皮肤瘙痒、牙齿松动等。

【化学成分】树皮含水杨苷、水杨基白杨苷、水杨基特里杨次苷、白杨苷、去羟基大齿杨苷、水杨胡萝卜素、苦味苷、挥发油、果胶、水杨酶、鞣质等。另有报道根皮含有生物碱。

【药理与临床研究】本品具有解热镇痛、利水消肿作用及杀虫、抑菌等作用。临床用于肺热咳嗽、牙痛、口疮、秃疮疥癣等，并可光洁肌肤。

【选方】

1. 白杨皮散（《医方类聚》）

白杨皮25g，桃花30g，白瓜子仁40g。上药，各捣筛，共为细末，每服3g，温酒调下，日3次。主治面及手足色粗黑，久服令面白净。

2. 白杨皮汤（《医方类聚》）

白杨皮1握，地骨皮30g，防风15g，细辛30g，蔓荆实30g，杏仁（去皮尖生用）30枚，生干地黄（焙）60g。上药锉如麻豆大，每次用15g，以水2盏，煎至1盏，去滓，留8合，入酒1盏，更煎三五沸，热漱冷吐即瘥。主治牙齿宣露、齿疏动摇。

【用量】内服3~6g。外用适量，亦可用鲜树皮一块敷牙痛处。

【按语】 白杨皮苦寒无毒，《本草拾遗》载："去风痹宿血，折伤，血沥在骨间，痛不可忍，及皮肤风瘙肿。"《本草纲目》载："煎浆水入盐含漱，治口疮。"

鸡　子　白

【来源】 为雉科动物家鸡所产卵的蛋白（即鸡蛋清，古名鸡卵白、鸡子清）。

【性味归经】 甘，凉。入肺、脾经。

【功效】 滋阴润燥，清热解毒。

【应用】 本品质润性凉，内服多滋阴润燥、清热解毒，古方记载可治疗目赤肿痛、心下烦热、烦满咳逆等。外用尤为广泛，常用于烫伤、火伤、热毒肿痛等。

【美容功用】

1. 润肤养颜

鸡子白质润性凉，是古今润肤养颜祛斑、消痤祛疮的常用佳品。配伍其他润肤之品，广泛外用于美白养颜、祛疮祛痘方中，可起到较好的清热、滋养、解毒功效。

2. 祛皱容发

鸡子白配合杏仁等做面膜，可润肤、容面、祛皱、荣发。也用于黄褐斑、黑斑、面部烫火伤、头屑多等损容证。

【化学成分】 每100g中含蛋白质10g、脂肪0.1g、碳水化合物1g、灰分0.6g、钙19mg、磷16mg、铁0.3mg、核黄素0.26mg、烟酸0.1mg。鸡子白的蛋白质含所有的必需氨基酸，如缬氨酸、亮氨酸、异亮氨酸、苏氨酸、苯丙氨酸、色氨酸、蛋氨酸、精氨酸、组氨酸、酪氨酸、胱氨酸等。

【药理与临床研究】 对早期疖肿、外伤性肿胀和严重的局部注射反应，局部敷鸡子白，有止痛、消炎、防止化脓的作用；对已开始化脓的也有控制炎症扩展、促使炎症局限化的作用。鸡子白有收敛作用，能降低毛细血管的通透性，对皮肤有保护作用。

【选方】

1. 鸡子沐汤（《太平圣惠方》）

新生乌鸡子3枚，以沸汤5升，扬之使温，打破鸡子，内入搅令匀，分为3度。沐令发生，去白屑风痒。具有治疗头风搔之白屑起的功效。

2. 杏仁膏（《普济方》）

杏仁（汤浸去皮，研如膏）90g，鸡子白适量。上药相和，如煎饼面即可。入夜涂面，明旦以米泔洗之。有祛风润肤的功效。治面黑皴皱、黑痣、黑斑、酒皶、粉刺、疣痣。

3. 白雪膜（《普济方》）

鸡子3枚。酒浸鸡子，28日后，取其鸡蛋清敷面。润肤、白面、减皱。

4. 养治雀斑立愈方（《万病验方大全》）

黑牵牛、鸡子白。将黑牵牛去壳研末，以鸡子白调和，夜涂旦洗，除热清风、祛斑减皱。

5. 杏仁鸡白涂面方（《食疗本草》）

杏仁去皮捣成泥状，与鸡子白调匀，每晚睡前涂面，晨起以白酒洗去，天天如是，直到黑斑消退，面光洁为止。主治面部黑褐斑及面色暗黑。

6. 李核鸡白涂面方（《海上方》）

用李子核仁去皮，研细末，以鸡子白和成稀糊状。每夜入睡前涂面，次日晨起洗去。连续用1周即可见效。主治面部黑褐斑及面色暗黑。

7. 鸡子白法（《本草纲目》）

鸡子白适量。打碎鸡子2枚，取鸡子白涂发，少顷洗去。润发生辉、祛屑除垢。

【用量】 适量。

【按语】 本品始载于《本草经集注》，历代以其清热解毒之功在治疗性美容药物中多用，或用其作黏合剂，调剂诸药，根据现代研究其含大量蛋白质、脂类和无机元素，故对皮肤保健、延缓衰老、保湿除皱、促进皮肤新陈代谢等均有作用，可进一步研究、开发和利用。

桃　花

【来源】 为蔷薇科植物桃或山桃的花。晒干内服，或研粉用。鲜品可榨汁，捣服。

【性味归经】 苦，平，无毒。入心、肝、胃经。

【功效】 活血，利水，通便。

【应用】 桃花有活血、利水、通便作用，配伍相应药物治疗月经不调、小便不利及便秘。但更多时候外用。

【美容功用】

1. 润肤容面

摘取新鲜桃花11朵，用白酒浸泡3日，每次饮桃花酒10mL，每日1次，可悦泽人面、红润容颜。

2. 祛斑

可治雀斑、黑斑、黑痣。

3. 消痤

杏仁、桃花和水浸泡7日，浸液洗面3~7遍。

【化学成分】桃花含山柰酚、香豆精，白桃花含三叶豆苷，花蕾含柚皮素。

【选方】

1. 桃花美容方（《图经本草》）

摘取新鲜桃花10余朵，用50°左右的白酒浸泡3日，每次饮桃花酒10mL，每日1次，可悦泽人面、红润容颜。

2. 桃花瓜子蜜（《太平圣惠方》）

用桃花阴干研末，冬瓜子研末，二者等份，调蜂蜜适量敷面，每夜敷之，主治雀斑、黑斑、黑痣。

3. 桃花丹砂方（《圣济总录》）

用桃花、丹砂各10g，共研末。每次服3g，空腹冷开水送下。可祛粉刺、莹白面。

4. 杏桃花洗剂（《圣济总录》）

杏花、桃花各30g，用河水（澄清者，矿泉水更好）浸泡7日，用浸液洗面3~7遍。祛面皯、除粉刺。

5. 鸡血桃花（《圣济总录》）

三月三日（农历）采桃花，阴干，瓷瓶收藏，农历七月七日采集鸡血，与桃花末拌和，涂面上，二三日后脱下，则面色红润光滑。

6. 桃花白芷酒（《浙江中医杂志》）

农历三月三日或清明节前后，采集东南方向枝条上含苞初放不久的桃花250g，另取白芷30g，白酒1000mL，等份装入两个瓶中，密封勿令泄气，1个月后即可取用。每日早、晚或单在晚上，饮桃花白芷酒10~20mL，同时倒少许于手掌中，两手对擦，待手热后，来回揉擦面部患处。一般使用30~60天后，黑斑渐消，面部自然变为白净红润。

【用量】口服3~6g。外用适量。

【禁忌】孕妇忌服。

【按语】桃花可使面色红润，但多捣粉外用，或捣汁外敷。桃花亦有泻下作用，故桃花酒不宜多服。

冬葵子

【来源】为锦葵科植物冬葵的成熟种子。秋季种子成熟时采收。生用或捣碎用。

【性味归经】甘，寒。入大肠、小肠、膀胱经。

【功效】利水通淋，下乳，润肠通便。

【应用】

1. 用于水肿淋证。

2. 用于乳汁不通、乳房胀痛及肠燥便秘。

【美容功用】润肤：本品含脂肪油、蛋白质，可用于皮肤粗糙、疮疡肿痛。古方中多用其治疗面黑、面疮、皮肤粗糙。

【化学成分】本品含脂肪油及蛋白质，还含单糖 6.8% ~7.4%，蔗糖 4.1% ~4.6%，麦芽糖 4.5% ~4.8%，淀粉 1.2%。

【药理与临床研究】本品有明显的利尿及增加乳汁分泌的作用，亦有排脓生肌解毒之功，临床常用于清热解毒、排脓生肌、润肤泽面。

【选方】

1. 冬瓜子方（《中药与健美》）

冬瓜子、柏子仁、茯苓、冬葵子各等份。捣筛服 1g，日 3 次，治面疮如麻豆，痛痒搔之黄水出继而黑暗。

2. 冬葵子散（《普济方》）

冬葵子（炒研）、柏子仁（另研）、白茯苓各 3 两。捣研为末，每次服 2 钱，食后临卧温酒调下。

3. 冬瓜子仁散（《太平圣惠方》）

冬瓜子、冬葵子（微炒）、柏子仁、白茯苓、枳实（麦麸炒黄）各 1 两，栀子仁 2 两。捣细筛为散，每于食后，以粥饮调下 2 钱，治鼻面酒皶如麻豆及疼痛，搔之黄水出。

【用量】内服，煎汤 5 ~15g 或入散剂。

【禁忌】孕妇慎用。

【按语】冬葵子又名葵花子、葵子。《神农本草经》载："久服坚骨长肌肉，轻身延年。”因其富含油脂，具有较好的润泽肌肤作用，且排脓生肌，故常用之健肤美容。

瓜　蒌

【来源】为葫芦科植物瓜蒌的果实。秋季果实成熟时采收，晒干，生用。根据需要可分为瓜蒌壳、瓜蒌仁、全瓜蒌，选用。

【性味归经】甘、苦，寒。入肺、胃、大肠经。

【功效】清热化痰，散结，润肠通便。

【应用】

1. 用于痰热咳喘证，常配知母、贝母同用。

2. 用于胸痹、结胸证，常配半夏、薤白同用。

3. 用于肺痈、肠痈、乳痈和肠燥便秘证。

【美容功用】润肤美白：瓜蒌仁配杏仁等，捣烂外用，可令人皮肤光润、冬月不皴。

【化学成分】本品含三萜皂苷、有机酸、树脂、糖类、脂肪油、色素等。

【药理与临床研究】瓜蒌对大肠杆菌、宋内痢疾杆菌、变形杆菌、伤寒杆菌、副伤寒杆菌、绿脓杆菌、霍乱弧菌及部分皮肤真菌有不同程度的抑制作用。

【选方】

1. 面黑令白方（《本草纲目》）

瓜蒌瓤90g，杏仁30g，猪胰1具。同研如膏，每夜涂之，令人光润、冬月不皴。

2. 揩牙乌髭方（《养生保健集》）

瓜蒌实（大者）1枚，杏仁以填实瓜蒌为度。将瓜蒌实于蒂畔切开（不得切断），入杏仁填实，用盐泥固济，木炭火煅存性，去泥细研，令牙白髭黑。

3. 太平手膏方（《太平圣惠方》）

瓜蒌瓤60g，杏仁（汤浸去皮）30g。同捣如膏，加蜜调和，每夜涂手，令手光润、冬不粗皴。

【用量】10～12g。

【禁忌】脾胃虚寒、大便不实及有寒痰、湿痰者不宜。

【按语】《本草述》载“栝楼实，阴厚而脂润”。据现代药理研究，瓜蒌对部分皮肤真菌有抑制作用，因此可用于美容方面。

第十章 祛痤疮类中药

痤疮是一种毛囊、皮脂腺的慢性炎症。多发于青春期男女，常由肺胃积热、热毒蕴结、痰瘀互结等引起。宜辨证选用清肃肺胃、泻火解毒、凉血消痤、化瘀消痰软坚等药物，并注意调节情志、忌酒和辛辣刺激食品。

枇 杷 叶

【来源】 为蔷薇科植物枇杷的干燥叶。全年均可采收，晒干，刷去毛，切丝。生用或蜜炙用。

【性味归经】 苦，凉。入肺、胃经。

【功效】 清肺，化痰止咳，降逆止呕。

【应用】

1. 用于肺热咳嗽、外感咳嗽、燥热咳嗽等。
2. 用于胃热呕吐、口渴、呃逆等。

【美容功用】 清肺消痤：古方多用枇杷叶煎汤，治肺风疮（痤疮），因枇杷叶苦凉清肺，上治肺热、痤疮、面上疮、酒皶鼻、溃疡、脓疮等。常配伍黄芩、蒲公英等同用。

【化学成分】 叶含皂苷、糖类、熊果酸、齐墩果酸、鞣质及B族维生素等，又据报道含微量砷及苦杏仁苷。

鲜叶含挥发油，油中主含反式橙花叔醇60.6%～73.8%，此外，尚含少量的α-蒎烯、对伞花烃、β-香叶烯、反式氧化芳樟醇、顺式氧化芳樟醇、芳樟醇、樟脑等。

【药理与临床研究】 枇杷叶水煎液及乙酸乙酯提取酚对白色葡萄球菌、金黄色葡萄球菌等有明显抑制作用，且有明显的止咳、平喘、祛痰作用，临床除大量用于治疗肺热咳嗽外，亦用于肺风鼻赤酒皶的治疗及痤疮溃烂等。

【选方】

1. 凉血清肺饮（《朱仁康临床经验集》）

生地黄 30g，牡丹皮 9g，赤芍 9g，知母 9g，生石膏 30g，桑白皮 9g，枇杷叶 9g，生甘草 6g。主治肺胃积热上蒸余肺而成肺风粉刺、酒刺、痤疮、酒齄鼻等。具有清肺经热、凉血活血的作用。

2. 甘露饮（《太平惠民和剂局方》）

枇杷叶、干熟地黄、生干地黄、天门冬、麦门冬、石斛、山茵陈、黄芩、枳壳、甘草各等份。枇杷叶刷去毛，生干地黄去土，天门冬、麦门冬去心焙，石斛去芦，山茵陈去梗，枳壳去瓤麸炒，甘草蜜炙。上药为末。每次服 5 钱，水 1 盏，煎至 7 分，去滓，食后，临卧温服。小儿一服分为二服，仍量发数加减为之。治小儿胃中客热，牙宣口臭，齿龈肿烂，时出脓血，目睑垂重，常欲合闭，或不欲饮食及目赤肿痛。

3. 治肺风鼻赤酒齄方（《本事方》）

枇杷叶，去毛、焙、研末，茶服一二钱，日 2 次，治肺风鼻赤酒齄。

4. 消斑饮（《陕医中医》）

生地黄、赤芍、当归各 15g，枇杷叶、川芎、黄芩各 12g，桃仁、红花、牡丹皮各 10g，甘草 3g。水煎服，日 1 剂，治酒齄鼻。

5. 枇杷栀子方（《本事方》）

枇杷叶（去叶背之绒毛）、栀子仁等份。研末，每次服 6g，温酒 10mL 送下，日 3 服。主治酒齄鼻、毛囊虫皮炎。

6. 治痘疮方（《摘元方》）

枇杷叶煎汤洗之。用治痘疮烂。

【用量】 内服 4～30g。外用适量。

【禁忌】 本品苦寒，胃寒呕吐及肺感风寒咳嗽者忌之。

【按语】《食疗本草》载："煮汁饮，主渴疾，治肺气热嗽及肺风疮，胸面上疮。"本品苦寒，故有清热解毒之功，可用于治痈疮热毒、脓疮、溃疡痔疮、痘疮溃烂、肺风疮、胸面上疮，通过治疗达到美容的目的。

黄　芩

【来源】 为唇形科植物黄芩的干燥根。春、秋两季采挖，切片生用，酒炙或炒炭用。

【性味归经】 苦，寒。入肺、胆、胃、大肠经。

【功效】 清热燥湿，泻火解毒，止血安胎。

【应用】

1. 用于湿温、暑湿、泄泻、痢疾等。

2. 用于肺热咳嗽、外感病邪在少阳、疮痈肿毒、咽喉肿痛等火毒之证。

3. 用于血热吐血、胎热不安。

【美容功用】

1. 消痤

用于肺胃及肝火热盛之肺风粉刺（痤疮）。

2. 疮疖

黄芩入肺走表，可用于面部疮疖、目赤、湿疹、口舌生疮等，常配伍栀子、黄连同用。

【化学成分】 黄芩根中含有黄芩苷、黄芩素、汉黄芩苷、黄芩新素，还含有木蝴蝶素 A、β－谷甾醇、豆甾醇、菜油甾醇、苯甲酸、千层紫甲素、鞣酸等。

【药理与临床研究】 黄芩具有较广谱的抗微生物作用，在试管内对痢疾杆菌、白喉杆菌、绿脓杆菌、葡萄球菌、链球菌、肺炎双球菌及脑膜炎球菌等均有抑制作用，对病毒亦有较好的抑制作用，尤其对多种皮肤致病性真菌、表皮癣菌等均有抑制作用，并能杀死钩端螺旋体。有抗感染作用，黄芩苷对急慢性黄疸性肝炎、慢性活动性肝炎均有明显的治疗作用。其与金银花等量制成注射剂对病毒性、化脓性、炎症性眼炎疗效好。黄芩能促进白细胞吞噬作用，故具有抗感染作用，所含的苯甲酸对多种真菌、酵母菌有抑制作用；pH 值在 5.5 以上时对多种真菌和酵母菌抑菌力弱，pH 值在 4.5 时对一般微生物能完全抑制。黄芩素和黄芩苷对变态反应有调节作用，对同种或异种抗体致被动Ⅰ型变态反应有抑制作用。其还具有降低毛细血管通透性作用。中医临床用于清上焦邪热，尤其善泻肺火，清肌表之热，可治疗面部肌肤毒热疮痈等疾患，达到美容之作用。

【选方】

1. 添容丸（《石室秘录》）

黄芩、轻粉、白芷、白附子、防风各 5g，为细末，蜜调为丸，于每日洗面之时，多擦数遍；临睡之时，又重洗面而擦之，治粉刺，不出 3 日，自然消痕灭瘢。

2. 黄芩清肺饮（《外科正宗》）

川芎、当归、赤芍、防风、生地黄、干葛、天花粉、连翘、红花各3g，黄芩6g，薄荷1.5g，水2盅，煎8分，食后服用，酒1杯过口，主治肺风、粉刺及鼻齇初起红色、久则肉皰发肿者。

3. 治肝热生翳方（《卫生家宝方》）

黄芩50g，淡豆豉150g。为末，每次服15g，以热猪肝裹吃，温汤送下，日2服，大人小儿皆可用，忌酒。

4. 治火丹方（《梅师集验方》）

杵黄芩末，水调敷之。

【用量】 内服5～15g。外用适量。

【禁忌】 本品苦寒伤胃，脾胃虚寒者不宜使用。《本草经疏》曰："脾肺虚热者忌之。"

【按语】 黄芩寒能清热，苦可泻火燥湿，且作用偏于上焦，入肺走表，与其他药物配伍得当，能够治疗多种面部火毒疾患，尤其是额部、面部痤疮红肿热痛明显者，以运其美容之功。

黄　连

【来源】 为毛茛科植物黄连、三角叶黄连或云连的干燥根茎。秋季采挖，干燥生用，或酒炒、姜汁炒后用。

【性味归经】 苦，寒。入心、胃、肝、胆、大肠经。

【功效】 清热燥湿，泻火解毒。

【应用】

1. 用于胃肠、肝胆湿热证。尤多用于急性泄泻。

2. 用于高热火盛毒炽证或心火、肝火旺盛证，以及痢疾。

3. 用于热毒或湿热疮疡、疖毒、湿疹。

【美容功用】

1. 消痤疮

黄连具有较强的清热解毒消痤功能，可用于面颊、口唇周围红肿热痛之痤疮。

2. 清火解毒

用于心火、肝火旺之心烦、失眠、面生疮疱、口舌生疮、唇肿、口臭等。

【化学成分】黄连中的主要化学成分为生物碱，其中以小檗碱的含量居首位，含7% ~9%，其次为甲基黄连碱、黄连碱、雅托碱、掌叶防己碱、非洲防己碱等，尚含有黄柏酮、黄柏内酯等。

【药理与临床研究】抗微生物及抗原虫作用：体外实验表明，黄连或小檗碱对溶血性链球菌、肺炎双球菌、霍乱弧菌、炭疽杆菌及金黄色葡萄球菌皆有较强的抑制作用；对痢疾杆菌、白喉杆菌、绿色链球菌均有抑制作用；对肺炎杆菌、百日咳杆菌、鼠疫杆菌、布氏杆菌、破伤风杆菌、产气荚膜杆菌、结核杆菌等亦有效；本品抗金黄色葡萄球菌优于金霉素、链霉素、氯霉素、青霉素等；对其他微生物及沙眼衣原体、滴虫、热带利什曼原虫、锥虫有抑制作用。

临床上主要用于治疗赤痛、痈疽疱疮、急性湿疹、口舌生疮及额面部炎症、皮肤感染等。治疗性美容中，又具有扩张血管作用，可用之预防治疗皮肤、面部之毒热炎症，达到美容之功效。

【选方】

1. 治面生粉刺（《肘后备急方》）

黄连8分，糯米、赤小豆各5分，吴茱萸1分，胡粉、水银各6分。捣黄连等下筛，先于掌中研水银极细使和药相入，以生麻油调稀稠得所，洗后敷之。

2. 治痤疮方（《西南国防医药》）

鸡爪黄连、黄柏、黄芩、苦参、金银花、紫花地丁、栀子、野菊花、蒲公英、生槐花、夏枯草、贝母、白术、生枳壳各10g，甘草3g。煎煮后过滤去渣，冷却后放入冰箱无菌存放备用。患者平卧在床，用消毒毛巾包头，用温水洗面奶轻轻清洁皮肤，去掉皮肤表面的灰尘和油脂，面部皮损处用75%酒精棉球消毒，然后用痤疮针剔掉黑头粉刺及脓液，达到毛孔排泄通畅。消除每一个脓疱时需要用一个酒精棉球，以防感染扩散。将以上中药液加入面膜粉，调成糊状，敷于面部15 ~20分钟，每天1次，连续10次为1个疗程，常规治疗2个疗程。

3. 治痤疮面膜散（《中医外治杂志》）

黄连120g，大黄120g，苦参120g，土茯苓100g，天花粉120g，甘草80g，白芷100g，白及100g。研成细粉，过80目筛，加入硫黄粉80g，再按2∶1的比例加入医用淀粉，即为面膜散。嘱患者用温水、肥皂洗净面部后仰卧，取面膜散60 ~80g，加开水调成糊状，用敷料遮盖好口、眼部，然后将药糊敷在面部，厚 4 ~ 5mm，再用软塑料薄膜贴在药糊外，用手轻拍数下（注意保持鼻孔通气顺畅），待 40 分钟后，揭去塑料膜，用压舌板刮掉面膜，用干毛巾擦净面部，嘱患者治疗当天不许再洗脸，少吃辛辣、肥甘之品，多食蔬菜，保持睡眠充足。隔日治疗 1 次，7 次为 1 个疗程。

4. 黄连散（《圣济总录》）

黄连（去须）750g，木兰皮 500g，大猪肚（去筋膜）1 个。以上三味，将前二味捣罗为末，放入猪肚中，缝合口，入 50L 米甑内，蒸令熟。取出细切暴干，捣罗为散，每次服 8g，温水调，临卧服，治面疮，令光白。

5. 清热除湿祛风膏（清代光绪宫廷方）

黄连 6g，黄柏 9g，生地黄 9g，浮萍草 9g，白芷 9g，防风 9g，当归尾 9g，白鲜皮 6g，白及 6g，僵蚕 6g，梅花片 1g（另研后兑）。共研粗渣，水熬，滤去渣，再熬浓汁，搽之，此膏专治脾热之证，唇风、茧唇、唇肿等用膏搽之，其症自愈。

6. 治口舌生疮方（《肘后备急方》）

用黄连煎酒，时含呷之，即可愈。

7. 治脓疱疮、急性湿疹方（《中草药新医疗法资料选编》）

黄连、松香、海螵蛸各 15g。共研细末，加黄蜡 10g，放入适量热胡麻油内溶化，调成软膏，涂于患处，每日 3 次。涂药前用热毛巾湿敷患处，使疮痂脱落。

【用量】 内服 2.5 ~5g。外用适量。

【禁忌】 凡阴虚烦热、胃虚呕吐、脾虚泄泻、五更泄泻者慎服。

【按语】 黄连苦寒，有泻火、燥湿、解毒之功效，现代药理研究证实黄连有明显的抗菌、抗病毒、抗真菌、抗原虫等作用，对火热毒盛引起的痤疮、面疮、口舌生疮等有较好的疗效。配合药物内服、外敷、做面膜均可。

黄　　柏

【来源】 为芸香科植物黄柏、黄皮树的干燥树皮。切片生用或研末外用。

【性味归经】 苦，寒。入肾、膀胱、大肠经。

【功效】 清热燥湿，坚肾益阴，泻火解毒，清退虚热。

【应用】

1. 用于湿热带下、热淋脚气、泄泻、痢疾等。

2. 用于疮疡肿痛、湿疹、湿疮。

3. 用于阴虚发热、盗汗遗精。

【美容功用】

1. 消疮消痤

用于火毒或湿热之痤疮、口舌生疮、黄水疮、湿疹、烫伤、下肢溃烂等，内服、外用均可。

2. 清热除烦

用于肾经虚火内扰之耳聋耳鸣、盗汗遗精、足心发热引起的面色不佳。

【化学成分】黄柏树皮含小檗碱、药根碱、木兰花碱、黄柏碱、N－甲基大麦芽碱、掌叶防己碱等生物碱，还含黄柏酮、黄柏内酯、黄柏酮酸、7－脱氢豆甾醇、β－谷甾醇、菜油甾醇等。

黄皮树树皮中主要含有木兰花碱、黄柏碱、掌叶防己碱等多种生物碱及内酯、甾醇、黏液质等。

【药理与临床研究】本品有抗微生物作用。100%煎剂或乙醇浸液对葡萄球菌、霍乱弧菌、炭疽杆菌、白喉杆菌、痢疾杆菌、大肠杆菌、绿脓杆菌、伤寒杆菌、溶血性链球菌等均有不同程度的抑制作用；水浸剂试管稀释（1∶30）后对多种表皮癣菌均有抑制作用；对阿米巴原虫、利什曼原虫也有抑制作用；对白色念珠菌、新型隐球菌及红色发癣菌均有明显的抑制作用，其中以红色发癣菌、新型隐球菌最为敏感；对阴道滴虫也有一定的抑制作用；对结核杆菌、淋球菌有抑制作用；对钩端螺旋体有较强的抑制作用。

本品还有降低血压和扩张血管等作用。临床应用复方治疗阴道滴虫病、宫颈炎和阴道霉菌病等。外用可治疗中耳炎、黄水疮、湿疹、乳头裂、水烫伤、下肢慢性溃疡等症，通过治疗以达健肤、健美之功。

【选方】

1. 治口疳臭烂方（《小品方》）

黄柏25g，铜绿15g。共为末掺之，去涎，愈。

2. 治痈疽肿毒方（《濒湖集简方》）

黄柏皮（炒）、川乌头（炮）等份。为末调涂之，留头，频以米泔水润湿。

3. 治耳部湿疹方（经验方）

黄柏粉（含小檗碱1.6%）1分，香油1.2分。调成糊状，每日涂药1次，5～7天可好转或痊愈。

【用量】内服3～12g。外用适量。

【禁忌】脾虚泄泻、胃弱食少者忌服。

【按语】黄柏与黄芩、黄连有相似的功用，三者常配伍应用，以增强疗效。黄柏善入肾、膀胱，走下焦清虚热，故下焦实火、湿热之疮疡、湿疹、阴疮、溃疡或肾经虚热之面红、口疮多用黄柏。

栀　子

【来源】为茜草科植物栀子的果实。秋季采收，生用或炒炭用。

【性味归经】苦，寒。入心、肺、三焦经。

【功效】泻火除烦，清热利湿，凉血解毒，消肿止痛。

【应用】

1. 本品泻火除烦，用于热病烦闷。
2. 用于湿热黄疸。
3. 用于血热吐衄。
4. 用于疮疡肿痛、跌打损伤。

【美容功用】清热、泻火、除烦、利湿，用于面赤、疮疖肿毒、口舌糜烂、酒齄鼻等。

【化学成分】果实含栀子苷、栀子新苷、D－甘露醇、β－谷甾醇、番红花苷、熊果酸。

【药理与临床研究】本品有抗微生物作用。体外实验显示其对白喉杆菌、金黄色葡萄球菌、伤寒杆菌、副伤寒杆菌、溶血性链球菌、肺炎双球菌、脑膜炎双球菌、肠炎杆菌、卡他球菌等有抑制作用，对羊毛样小孢子菌、腹股沟表皮真菌、红色表皮癣菌等均有抑制作用，此外尚有抗钩端螺旋体及血吸虫作用。由于栀子具有较广谱的抗致病微生物作用，中医理论谓之“清少阴之热，则五内邪气自去，胃中热气亦除。面赤酒齄鼻者，肺热之候也，肺主清肃，酒热客之，即见是证，于开窍之所延及于面也，肺得苦寒之气，则酒热自除而面鼻赤色皆退矣。其主赤白癞疮疡者，即诸痛痒疮疡皆属心火之谓。疗目赤热痛及胸心、大小肠有热，心中烦闷者，总除心、肺二经之火热也。此药味苦气寒，泻一切有余之火，故能主如上诸证”（《汤液本草》），从而起到洁肤美容之作用。

【选方】

1. 栀子丸（《医方类聚》）

栀子仁6000g，豆豉6000g，大黄180g，木兰皮15g，川芎120g，甘草

120g。以上六味共为细末，炼蜜和丸，如梧桐子大（3g），初服10丸，每日3次，渐加至15丸，主治酒齄鼻。

2. 栀子仁丸（《济生方》）

栀子仁不拘多少，为细末，溶黄蜡等份为丸，如梧桐子大，每次服20丸，茶酒嚼下，半月效，忌酒炙煿，治肺热鼻发赤瘰（俗名酒齄鼻）。

3. 栀子荆芥汤（《普门医品》）

炒栀子3g，荆芥3g，黄芩（酒炒）3g，生地黄3g，升麻3g，枳壳（麸炒）3g，煨大黄3g，甘草1.5g，水400mL。煎后去渣，食后服，主治面上生疮及肿。

4. 治疮疡肿痛方（《广西中草药》）

栀子、蒲公英、金银花各20g。水煎，日分3次服，另取生金银花藤适量，捣烂，敷患处。治疮疡肿痛。

5. 栀子蜡丸（《本事方》）

用栀子仁炒研末，用黄蜡调和作丸如弹子大（直径约1cm大的小圆球）。每次服1丸，细嚼，茶水送下，日服2次。主治酒齄鼻。忌饮酒、吃煎炒等燥火之物。

6. 千金栀子丸（《千金翼方》）

栀子仁3L，川芎120g，大黄180g，豆豉（熬）3L，木兰皮250g，炙甘草120g。捣筛为末，炼蜜和丸如梧桐子，以饮服10丸，日3服，本方有清热解毒活血之功效，适用于酒齄鼻初起红赤热重者。

【用量】内服6~9g。外用生品适量。

【禁忌】脾虚便溏者忌服。

【按语】栀子又名木丹，《神农本草经》曰：“主五内邪气，胃中热气，面赤，酒疱齄鼻，白癞，赤癞，疮疡。”《食疗本草》载：“主喑哑，紫癜，黄疸积热心燥。”在美容及其治疗性方中善用其清热、凉血、解毒、利湿功能，通利三焦火热、湿热下行，以治疗痤疮、酒齄鼻等面部疮疡疾患而达到美容效果。

牡 丹 皮

【来源】为毛茛科植物牡丹的干燥根皮。秋季采收，晒干，生用或炒用。

【性味归经】辛、苦，微寒。入心、肝、肾经。

【功效】清热凉血，活血化瘀。

【应用】

1. 用于血分有热之斑疹、吐血、衄血。常配水牛角、生地黄治温邪伤阴及阴虚发热证。

2. 用于血热之经闭、痛经、癥瘕、跌打损伤等证。

3. 用于疮痈肿痛、肠痈证。

【美容功用】

1. 消痤疗疮

用于血热有毒之痤疮、酒糟鼻等。

2. 美发乌发

用于少年白发等。

【化学成分】 根主要含有牡丹酚、牡丹酚苷、牡丹酚原苷、芍药苷，尚含挥发油0.15%～0.4%，以及苯甲酸、植物甾醇、蔗糖、芍药醇、鞣质等。

【药理与临床研究】 本品有抗微生物作用，对葡萄球菌、大肠杆菌、伤寒杆菌等有较强的抗菌作用。其鞣质有抗病毒作用。牡丹皮酚注射液在试管内对铁锈色小芽孢菌等10种皮肤真菌也有一定的抑制作用。其还有抗感染作用、降血压作用，以及对离体子宫的兴奋作用。临床用于血虚肝旺、头痛眼花、疮痈肿毒、酒糟鼻等，亦用于护发驻颜。

【选方】

1. 桃红四物汤加减（《中医外科学》）

桃仁10g，红花10g，赤芍10g，白芍10g，当归12g，生地黄30g，牡丹皮12g，丹参12g。本方具有凉血清热的作用。若囊肿化脓形成脓肿者，可加贝母、穿山甲、皂角刺、野菊花；若结节肿硬不消者，加皂角刺、夏枯草、王不留行，亦可内服大黄䗪虫丸，每次1丸，每日2次。

2. 加味枇杷清肺饮（《中国医药学报》）

薏苡仁、生地黄、枇杷叶各30g，皂角刺、炮山甲各15g，赤芍、桑白皮、知母、黄柏、牡丹皮各10g，白芷、僵蚕各6g。主治痤疮，具有清肺祛湿、凉血活血的作用。

3. 治红鼾鼻方（《鲁府禁方》）

牡丹皮5g，升麻5g，大黄5g，黄连3g，当归3g，葛根3g，生甘草2g，白芍2g，薄荷1.5g，赤小豆3g，面1撮。上药锉，每次服以水200mL，煎至100mL，去滓徐服，不以时，日1剂。主治酒糟鼻，忌蒜、椒、酒。

4. 香发散（《老佛爷香发散》）

零陵草 30g，辛夷 15g，玫瑰花 15g，檀香 18g，川锦文 12g，甘草 12g，粉牡丹皮 12g，山柰 9g，公丁香 9g，细辛 3g，苏合油 9g，白芷 90g。共为细末，用苏合油拌匀，晾干，再研细面，用时掺匀，发上篦去，治发有油腻，勿用水洗，将药掺上一篦即净。久用发落重生，至老不白。

5. 八味丸（《太平惠民和剂局方》）

牡丹皮、白茯苓、泽泻各 150g，熟干地黄 400g，山茱萸、山药各 200g，附子（炮，去皮、脐）、肉桂（去粗皮）各 100g。上为末，炼蜜圆如梧桐子大。每次服 15 丸，温酒下，食前，日 2 服。治肾气虚令下元冷惫，面色黧黑，久服壮元阳、益精髓、活血驻颜、强志轻身。

【用量】 4.5 ~15g。

【禁忌】 血虚有寒者、孕妇及月经过多者慎服。

【按语】 牡丹皮苦辛，性微寒，《日华子本草》载其可“悦色”。辛开苦降，长于散瘀；性微寒，可清血热，常与生地黄、赤芍等配伍，祛因血热而导致的痤疮、面疮、酒齄鼻等疾患，而达健肤美容之功。

赤　芍

【来源】 为毛茛科多年生草本植物赤芍（川赤芍）和卵叶芍药或芍药的根。秋季采挖，切片，生用或炒用。

【性味归经】 苦，微寒。入肝经。

【功效】 清热凉血，祛瘀止痛。

【应用】

1. 用于营血分有热的斑疹、吐血、衄血。常配伍生地黄、牡丹皮。

2. 用于经闭、痛经、癥瘕、跌打损伤、痈肿疮毒。

【美容功用】 消痤消疮：赤芍入血分善消疮痈，美容方面多用于血热有毒之痤疮、痈疮、酒齄鼻、目赤肿痛等，多配伍清热解毒、活血化瘀之品，有较好的效果。

【化学成分】 芍药根中含有芍药苷，根中含量为 1.8% ~7.3%，野生芍药的根含有赤芍甲素（为酚性不饱和醛化合物）、赤芍乙素（为一种升华性结品），以及苯甲酸、挥发油、鞣质、棕榈酸、色素、蔗糖等。川赤芍含花青素、醛、酮、酚、生物碱，有蒽醌反应，还含有淀粉、黏液质、蛋白质等。

【药理与临床研究】

1. 对循环系统的影响

具有松弛平滑肌和扩张血管作用，与甘草的有效成分有多种协同作用。

2. 抗微生物、抗感染作用

赤芍100%煎剂对葡萄球菌、绿脓杆菌、痢疾杆菌、伤寒杆菌、霍乱弧菌等有抑制作用。其对流感病毒、疱疹病毒有抑制作用。

3. 能扩张冠状动脉

增加冠状动脉血流量，并有抑制血小板聚集、抗血栓形成、降低血压、改善微循环等作用。

4. 其他

尚具有镇静、镇痛、抗感染、抗惊厥、解痉等作用。

【选方】

1. 消痤汤（《贵阳中医学院学报》）

生石膏30～60g，生地黄20～30g，知母10g，淡竹叶10g，荆芥10g，连翘10g，黄芩10g，千里光20g，蒲公英10g，赤芍10g，紫草10g，桔梗10g，夏枯草15g，甘草6g。主治痤疮肺胃实热证，具有清泻肺胃实热、消刺通络润肤、活血化瘀、消痰软坚的作用。

2. 凉血清肺饮（《朱仁康临床经验集》）

生地黄30g，牡丹皮9g，赤芍9g，黄芩9g，知母9g，生石膏30g，桑白皮9g，枇杷叶9g，生甘草6g。主治肺胃积热上蒸于肺而成肺风粉刺、酒刺、痤疮、酒齄鼻，具有清肺胃经热、凉血活血的作用。

3. 赤龙散（《杨氏家藏方》）

赤土125g，防风、赤芍、地骨皮、何首乌、当归、栀子仁各100g，炙甘草50g。为细末，每次服10g，食后温酒或茶清调下，用于凉血清风，治鼻生齄疱。

4. 芍药汤（《圣济总录》）

芍药、五味子各50g，川芎、牡丹皮、玄参、炒当归、人参、麦门冬（去心微炒）、白茯苓（去黑心）、生干地黄（焙）、白薇、炙甘草各1.5g。粗捣筛，每次服15g，入生姜3片、枣2枚，水煎去滓，温服，不拘时，日3次。治产后虚羸瘦、肌肉不泽、气血不充等。

5. 救急疗面皯方（《外台秘要》）

芍药、茯苓、杏仁（去皮）、防风、细辛、白芷各50g，白蜜1合。上六味捣为散，先以水银霜敷面 3 日，方始取前药，白蜜和散药敷面，夜涂敷之，不得见风日，能常用大佳，每夜先须浆水洗面后敷药，治疗面皯。

6. 酒齄鼻方（《医方类聚》）

生地黄、当归、赤芍、川芎、陈皮、红花、黄芩（酒炒）各等份，炒五灵脂末 3g。以上除五灵脂外各药水煎取汁，调五灵脂末 3g 服，日二三服，外用桐油约 30mL，加黄连 10g，以天吊藤烧令油熟，放冷频频涂之，主治酒齄鼻。

【用量】 4.5～15g。

【禁忌】 血虚者忌服。

【按语】 赤芍，《本草经疏》载“为手足太阴引经药”“入肝、脾血分”。《滇南本草》载：“泻脾火，降气行血，破瘀止腹痛，退血热，攻痈疮，治疥癣。”多与当归、生地黄等配伍，治疗面皯、齄鼻等面部疾患，以达健肤美容之功。

金 银 花

【来源】 为忍冬科植物忍冬的花蕾。含苞未放时采集，晒干，炒炭或做成银花露用。

【性味归经】 甘，寒。入肺、胃、大肠、心经。

【功效】 清热解毒，疏散风热。

【应用】

1. 用于红肿热痛及一切阳证疮痈、疔疮初起，多配伍连翘、野菊花用。

2. 用于外感风热、温病初起、热毒血利。

【美容功用】 消痤消疮：金银花清热解毒，为治痤疮、面疮等阳证疮疡要药，主要用于热毒型的痤疮、疖肿，既可内服，也可做面膜外用。经常做茶饮服，可预防轻症的痤疮。

【化学成分】 花蕾含挥发油、有机酸和黄酮，此外尚含皂苷、鞣质、肌醇、乙酰胆碱、维生素等。

【药理与临床研究】 水煎剂比水浸剂对金黄色葡萄球菌、白色葡萄球菌、甲型溶血性链球菌、乙型溶血性链球菌、志贺痢疾杆菌、人型结核杆菌、肺炎双球菌、皮肤真菌的抑制作用强。古人认为主淫为患，以火为最。火盛谓之毒，热毒壅盛，皮肤必见痈疽疮疡，金银花清热解毒，为皮肤科常用药，对美容确有疗效。

【选方】

1. 真人活命饮（《妇人良方》）

治一切痈毒疔肿。金银花3钱，陈皮3钱，白芷、当归、天花粉、防风、贝母、甘草、乳香、没药、穿山甲、皂角刺各1钱，酒1大碗，煎数次。

2. 回毒金银花汤（《医方集解》）

治痈毒紫黑。金银花2两，甘草1两，黄芪4两，酒煎服。

3. 治口疮（《摄生方》）

金银花、当归、防风、牛膝、羌活、甘草、木瓜、皂荚子、熟地黄、川芎各1两，硬饭4两。上药用水5盅，煎3盅，空腹服1盅，午服1盅，将晚服1盅。渣再用水3盅，煎1盅半作茶饮用。

4. 五味消毒饮（《医宗金鉴》）

治同上。金银花3钱，野菊花、蒲公英、紫花地丁、紫背天葵子各1钱2分，用水1盅，煎8分，加酒一二匙和服，药渣捣烂可敷患部。

5. 消炎膏治疗痤疮（《云南中医学院学报》）

疗痤疮。金银花、连翘、黄芩、黄柏、大黄、三七、白芷、硫黄、紫草、牡丹皮、螺旋藻各等量研粉备用。先洁面，局部常规消毒，用暗疮针清除粉刺及脓栓，敷上消炎膏，用离子喷雾器喷面10～15分钟，同时进行面部穴位按摩，随后用毛巾擦净，用蒸馏水调节器中药粉敷于面部（眼、鼻、口除外），待20～30分钟后，将药膜去除。每周治疗2次，8次为1个疗程。

6. 治痤疮面膜粉（《皮肤病治疗》）

金银花、黄芩、牡丹皮、凌霄花、连翘、白茯苓各10g，白花蛇舌草20g，珍珠粉适量。以上成分共为细末，清洁皮肤后用负离子喷雾机喷雾5～15分钟，然后把中药面膜粉约25g用温水调成糊状，薄敷于面部，然后用温水把医用石膏粉调成糊状，均匀覆盖其上半小时后除去，洁净皮肤。每周治疗2次，治疗4周。

7. 治荨麻疹（经验方）

新鲜金银花煎服，每次1两，每天3次。

8. 四妙勇安汤（《验方新编》）

治脱疽（肢端溃烂腐臭）。金银花、玄参各3两，当归2两，甘草1两。水煎服，连服10剂，药味不可少，忌抓擦为要。

9. 预防疔疽（《医方集解》）

金银花4两捣汁熬成膏，以茶酒内服或外用，可养阴退阳、补虚疗风，使人永无疔疽之患。

10. 治痤疮方（《贵阳中医学院学报》）

金银花10g，紫花地丁10g，黄柏10g，白花蛇舌草10g，皂角刺10g，红花6g，蝉蜕6g，苦参10g，牡丹皮10g，地肤子10g，百部10g，白芷10g，紫草10g，研粉备用。用清水洗净脸部，痤疮针清理已成脓的痤疮，使其脓液排除，然后用上方中药粉，用开水、蜂蜜调成糊状，均匀地敷于脸部。用离子喷雾器喷雾熏蒸10分钟，在中药膜上加入热硬膜倒膜半小时，形成一厚实的双层膜，将药和膜同时取下，清洁脸部完毕，3～4天1次，连用1个月。

11. 治疗毛囊虫皮炎方（《中医外治杂志》）

金银花、紫花地丁、黄柏、苦参各50g，加水3000mL，浸泡15分钟，煮沸20分钟，将两次滤出的药液混合，再浓缩至500mL装瓶备用。首先常规洁面，继用75%酒精棉签进行面部消毒，采用高压消毒过的暗疮针清除成熟的脓疱疹及鳞屑，然后在患处薄涂20%甲硝唑霜，取面膜粉30g，放入面膜调拌碗中，加入上述中药液30mL，混匀成稀糊状，均匀敷于颜面部（眼眶、鼻孔及口唇除外），待面膜干裂（约1小时），操作者用手指揭起面膜，洗脸，拭干面部，外搽少许收缩水，每5天做1次，4次为1个疗程。

【用量】 内服煎汤，3～5钱，或入丸、散。外用研末调敷。

【禁忌】 脾胃虚寒及气虚疮疡脓清者忌服。

【按语】 金银花甘寒不苦，具有广谱抗菌作用，古今均为阳证疮疡要药。美容方面可用于热毒盛之痤疮、疖肿，既散邪又解毒，为疮疡良药，也可当茶饮。

连　翘

【来源】 为木犀科植物连翘的果实。秋季采收，晒干，生用。

【性味归经】 苦，微寒。入肺、心、小肠经。

【功效】 清热解毒，散结排脓，疏散风热。

【应用】

1. 用于热证、疮痈肿毒、瘰疬痰核，为疮家圣药。常配伍金银花、野菊花用。

2. 用于温热病及外感风热。

【美容功用】

1. 消痤疮

主治火毒所致的红肿热痛型痤疮，常配伍白芷、黄芩等同用。

2. 治疮痈

连翘被称为疮家圣药，又可疏散风热。古今常用于热毒所致的疮痈、丹毒、斑疹、酒齄鼻、紫癜、瘰疬等证。

【化学成分】果实含连翘酚、甾醇化合物、皂苷及黄酮醇苷类，果皮含齐墩果酸。初熟青连翘含皂苷、生物碱，尚含少量挥发油和丰富的维生素D、香豆素类及较多量的熊果酸。

【药理与临床研究】本品有抗病原微生物作用，对多种革兰阳性及阴性细菌均有抑制作用，实验证明本品可抑制伤寒杆菌、副伤寒杆菌、大肠杆菌、痢疾杆菌、白喉杆菌及霍乱弧菌、葡萄球菌、链球菌等，连翘在体外的抑菌作用与金银花大体相似，但连翘对金黄色葡萄球菌的抑制作用更好，连翘的醇提物在体外有抗钩端螺旋体作用，水浸剂在试管内对星形奴卡菌有抑制作用，朝鲜连翘果实的乙醇、丙酮提取物及从中提出的树脂有抗真菌作用。

连翘具有明显的抗感染作用，可促进炎性屏障的形成，能降低大鼠和小鼠毛细血管的通透性，减少炎性渗出，并能增强小鼠炎性渗出细胞的吞噬能力，从而增强机体的防御机能。临床常与清热解毒药配伍，用以治疗毒热所致丹毒、斑疹、痈疽肿毒、瘰疬、疖肿恶疮、酒齄鼻、紫癜等。

【选方】

1. 连翘散（《古今图书集成医部全录》）

连翘、川芎、白芷、黄芩、川黄连、沙参、荆芥、桑白皮、栀子、贝母、甘草各2g。水煎，食后服，又名清肺散，治面生谷嘴疮（俗名粉刺）。

2. 莹肌如玉散（《古今图书集成医部全录》）

香白芷21g，麻黄（去节）6g，白蒺藜、白及、白丁香、白牵牛、川椒、白蔹各50g，升麻、当归梢各15g，白附子8g，楮实子12g，白茯苓9g，连翘5g。以上为细末，每次用1.5g左右洗之，主治面有黑斑、粉刺之类。

3. 治疗紫癜病（《福建省中草药新医疗法资料选编》）

取连翘30g，加水文火煎至150mL，分3次食前服，小儿酌减，视病情需要连服5~10日，忌辣物及盐，治疗血小板减少性紫癜和过敏性紫癜。

【用量】6～15g。

【禁忌】脾胃虚弱、气虚发热、痈疽已溃、脓稀色淡者忌服。

【按语】连翘又名旱莲子（《药性论》）、大翘子（《唐本草》）、空壳（《中药志》）。李杲曰："连翘，十二经疮药中不可无，乃结者散之义。"《医学衷中参西录》载："连翘，具升浮宣散之力，流通气血，治十二经血凝气聚，为疮家要药，能透肌解表，清热逐风，又为治风热要药，且能托毒外出，又为发表疹瘾要药，为其性凉而升浮，故又善治头目之疾。"故在损美性疾病中，凡属于红肿热痛、急性阳证者均可配伍应用。

桔　梗

【来源】为桔梗科植物桔梗的根。春、秋两季采挖，剥去外皮，切片生用。

【性味归经】苦、辛，平。入肺经。

【功效】开宣肺气，利咽排脓。

【应用】

1. 用于肺气不宣的咳嗽、痰多、胸闷不畅。常配伍杏仁、苏子同用。

2. 用于咽喉肿痛、声音嘶哑及肺痈咳出浓痰等。

【美容功用】除斑：桔梗入肺，善宣肺化痰，配合清热解毒药可以除斑，用于痤疮、鼻面生疮、面部黑斑等。

【化学成分】桔梗含远志酸、桔梗皂苷元、菠菜甾醇、7－豆甾烯醇、桔梗聚糖及桔梗酸A、桔梗酸B、桔梗酸C等。

【药理与临床研究】抗感染作用：大鼠经给予桔梗皂苷，对角叉菜胶引起的炎症有显著的抑制作用，对大鼠棉球肉芽肿也有显著的抗感染作用，能抑制注射佐剂所引起的继发性肿胀，说明桔梗有免疫抑制作用，能使炎症血液循环改善，促使炎症早日好转。其对黏膜的刺激，引起分泌增加，具有保护作用，能防止黏膜受到外界的刺激，从而促使炎症过程的吸收。

【选方】

1. 消斑汤（《山西中医》）

桔梗、郁金、独活、防风、桃仁各10g，何首乌、黑芝麻、旱莲草、苍耳子各15g，红花60g，苦参15g，白附子6g，黄芪20g，苍术12g。水煎服，日1剂。治白癜风。

2. 桔地汤（《福建中医药》）

桔梗，地榆，葶苈子，茵陈，上肢加桑枝，下肢加牛膝。水煎分2次服，日1剂。治寻常疣。

3. 消风散（《仁术便览》）

桔梗、柴胡、甘草、黄连、栀子、黄芩、防风、川芎、薄荷、葛根、黄柏、枳壳、天花粉、枇杷叶。水酒煎服。治鼻面生疮、粉刺及肺风毒。

4. 血木洗方（《中医杂志》）

血竭、木鳖子仁各3g，桔梗10g，猪牙皂20g。水煎成2000～3000mL，洗局部，日2～3次，每次不超过30分钟。治眶周褐青色母斑和黧黑斑。

【用量】3～10g。

【按语】《名医别录》云："利五脏肠胃，补血气，除寒热，风痹，温中消谷，疗咽喉痛。"本品苦辛，入肺经，而肺主皮毛，肺经郁热可引起皮肤粉刺、黑斑等疾患。以本品开宣肺气，可利皮毛而达润肤除斑美容之功。

大　枫　子

【来源】为大枫子科植物泰国大枫子及海南大枫子的成熟种子。果实成熟时采收，晒干，研末用，或制霜、取油用。

【性味归经】辛，热，有毒。入肝、脾、肾经。

【功效】祛风燥湿，攻毒杀虫。

【应用】古代用于治疗麻风、梅毒、疥癣，有攻毒杀虫、祛风燥湿的功效。

【美容功用】大枫子有很强的解毒作用，古今多外用于损美性疾病，如疥疮、杨梅疮、酒齄鼻、黄褐斑、痤疮等比较严重的病症。

【化学成分】泰国大枫子的种子含油约45.36%，主要成分有大枫子油酸、次大枫子油酸及少量饱和脂肪酸和不饱和脂肪酸。大枫子油酸及次大枫子油酸是药的有效成分，约占总油量的90%。海南大枫子除壳种仁含油约44.96%，油的主要化学性质与泰国大枫子相近。

【药理与临床研究】大枫子油及其脂肪酸钠盐具很强的抗菌作用。水浸液在试管内对奥杜盎小芽孢癣菌有抑制作用。临床多用于皮疗、疥癣、酒齄鼻、黄褐斑。

【选方】

1. 大枫子膏（《疗疡机要》）

大枫子肉、白矾各60g，轻粉30g。为末，将柏油匀涂之。治一切疮疥。

2. 大枫丹（《血证论》）

大枫子肉9g，土硫黄6g，杜矾3g，明雄黄6g。共为末，灯油调搽，治癣痒等。

3. 大枫子末（《本草纲目》）

大枫子仁、木鳖子仁、轻粉、硫黄为末。夜夜水调涂之，治风刺赤鼻。

4. 祛斑膏（《朱仁康临床经验集》）

大枫子仁、杏仁、核桃仁、红粉、樟脑各30g。先将三仁同捣极细，再加红粉、樟脑，一同研细如泥。如太干，加麻油少许调匀。主治粉刺、酒齄鼻、黄褐斑。

5. 大枫子涂剂（《浙江中医杂志》）

将大枫子仁、大麻仁、轻粉、红粉各3g共捣研成糊状，每晚睡前涂患处。曾用此连涂17天，治愈酒齄鼻。

【用量】内服1.5～3g。外用适量。

【禁忌】本品有毒，内服宜慎，阴虚者忌服。

【按语】《本草经疏》载："大枫子，辛能散风，苦能杀虫，燥湿，温热能通行经络，世人用以治大风病疾，及风癣疥癞诸症悉此意耳。"《本草纲目》载："主风癣疮癞、杨梅诸症、攻毒杀虫。"因酒齄鼻多为蠊虫所致，故用之成膏涂患处，疗效显著，又可祛风祛湿止痒，可用于白秃症、褐斑、皮癣等的治疗。

木 兰 皮

【来源】为木兰科植物辛夷的树皮。

【性味归经】苦，寒。入肺、脾、胃经。

【功效】清热凉血，解毒燥湿。

【应用】用于血分有热的各种疮痈肿毒。

【美容功用】木兰皮既能清热解毒，又能凉血止血，主要用于面热红疮、酒齄鼻、黄褐斑、阴部湿痒、痤疮及须发早白等。

【化学成分】本品含木兰箭毒碱、柳叶木兰碱等生物碱。

【药理与临床研究】木兰碱、柳叶木兰碱与蝙蝠葛碱、木兰花碱作用相似，有箭毒样作用及神经节阻断作用，但作用强度较弱，持续时间较短。

中医临床以本品苦寒凉血，涩能收敛，是凉血止血之良药，在美容方中主要用其凉血以治疗血热引起的须发早白或面生痤疮等。

【选方】

1. 肘后疗面及鼻病酒渣方（《外台秘要》）

木兰皮（渍酒用3年者，百日出，暴干）1斤，栀子仁1斤。上二哎，合捣为散。食前以浆水服方寸匕，日3服，疗面及鼻病酒渣。

2. 治鼻疮方（《备急千金要方》）

蒺藜子、栀子仁、豉各1升，木兰皮半斤。上四味末之，以酢浆水和如泥，夜涂上，日未出时暖水洗之。

【用量】适量。

【禁忌】尚无。

【按语】木兰皮又名姜朴（《中药志》），《神农本草经》载："主身有大热在皮肤中，去面热赤疮酒渣，恶风癞疾，阴下痒湿，明耳目。"《名医别录》载："疗中风、伤寒及痈疽水肿，去臭气。"故在美容方中常用之。

青　黛

【来源】为爵床科植物马蓝、蓼科植物蓼兰、十字花科植物菘蓝的叶中的干燥色素。

【性味归经】咸，寒。入肝、肺、胃经。

【功效】清热解毒，凉血消斑。

【应用】

1. 用于温毒发斑、吐血衄血。

2. 用于痄腮喉痹、火毒疮疡及肝火旺盛之证。

【美容功用】解毒消疮：青黛有较强的清热解毒、消疮作用。外用治疗痄腮肿痛、热毒疮痈、鼻疮、口疮、赤斑等。内服多做丸剂。可用于防癌抗癌。

【化学成分】本品含靛蓝、靛玉红、靛棕、靛黄、鞣酸、β－谷甾醇、蛋白质和大量无机盐。

【药理与临床研究】

1. 抗肿瘤作用

靛玉红对动物移植肿瘤有中等强度的抑制作用。

2. 对白细胞的影响

具有促肾上腺皮质激素样作用。

3. 保肝作用

靛蓝混悬液0.3~3g/kg灌胃，1次/日，连续8次，对CCl_4引起的肝损伤有保护作用。

4. 抗菌作用

体外实验证明青黛煎剂对金黄色葡萄球菌、炭疽菌、痢疾杆菌、霍乱弧菌等具有抗菌作用。

【选方】

1. 青蛤散（《医宗金鉴》）

煅蛤粉、煅石膏各30g，青黛9g，轻粉、生黄柏各15g。先用香油调成块，后加凉水调稀，薄涂患处。治鼻疮。

2. 青黛丸（《证治准绳》）

青黛0.9g，牛黄、芦荟、朱砂、麝香、雄黄、胡黄连、蛇蜕、龙胆草、蝉蜕（微炒）各0.3g，蟾蜍（酥炙焦黄）1枚。面糊为丸，黍米大。每次服3丸，粥引送下，日3次，治小儿干疳、肌体羸瘦、皮毛干焦、时发寒热、昏昏多睡。

3. 青黛散（《儿科学》）

青黛、黄连、儿茶（煅）、人中白各6g，薄荷、煅硼砂各9g，甘草3g，冰片1.5g。为细末，麻油调匀，外擦患处，以治口疮。

4. 治赤斑方（《类证活人书》）

青黛9g，水研服，治伤寒赤斑。

5. 青黛蛤粉丸（《医学从众录》）

青黛（水飞极细、晒干再研用）12g，蛤粉9g。二味炼蜜为丸，如指头大。临卧噙3丸。可治咳嗽吐痰、面鼻发红。

【用量】 1.5~6g。

【禁忌】 本品性寒，胃寒者慎用。

【按语】《岭南采药录》曰："可涂疮及痄腮。又治眼热有膜及吐血，内服之。"《药性论》曰："味甘、平。解小儿疳热、消瘦，杀虫。"

第十一章　消疣除赘类中药

消疣除赘类中药主要使用于面部或肌肤生长的扁平疣、青年疣、赘疣等损美性疾病。通过内服和外用，配合活血解毒、腐蚀赘肉等药物以达到疗效。

薏　苡　仁

【来源】 为禾本科植物薏苡的种仁。果实成熟时采收，晒干，除去外壳及种皮，生用或炒用。

【性味归经】 甘、淡，微寒。入脾、胃、肺经。

【功效】 利水渗湿，健脾除痹，清热排脓。

【应用】

1. 用于小便不利、水肿、脚气及脾虚泄泻，常配伍白术、茯苓等同用。
2. 用于湿痹、关节肿胀疼痛。
3. 用于肺痈、肠痈。

【美容功用】

1. 消疣除赘

薏苡仁是消疣除赘常用药物，实验和临床研究均证实其可以治疗扁平疣、寻常疣。

2. 减肥塑身

薏苡仁配伍荷叶、山楂、橘皮等有减肥塑身作用。

3. 健身防癌

药理研究证实，长期服用薏苡仁可以益寿养颜、健身防癌。

【化学成分】 种仁约含蛋白质16.2%、脂肪4.65%、碳水化合物79.17%及少量B族维生素。

【药理与临床研究】 用石油醚浸出薏苡仁油对横纹肌及运动神经末梢，

低浓度主兴奋作用，高浓度主麻痹作用。薏苡素对横纹肌有抑制作用，故可以减少肌肉之挛缩，减轻疲劳。薏苡仁对癌细胞有阻止生长及伤害作用。

【选方】

1. 治疗扁平疣、寻常疣、传染性软疣方（《临床皮肤科杂志》）

薏苡仁 50g，大青叶、板蓝根各 30g，升麻 7.5g。每日煎服 1 剂，早晚分服。或薏苡仁、大青叶、板蓝根、香附，煎服第一遍，第二遍煎液洗面。

2. 薏苡仁酒（《杂病证治》）

薏苡仁 30g，防风、赤小豆各 6g。水煎去渣温服，治唇肿。

3. 薏苡仁粥（《食疗本草》）

薏苡仁 60g，水煎为粥，分 2 次服，治青年扁平疣、寻常疣。

4. 天葵苡仁粥（《中医杂志》）

取紫背天葵草鲜品 50g（干品 15g）、薏苡仁 30g，用淘米水煎半小时成粥。内服半小碗（紫背天葵草拣去，勿吃），同时取热汁适量擦洗患处。隔日 1 剂，分 3 次服完。主治痤疮。

5. 苡仁紫草汤（民间验方）

用薏苡仁 15～30g、紫草 15g，煎汤代茶常饮，连用半月可以取效。亦可用紫草煎汤，用汤煮薏苡仁常服。主治扁平疣。

6. 苡仁桔梗粉（《永类钤方》）

薏苡仁、桔梗生研末，点龋齿洞，并可服食。主治龋齿痛。

【用量】 内服：煎汤 10～15g。

【禁忌】 脾约便难者及孕妇慎服。

【按语】 薏苡仁又名薏苡子、米仁等。实践证明，量大煎服可以消除扁平疣、寻常疣，确有疗效，还可增强人体机能，是常用的食疗佳品。久服可以健身防癌、益寿养颜、轻身不老，以达到减肥塑身、健肤养颜之功效。

马　齿　苋

【来源】 为马齿苋科植物马齿苋的地上部分。夏季采收，烫后晒干，鲜用或生用。

【性味归经】 酸，寒。入肝、大肠经。

【功效】 清热解毒，凉血止利。

【应用】

1. 用于热毒疮疡，内服、捣烂外敷均可。

2. 用于湿热痢疾，可配黄芩、黄连同用。

3. 治血热妄行、崩漏下血及热淋血淋。

【美容功用】

1. 消疣除赘

马齿苋配合大青叶、紫草、败酱草，煎水内服，可治青年疣。

2. 解毒消疮

马齿苋可用于痈肿疮疡、丹毒、白秃、湿癣、湿疹等损美性疾病。多配伍清热解毒药物同用。内服、外用皆可。

【化学成分】 全草含L-去甲肾上腺素和多巴明及少量的多巴，鲜草含去甲肾上腺素，其活性与合成的活性相同。全草尚含维生素 B_1、维生素 B_2、烟酸、维生素C、维生素A，胡萝卜素及钙、磷、铁盐，还含草酸氢钾、氯化钾、硝酸钾、硫酸钾及其他钾盐，并富含苹果酸、枸橼酸、氨基酸、草酸盐及微量游离的草酸。全草还含有生物碱、香豆素、黄酮、强心苷，并有蒽醌类化合物等。

【药理与临床研究】 本品有抗微生物作用，乙醇浸液在体外对大肠杆菌、痢疾杆菌、伤寒杆菌有抑制作用，对金黄色葡萄球菌、肠炎杆菌、百日咳杆菌、阿米巴原虫、皮肤真菌均有抑制作用，还有抗疱疹病毒、天花病毒、钩虫病等作用。本品对子宫有双向作用。中医临床用于治疗痈肿恶疮、丹毒、瘰疬、湿癣、白秃、疣目等，在美容方中常用。

【选方】

1. 马齿苋膏（《太平圣惠方》）

马齿苋熬成膏。涂头癣，每日数次；面部糠疹，用马齿苋搅汁调醋涂搽。本品用于除头癣、面部糠疹、小儿白秃。

2. 青年疣方（《大众医学》）

马齿苋30g，大青叶（或板蓝根）15g，紫草10g，败酱草10g。每天水煎服1剂，煎2回，服2次，连续服1~2周为1个疗程。若超过2周还不掉，可改用外洗药方（见外洗方）。

外洗方：马齿苋60g，蜂房10g，陈皮15g，苍术15g，蛇床子10g，白芷10g，细辛10g，苦参15g。用上药煎水半盆，凉至半温时，用小毛巾蘸水反复擦洗15分钟，每天洗3~5次，连续7天为1个疗程。治疗中如发觉脸上疣子反见增多，发红发痒，这应视为佳兆，之后疣子有脱落的可能。

3. 马齿苋汤（《太平圣惠方》）

用鲜马齿苋60g，煎汤，洗瘢痕处，日洗2次，直至瘢痕消除。可治疗面部瘢痕，多由疮疡、丘疹、烧伤、创伤等引起，对美容有很大作用。

4. 马齿苋敷牙（《本事方》）

干马齿苋1两（30g），研细末，敷之；或用马齿苋1把（鲜者），嚼汁渍之。据称可“即日肿消”，主治风火牙痛、牙龋红肿。

5. 马齿苋治狐臭方（《备急千金要方》）

马齿苋杵，以蜜和，纸裹泥固半寸厚，日干（晒干），烧过研末（去泥），将泥封的马齿苋研末。每以少许和蜜作饼，先以生布揩之（用酒精棉球搽腋窝亦可），以药（饼）夹腋下，令极痛，久忍。然后以手巾勒两臂，日用1次，以瘥愈为度。可消除腋臭。

【用量】 15～25g（鲜100～200g）。

【禁忌】《本草经疏》曰：“凡脾胃虚寒、肠滑作泻者勿用；煎饵方中不得与鳖甲同入。”

【按语】 马齿苋又名马齿草、马齿菜。《唐本草》载：“主诸肿瘘疣目，捣揩之；饭汁主反胃，诸淋，金疮流血，破血痃，小儿尤良；用汁洗紫唇、面疮、马汗，射毒涂之瘥。”在美容方尤其是治疗性美容方中多用之。

艾 叶

【来源】 为菊科植物艾的干燥叶。端午节前后采收，晒干生用，捣绒，或炒炭用。

【性味归经】 苦、辛，温。入脾、肝、肾经。

【功效】 温经散寒，止血安胎。

【应用】

1. 用于虚寒性出血，尤多用于虚寒性崩漏出血。

2. 多用于下焦虚寒引起的月经不调、痛经、宫寒不孕、胎漏下血、胎动不安等，有较好的止血安胎之效。

3. 用于艾灸可以温经散寒，煎汤外洗可治疗湿疹瘙痒。

【美容功用】

1. 消疣

新鲜艾叶捣烂擦拭局部，可治疗寻常疣。

2. 祛风止痒

艾叶外用有较好的祛风止痒功效，可用于疮疖、风癣、鹅掌风、足癣、脚气、疣目、风虫牙痛。现代可用于支气管哮喘、荨麻疹、过敏性皮炎等。

【化学成分】 叶含黄酮化合物、挥发油及脂溶性成分。

【药理与临床研究】 艾叶油有祛痰镇咳平喘作用，能松弛气管平滑肌；能直接作用于支气管，刺激其分泌。本品对中枢神经系统有镇静作用，并能显著延长戊巴比妥钠所致的睡眠时间。此外，艾叶烟熏对细菌和真菌有较明显的抑制作用，某些病毒（腺病毒、疱疹病毒、流感病毒等）也可被抑制。

艾叶在民间常用于经产保健，可防治痛经，有安胎作用。将艾叶粗末制成软垫腹兜可治疗头痛、小腹冷痛，制成鞋垫可防治足癣、脚气病，用于烟熏可做室内消毒。

【选方】

1. 治寻常疣（《中药大辞典》）

采鲜艾叶擦拭局部，每日数次，至疣自行脱落为止。

2. 疮疥熏法（《医方摘要》）

治疮疥。熟艾1两，木鳖子3钱，雄黄2钱，硫黄1钱。为末，揉入艾中，分作4条。每以1条安阴阳瓦中，置被里烘熏，后服通圣散。

3. 艾叶油糖衣片（《中草药学》）

艾叶中提取挥发油为主药。另取淀粉制成空白颗粒，喷入艾叶油使每片含艾叶油25mg，混匀密封4～6小时，加辅料压片，包糖衣。每日3次，预防用每次4～6片，治疗用每次6～8片。治支气管哮喘、荨麻疹、过敏性皮炎。

4. 治风癣（《惠直堂经验方》）

艾叶不拘多少，醋熬入膏，先以穿山甲刮破癣，后擦之。

5. 治身面疣目（《太平圣惠方》）

艾火灸三壮，即除。

6. 疗妇人面疮及粉花疮（《谈野翁试验方》）

以淀粉5钱，菜籽油调泥碗内，用艾一二团，烧烟熏之，候烟尽，覆地上1夜，取出调搽，永无瘢痕，亦易生肉。

7. 治鼻流臭气（《春脚集》）

蕲艾240g，黄酒2500mL，浸。每日早、晚各饮数杯，服2～3日自愈。

8. 治盗汗不止（《本草纲目》）

熟艾6g，白茯神9g，乌梅3个，水200mL。煎8分，临卧温服。

9. 治风虫牙痛（《普济方》）

化蜡少许，摊纸上，铺艾，以箸卷成筒，烧烟。随左右熏鼻，吸烟令满口，呵气，即疼止肿消。

10. 治鼻血不止（《太平圣惠方》）

艾灰吹之，亦可以艾煎服。

11. 艾附暖宫方（经验方）

治妇人子宫虚冷，带下白淫，面色萎黄，四肢酸痛，倦怠无力，饮食减少，经脉不调，面色无泽，肚腹时痛，婚久不孕。香附（醋制）180g，艾叶、当归（酒洗）各90g，黄芪、吴茱萸、川芎、白芍（酒炒）各60g，地黄（酒蒸）30g，官桂15g，续断45g。为末，醋糊为丸，梧桐子大，每次服50~70丸，食远淡醋汤送下。

12. 治痛经（《常见病验方研究参考资料》）

炒艾叶9g，加红糖，用开水煎煮数沸后，温服。又方：艾叶4.5g，共酒煎服。

13. 治闭经（《常见病验方研究参考资料》）

艾叶30g，水煎，加红糖适量服。

【用量】 3~9g。外用适量，供灸治或熏洗用。

【按语】《本草纲目》曰："凡用艾叶，须用陈久者，治令细软，谓之熟艾，若生艾灸火，则伤人肌脉。拣取净叶，扬去尘屑，入石臼内木杵捣熟，罗去渣滓，取白者再捣，至柔烂如绵为度，用时焙燥，则灸火得力。入妇人丸、散，须以熟艾，用醋煮干捣成饼子，烘干再捣为末用，或以糯糊和作饼，及酒炒者皆不佳。"现代用于女性经寒之痛经、崩漏、胎寒不安、宫寒不孕，又多用于皮肤之疮疖、瘙痒、寻常疣等。

地 骨 皮

【来源】 为茄科灌木植物枸杞的根皮。初春采挖，晒干，切断入药。

【性味归经】 甘、淡，寒。入肺、肝、肾经。

【功效】 凉血除蒸，清肺降火。

【应用】

1. 用于阴虚发热、盗汗骨蒸，常配知母、鳖甲同用。

2. 用于肺热咳嗽及血热妄行的出血。

【美容功用】

1. 消疣

用于血热血燥、复感风热、毒邪之扁平疣，常配当归、栀子、马齿苋同用。

2. 乌须黑发

用于血热之白发，常配生地黄、覆盆子。

3. 洁牙

古代用地骨皮研粉可洁牙、消肿，治疗牙痛、牙黄，有固齿美齿的作用。

【化学成分】根皮含甜菜碱、谷甾醇、维生素 B_1、亚油酸、亚麻酸、桂皮酸和皂苷、蜂花酸等。

【药理与临床研究】本品有抗微生物作用，实验表明，地骨皮煎剂对伤寒杆菌、副伤寒杆菌、痢疾杆菌有较强的抑制作用，还对某些病毒有抑制作用，其中桂皮酸有抗真菌作用。本品亦有降血脂作用。中医临床用于治疗牙痛等口腔疾患，可保护牙齿。本品还用于治疗痈肿疮疡、皮炎、癣等皮肤科疾病，可健肤，还有生发、乌发作用。

【选方】

1. 地骨皮丸（《医方类聚》）

地骨皮150g，生干地黄150g，牛膝（去苗）90g，覆盆子90g，黄芪90g，五味子90g，桃仁（去皮尖双仁，别研如膏）120g，菟丝子（酒浸3日，曝干，另杵为末）120g，蒺藜子（微炒，去刺）120g。以上药捣罗为末，下桃仁，搅使相入炼蜜和，更捣一二千杵，丸如梧桐子大，每日温酒下40丸，粥饮下，浆水下亦得，服药10日。终身不得食蒜、牛肉、生葱、萝卜等。本品可变髭发、益气血、坚牙齿、益筋骨。

2. 地骨皮散（《医方类聚》）

地骨皮30g，郁李仁（去皮尖，微炒）30g，生干地黄30g，川升麻45g，藁本15g，露蜂房15g，杏仁（去皮尖，麸炒微黄）30g。上药研细，罗为散，每日用3g，以新白棉布包紧，噙口中，咽沫，不拘时候，治牙齿黄黑、枯燥无光泽。

3. 益牙散（《鲁府禁方》）

地骨皮、熟地黄、川芎、青盐（炒）、香附子、破故纸（补骨脂）各

100g，细辛、防风各125g，白蒺藜、五加皮、石膏各25g，川椒、猪牙皂各10g。上为细末，每日早蘸药擦牙，用白沸汤漱口咽下，补肾祛脾湿热，固齿止痛，明目，乌须发。

4. 变白发令黑方（《太平圣惠方》）

地骨皮、生干地黄、覆盆子各500g。上药捣罗为末，炼蜜和捣三五百杵，圆如梧桐子大，每次服以温酒下40丸，食前忌生葱、大蒜、萝卜等，变白发令黑，乌发驻颜。

5. 治手癣方（《河南中医学院学报》）

地骨皮30g，甘草15g。水煎外洗，治疗手癣。

【用量】 9～15g。

【禁忌】 脾胃虚寒者忌服。

【按语】《诸病源候论》载："白发候，足少阴肾之经也；肾主骨髓，其华在发，若血气盛则肾气强，肾气强则骨髓充满，故发润而黑，若血气虚，则肾气弱，肾气弱，则骨髓枯竭，故发变白色。"本品可补，又可降肺、肝之火，以消牙痛等热病疾患，以达固齿美齿的目的。

紫　草

【来源】 为紫草科植物内蒙紫草或新疆紫草的干燥根。除去茎叶晒干，切片用。

【性味归经】 甘，寒。入心、肝经。

【功效】 凉血活血，解毒透疹。

【应用】

1. 用于斑疹紫黑、麻疹不透，常配伍赤芍、蝉蜕共用。

2. 用于痈疽疮疡、湿疹、阴痒、水火烫伤等，多外用。

【美容功用】

1. 凉血消斑

紫草既可凉血活血，又可解毒消斑，主要用于热证发斑、湿热黄斑、丹毒、紫斑、面部烫火伤等，有较好的疗效。还可用于肝斑、中毒性皮肤病、面部色素沉着、疥癣等。

2. 消痤消疮

紫草配合凉血活血、清热解毒药，可用于痤疮、热毒疮痈、湿疹。

【化学成分】 新疆紫草含乙酰紫草素、异丁酰紫草素、异戊酰紫草素、

β－羟基异戊酰紫草素、去氧紫草素等。

【药理与临床研究】紫草对金黄色葡萄球菌有抑制作用。日本产紫草根的乙醚或水提取物口服或局部应用能抑制毛细血管通透性。紫草醌及乙酰紫草醌有抗感染作用，局部应用可促进创伤愈合。

【选方】

1. 紫草膏（《癌医大全》）

紫草、白芷各6g，当归身15g，甘草3g，麻油60g。同熬，以白芷色黄为度，滤清，加白蜡、轻粉各6g，取膏涂之。治小儿胎毒、疥癣、两眉生疮，或延及遍身瘙痒，或脓水淋漓，经年不愈。

2. 紫草散（《小儿药证直诀》）

钩藤钩子、紫草茸各等份。上为细末，每次服1.5～3g，温酒调下，无时，治发斑疹。

3. 治过敏性紫癜方（《新疆中草药手册》）

紫草5钱，蝉蜕2钱，当归4钱，竹叶3钱，西河柳3钱，牛蒡子3钱，黄柏3钱，知母2钱，苦参3钱，水煎服。

4. 紫草洗方（《赵炳南临床经验集》）

紫草30g，茜草、白芷、赤芍、苏木、南红花、厚朴、丝瓜络、木通各15g。水煎沸15～20分钟。洗患处，治肝斑、中毒性皮肤病及面部继发性色素沉着、下肢结节性红斑等。

5. 消痤汤（《内蒙古中医药》）

紫草、皂角刺、当归、白芍、薏苡仁、栀子、黄芩各10g，生地黄20g，蒲黄30g，连翘、金银花各15g，甘草6g。水煎服，日1剂。治痤疮。

【用量】内服：3～9g。外用适量。

【禁忌】胃肠虚弱、大便溏泻者慎服。

【按语】《名医别录》云："以合膏，疗小儿疮及面皱。"紫草甘寒，善清血分之热和脏腑邪热，故热毒所致的面部疮疡均可用紫草治疗。其尤其善于治疗各种紫斑证。

刺　蒺　藜

【来源】为蒺藜科植物蒺藜的果实。别名蒺藜、蒺藜子，生长于沙丘、路旁。全国大部分地区均有分布。

【性味归经】苦、辛，微寒。入肝、肺经。

【功效】平肝潜阳，疏肝解郁，祛风止痒，散结祛瘀。

【应用】主治头痛、眩晕、胸胁疼痛，以及多种原因造成的肌肤湿疮、瘙痒糜烂、流滋结痂、损伤等。

【化学成分】果实含山柰酚、刺蒺藜苷。干果含脂肪油约3.5%及少量挥发油、鞣质、甾醇、钾盐、微量生物碱等，又含皂苷约1.47%。

【药理与临床研究】

1. 刺蒺藜水浸液可降低血压。乙醇－水浸出液和30%乙醇浸出液对麻醉动物有降血压作用。其生物碱部分对犬血压无影响，但可抑制蛙心，水溶性部分有中度降血压作用。

2. 利尿作用。刺蒺藜其灰分的水提取物及植物煎剂的利尿作用，主要是由于钾盐的存在。但有人认为除钾盐外，生物碱部分有一定的利尿作用，临床上对腹水及水肿病人有效。

3. 其他作用中，蒺藜生物碱及水溶部分均能抑制大鼠小肠运动，与乙酰胆碱表现为拮抗。植物提取物可抑制金黄色葡萄球菌、大肠杆菌生长，有灭菌作用。

【选方】

1. 灭瘢方（《救急方》）

蒺藜子、栀子子各1合。上二味为散，醋浆和如泥，临卧时涂之，旦洗之。用治灭瘢。

2. 治风痒方（《方龙潭家秘》）

刺蒺藜（带刺炒，磨为米）4两，胡麻仁（泡汤去衣，捣如泥）2两，葳蕤3两，金银花（炒磨为米）1两，做蜜丸。早、晚各服3钱，白汤下。主治身体风痒、燥涩顽痹。

3. 酒鼻敷方（经验方）

蒺藜子、栀子仁、豉（熬）各30g，木兰皮250g。上四味为末，以醋浆水和久如泥，夜涂上，日未出时，以温水洗去。本方有疏风清热解毒之功效。适用于酒齄鼻红赤阶段，亦灭瘢痕。

4. 圣济总录防风散（《医方类聚》）

蒺藜子（炒）30g，防风60g，菊花125g，枳实（炒）30g。上药，捣罗为散，每次服10g，食后以温水调服，日3次。主治肝风目睛不正、视物偏斜。

5. 佳验疗面上皻包干蝇方（《外台秘要》）

蒺藜子、栀子仁、豉各2000g。上三味，捣如泥，以酸浆和如泥，临卧涂面上，日未出便洗去。治面上皻包干蝇。

【用量】内服：6～9g，煎汤，或入丸、散。外用适量，捣敷或研末撒，亦可水煎洗患处。

【禁忌】乌头为之使。本品苦、辛，行气化瘀，血虚气弱者及孕妇慎用。

【按语】《本经逢原》曰："白蒺藜为治风明目要药……久服长肌肉，明目轻身，以其又入肾益精气也。"《本草从新》曰："镇肝风，泻肝火，益气化痰，散湿破血，消痈疽，散疮毒。"《会约医镜》曰："泻肺气而散肝风，除目赤翳膜，肺痈，乳岩，湿疮。"

鸦　胆　子

【来源】为苦木科植物鸦胆子的果实。秋季采收，晒干，去壳用仁。

【性味归经】苦，寒，有毒。入大肠、肝经。

【功效】清热解毒，抗疟治利，腐蚀赘疣。

【应用】

1. 用于血利、冷积久利。现采取口服或灌肠并用，治疗阿米巴痢疾。

2. 古代用于各型疟疾。

3. 外用治疗鸡眼、赘疣。

【美容功用】消疣除赘：鸦胆子有较强的消疣除赘作用，外用治疗寻常疣、鸡眼、疔毒、痔疮等，有较好的效果，但有毒，用时宜慎。

【化学成分】鸦胆子含鸦胆子碱和鸦胆素等，还含糖苷（鸦胆灵、鸦胆子苷）、酚性成分等。

【药理与临床研究】本品治疣及乳头瘤，鸦胆子仁或油对正常皮肤或黏膜面有刺激作用。对小鼠实验性乳头状瘤用鸦胆子仁或水剂（油剂效果较差），能使瘤组织细胞发生退行性变与坏死，作用于正常皮肤组织与癌组织时也具有类似作用。

【选方】

1. 治疣方（《医学衷中参西录》）

鸦胆子去皮，杵为末，以烧酒和涂少许，小痤疮即愈，治疣。

2. 鸦胆子油（《朱仁康临床经验集》）

鸦胆子30g，将鸦胆子剥去壳取仁，捣碎，置瓶中加乙醚，略高过药，隔2小时后取上层浮油倒于平底玻璃器中，待乙醚挥发后即得鸦胆子油，装入瓶中备用，用牙签挑取少许鸦胆子油，小心点在扁平疣上。可清热解毒祛疣。

3. 治鸡眼方（《新中医药》）

鸦胆子20个，砸开取仁，用针尖戳住，放灯头以上烤，烤至黄色，再放一小块胶布上，用刀将厚皮刮去，每日换1次，20天左右即痊愈。

【用量】 内服5~20粒。外用适量。

【禁忌】 脾胃虚热、呕吐者忌服。

【按语】《医学衷中参西录》曰："鸦胆子，性善凉血止血，兼能化瘀生新。"其具有杀虫止痒、解毒除疣、治疗毒等作用，通过治疗达到健肤美容的目的。

巴 豆

【来源】 为大戟科植物巴豆的成熟种子。秋季果实成熟时采收，晒干。用果仁或制霜。

【性味归经】 辛，热，有毒。入胃、大肠经。

【功效】 泻寒积，通关窍，逐痰，行水，杀虫。

【应用】

1. 用于寒疾、便秘、急症。
2. 用于肝硬化、腹水。
3. 用于寒实结胸，即喉痹痰阻。
4. 用于痈肿成脓未溃及疥癣恶疮。

【美容功用】

1. 消疣除赘

外用可治扁平疣、寻常疣、黑痣。

2. 杀虫、蚀疮

古代有用巴豆外用治疗恶疮、疥癣、腋臭、癫痫、面瘫等。但其毒性及泻下力很强，用时宜慎。

【化学成分】 种子含巴豆油34%~57%，还含棕榈酸、硬脂酸、油酸、巴豆油酸、巴豆酸等。

【药理与临床研究】 本品对皮肤黏膜的刺激作用：外用巴豆油对皮肤有刺激作用，引起皮肤发红，可发展为脓疱甚至坏死；用橄榄油稀释后可用作刺激剂，但较危险。

【选方】

1. 巴豆泥（《痈疽神秘验方》）

巴豆仁3个，连油杵泥，以生绢包擦，日一二次，治癣疮。

2. 巴豆油膏（《中医皮肤病学简编》）

巴豆、蛇床子、大黄、海桐皮、蹄根各4g，胡麻油10mL，凡士林20g。调膏，外用。治神经性皮炎。

3. 巴轻散（《中医皮肤病学简编》）

乳香、巴豆、硫黄、轻粉各9g。为细末，蜜调。外用治酒齄鼻。

4. 治疗神经性皮炎（《中药大辞典》）

取巴豆（去壳）1两、雄黄1钱，磨碎后用3～4层纱布包裹，每天擦患处3～4次，每次1～2分钟，直至痒感消失，皮损消退为止。

5. 巴豆糯米（《怪症方》）

巴豆3g，白砒3g，糯米1.5g。先将巴豆用石灰适量炒后研末，糯米炒研成粉，与白砒末和匀研极细，用时用数滴水调成膏状。点在疣或痣上，主治面部及皮肤疣子（扁平疣、寻常疣）、黑痣。

6. 治水臌方（《补缺肘后方》）

巴豆、杏仁并熬令黄，捣和之，服如小豆大1枚。每次服1枚，以水下为度，勿饮酒，治腹大动振小声、皮肤蓝。

7. 一笑散（《中医临证备要》）

川椒研末，巴豆1粒与适量川椒末同捣烂，饭和为丸，棉裹塞入龋齿孔洞中。主治龋齿有孔而疼痛者。

8. 田螺治腋臭方（《常见药用》）

大田螺1个，巴豆2粒，将巴豆放入田螺内，用消毒棉球蘸田螺渗出液搽腋下，每日3～4次。加入麝香少许更好。主治狐臭。

【用量】内服0.1～0.3g，多入丸、散。外用适量（用巴豆霜）。

【禁忌】无寒实积滞者、孕妇及体弱者忌服。

【按语】《神农本草经》载：“巴豆，味辛，温，主伤寒温证，寒热，破癥瘕结聚坚积，留饮痰癖，大腹水胀，荡涤五脏六腑，开通闭塞，利水谷道，去恶肉，除鬼毒蛊注邪物，杀虫、鱼，生川谷。”可用其祛痰逐水、排脓消肿、祛腐生肌的作用而达健肤美容之功效。

第十二章　祛风止痒类中药

祛风止痒类中药具有祛除风邪、湿邪、消疮、止痒、透疹、解毒等功用。主要适用于风疹、湿疹、瘾疹、疥癣、皮肤瘙痒、白癜风等。常配伍补血、养血、活血、解毒、祛湿之品。

常用药物有：荆芥、防风、蝉蜕、苦参、白鲜皮、升麻、蕲蛇、苍耳叶等。

荆　芥

【来源】为唇形科一年生草本植物荆芥的地上部分。多系人工栽培。秋、冬采收，阴干切段。生用、炒黄或炒炭。

【性味归经】辛，微温。入肺、肝经。

【功效】发表散风，透疹消疮，炒炭止血。

【应用】

1. 用于外感表证。本品辛散气香，长于发表散风，且微温不烈，药性和缓，表寒表热皆可用之。

2. 用于麻疹不透、风疹瘙痒。本品祛风止痒、宣散疹毒。

3. 用于疮疡初起兼有表证。本品散风解表，兼有消疹之功，故可用于疮疡初起。

4. 用于吐衄下血。本品炒炭长于理血止血，可用于多种出血证。

【美容功用】

1. 祛风止痒

风邪犯表，风疹瘙痒，配伍防风、蝉蜕、赤芍等。肝经风热，目赤流泪，涩痒难耐，配菊花、金银花、木贼、蝉蜕等。

2. 祛湿解毒

风湿浸淫，体癣瘙痒，脱屑，配苦参、苍耳子、白鲜皮、白花蛇等。

【化学成分】本品含挥发油及黄酮类成分。

【药理与临床研究】本品含挥发油，其主要成分为右旋薄荷酮及少量右旋柠檬烯。荆芥水煎剂可增强皮肤血液循环，增加汗腺分泌，有微弱解热作用；对金黄色葡萄球菌、白喉杆菌有较强的抑菌作用，对伤寒杆菌、痢疾杆菌、绿脓杆菌和人型结核杆菌均有一定抑制作用。荆芥炭有止血作用。荆芥甲醇及醋酸乙酯提取物均有一定的镇痛和抗感染作用，后者较强。

【选方】

1. 驱风一字散（《证治准绳》）

治因风邪所致目痒难忍。荆芥穗、羌活、防风、炮川乌为细末服。

2. 消风散（《医宗金鉴》）

治风疹。荆芥、苦参、苍术、防风、蝉蜕。

3. 治疗手足癣（《国医论坛》）

荆芥、红花、皂角、白矾各12g，以好醋5kg浸泡18小时，用时患处浸于药液中，每日3次，每次15～20分钟，连用1周，2～3周再加入上药继续浸泡，泡21天为1个疗程。

4. 荆芥方（《赵炳南临床经验集》）

荆芥、防风、僵蚕、牡丹皮，水煎服。治风热而致急性荨麻疹。

【用量】煎服，3～10g，不宜久煎。发表透疹消疮宜生用；止血宜炒用。

【按语】荆芥辛而微温，善祛风散邪止痒，兼可消疮，在美容方面常用于风疹、湿疹、瘾疹、疥癣、皮肤瘙痒等，炒炭止血用于各种出血证均有良好效果。

防　风

【来源】为伞形科多年生草本植物防风的根。春、秋季采挖，晒干，切片生用或炒炭用。

【性味归经】辛，微温。入膀胱、肝、脾经。

【功效】发表散风，胜湿止痛，止痉，止泻。

【应用】

1. 用于感冒头痛，风疹瘙痒。本品辛温发散，气味俱升，以辛为用，功善祛风，多用于肌表风邪所致病证。

2. 用于风湿痹痛。本品既适用于风寒湿痹、肢节疼痛、筋脉挛急者，又除经络留湿，止痛功良，微温不燥。

3. 用于破伤风证。本品能祛风止痉，用于治角弓反张的破伤风证。

4. 此外，用于肝郁侮脾、腹痛泄泻。本品炒用，又能止泻。

【美容功用】

1. 祛风止痒：风邪上扰，头面癣疮，瘙痒脱屑。配白芷、藁本、白附子等。

2. 胜湿消斑：气血失和之雀斑、黄褐斑。配当归、桃仁、细辛等。

3. 可用于风热上攻酒齄鼻赤，配黄芩、黄连、栀子。可用于白癜风，配生地黄、地骨皮、炙甘草等。

【化学成分】本品含化合物40种以上，可分为六类：色原酮类、香豆精类、挥发油类、多炔类、多糖类和其他化合物。

【药理与临床研究】本品含挥发油、甘露醇、苦味苷、酚类、多糖类及有机酸等。有解热、抗感染、镇痛、抗惊厥作用，防风新鲜汁对绿脓杆菌和金黄色葡萄球菌有一定抗菌作用，煎剂对痢疾杆菌、溶血性链球菌等有不同程度的抑制作用。

【选方】

1. 美容膏（《简明医彀》）

防风、零陵香、藁本各60g，白及、白附子、天花粉、绿豆粉各15g，甘松、山柰、茅香各15g，皂荚适量。将皂荚去皮后，并上药研细为末外用。

2. 清上防风汤（《寿世保元》）

防风3g，荆芥、栀子、黄连、薄荷、枳壳各1.5g，连翘、白芷、桔梗各2.4g，黄芩（酒炒）、川芎各2.1g，甘草0.9g，水煎入竹沥同服，治面上疮，今用治酒齄鼻。

3. 防风汤（《证治准绳》）

防风、地骨皮、栀子子、王不留行、荆芥、枳实、人参、生地黄各30g，炙甘草22.5g，每次服15g，水煎温服，日2次。治白癜风。

【用量】煎服，3～10g。

【禁忌】阴虚火旺、血虚发痉者慎用。

【按语】防风性温善行，祛上下内外之风。对外感风寒表证、风湿痹痛均有良好疗效；在美容方面，主要用于风疹瘙痒、黄褐斑及酒齄鼻等。

苦　参

【来源】为豆科多年生落叶亚灌木植物苦参的根。我国各地均产。春、秋两季采收，晒干，生用。

【性味归经】苦，寒。入心、肝、胃、大肠、膀胱经。

【功效】清热燥湿，杀虫利尿。

【应用】

1. 用于湿热泻痢，黄疸尿赤。本品苦寒，用于治湿热蕴结胃肠、腹痛泄泻、下利脓血、湿热便血、肠风下血、痔疮出血、湿热蕴蒸、黄疸尿赤。

2. 用于带下阴痒，湿疹疥癣，小便不利。本品既能通利小便，又能杀虫止痒。用于治湿热下注、带下色黄、阴肿阴痒、疥癣、妊娠小便不利等。

【美容功用】

1. 消痤

以其清热解毒之功配黄连、青黛等治疗痤疮。

2. 除癣

苦参配白芷、白鲜皮、苍耳子等治疗皮癣、疥疮。

3. 止痒

用其清热燥湿止痒的作用，配防风、荆芥等治风疹、湿疹等皮肤瘙痒。

【化学成分】根含多种生物碱。

【药理与临床研究】

本品含苦参碱、羟基苦参碱、臭豆碱等多种生物碱。另含黄酮类化合物。苦参碱、苦参黄酮等均有抗心律失常作用。苦参有增加冠状动脉血流量，保护心肌缺血及降血脂作用，还有防止白细胞减少及抗辐射作用。醇提取物对阴道滴虫、阿米巴原虫有杀死作用。煎剂对结核杆菌、痢疾杆菌、金黄色葡萄球菌、大肠杆菌均有抑制作用，对多种皮肤真菌也有抑制作用。并有利尿、抗感染、抗过敏、镇痛及平喘、祛痰作用。

【选方】

1. 苦参丸方（《太平圣惠方》）

苦参750g水浸一宿细切焙干，菖蒲125g，乌蛇250g，炙微黄。上药，捣罗为末，炼蜜和捣三五百杵，圆如梧桐子大，每次服不计时辰，以热水下30丸，治一切癣、皮肤瘙痒。

2. 洗汤方（《太平圣惠方》）

苦参150g，漏芦150g，枳壳150g，白蒺藜150g，楮树茎叶150g。上药细剉，以水2000mL，煎至400mL，去滓，以棉蘸擦痒处，日七八次，治风疹痒闷，搔之汁出生疮。

3. 参归丸（经验方）

苦参200g，当归100g。上药为末，用酒糊丸，如梧桐子大，每次服70～80丸，食后热茶下，治因血热入肺而成的酒齄鼻。

【用量】煎服，3～10g。外用适量。

【禁忌】本品苦寒伤胃、伤阴，脾胃虚寒及阴虚津伤者忌用或慎用，反藜芦。

【按语】苦参苦寒，以清热燥湿、杀虫止痒为特点，味道较苦，力量较强，善治湿热疮疡、皮肤湿痒、疥癣、阴痒带下、痤疮等。临床常用于治疗急性及亚急性湿疹、脂溢性皮炎、阴部湿疹，亦用于治疗疥癣、脓疱、烫伤等皮肤疾病，以达到健肤美容之功。

蝉　蜕

【来源】为蝉科昆虫黑蚱羽化后的蜕壳。主产于山东、河北、河南等省。夏季采收，去净泥土，晒干生用。

【性味归经】甘，寒。入肺、肝经。

【功效】疏散风热，透疹止痒，明目退翳，止痉。

【应用】

1. 用于风热感冒，咽痛喑哑。本品甘寒清热，质轻上浮，长于疏散肺经风热、宣肺疗哑。

2. 用于麻疹不透，风疹瘙痒。用于治风热外束、麻疹不透。

3. 用于目赤翳障。本品入肝经，善疏散肝经风热而有明目退翳之功，故可用于治风热上攻、目赤肿痛、翳膜遮睛。

4. 用于惊痫夜啼，破伤风证。可凉肝息风止痉，用于治小儿感冒夹惊、惊痫夜啼。

【美容功用】

1. 祛斑

蝉蜕配瓜蒌、防风、桔梗等治疗黄褐斑、皮肤色素沉着病变；配合苏木、赤芍、白蒺藜、何首乌可治白癜风。

2. 止痒

其有祛风止痒的作用，配防风、地肤子、全蝎等治面癣瘙痒。

3. 消疣

蝉蜕配红花、白鲜皮、地肤子等治疗扁平疣。

【化学成分】本品含大量甲壳质及蛋白质、有机酸等。

【药理与临床研究】蝉蜕具有抗惊厥作用，其酒剂能使实验性破伤风家兔的平均存活期延长，可减轻家兔已形成的破伤风惊厥，蝉蜕能对抗士的宁、可卡因等中枢兴奋药引起的小鼠惊厥死亡，抗惊厥作用蝉蜕身较头足强；蝉蜕能抑制小白鼠的自发活动，能协同环己巴比妥钠的麻醉作用而表现有镇静作用；蝉蜕尚有解热作用，其中蝉蜕头足较身部的解热作用强。

【选方】

1. 五花祛斑汤（《河南中医》）

合欢花、金银花、蝉蜕、当归、白芍、白茯苓各15g，红花7.5g，月季花20瓣，菊花、僵蚕、柴胡各10g，何首乌30g，白芷、甘草各5g。水煎30分钟，日1剂，分2次服。治黄褐斑及皮肤色素沉着病变。

2. 苏木着色汤（《北京中医杂志》）

苏木、蝉蜕、赤芍各10g，白蒺藜15g，何首乌20g，大枣6枚。日1剂，水煎服。治白癜风。

3. 蝉蜕白花酊（《陕西中医》）

红花、蝉蜕、白鲜皮、明矾、地肤子、75%酒精按1:2:2:2:3:50配方。诸药为末，75%酒精浸泡3天，滤液去渣，以消毒棉签蘸液反复擦疣体，日5~6次，治扁平疣。

4. 疏风清热饮（《验方新编》）

苦参（酒蒸）6g，全蝎（土炒）、皂角刺、荆芥穗、防风、蝉蜕、金银花、白芷、桔梗各3g，葱白3寸，酒为引。水煎服。治妇人面生桃花癣。

5. 疏肺散斑汤（《实用中医美容》）

蝉蜕、荷叶各6g，防风、桔梗、百合、淡竹叶、枳壳、木通、瓜蒌壳、茺蔚子、法半夏各10g，浙贝母15g。水煎服，分2次服，日1剂。治黄褐斑。

【用量】煎服，3~10g，或单味研末冲服。一般病证用量宜小；止痉用量宜大。

【禁忌】《名医别录》有“主妇人生子不下”的记载，故孕妇当慎用。

【按语】蝉蜕甘寒质轻，善透散祛风止痉、止痒，多用于高热惊风，美容方面常用于疥癣、风疹瘙痒、黄褐斑、扁平疣等。《本草纲目》云：“治头风，皮肤风热，痘疹作痒，破伤风及疔肿毒疮。”

白鲜皮

【来源】为芸香科多年生草本植物白鲜的根皮。春、秋采挖，去须根和外部糙皮，纵向剖开，抽去木心，切片，晒干用。

【性味归经】苦，寒。入脾、胃经。

【功效】清热燥湿，祛风解毒。

【应用】

1. 用于湿热疮毒，湿疹疥癣。本品清热燥湿、泻火解毒、祛风止痒，用于治湿热疮毒、肌肤溃烂、黄水淋漓。

2. 用于黄疸尿赤，湿热痹痛。用于治湿热黄疸、尿赤。

【美容功用】

1. 除癣

其有清热燥湿解毒的作用，与黄柏、苦参等同用治面部及皮肤癣疮。

2. 止痒

白鲜皮配防风、苍耳叶、地肤子用于风疹、湿疹皮肤奇痒。

3. 美白

白鲜皮与白附子、杏仁、藁本、鸡子白等配伍用可美白肌肤。

【化学成分】根含白鲜碱、白鲜内酯、谷甾醇、黄柏酮酸、胡芦巴碱、胆碱，尚含有菜油甾醇、白鲜明碱、酸性物质和皂苷等。全株含葡萄柚酯、香柠檬内酯，地上部分还含补骨脂素、花椒毒素及挥发油等。

【药理与临床研究】本品含白鲜碱、白鲜内酯、谷甾醇、胆碱等。水浸剂对多种致病真菌如堇色毛癣菌、同心性毛癣菌、许兰黄癣菌均有不同程度的抑制作用。有解热作用。

【选方】

1. 澡豆方（《普济方》）

白鲜皮、白僵蚕、白芷、白附子、鹰屎白、白术、甘松、甜瓜子仁、细辛、杏仁、白檀香、藁本、冬瓜子各100g，白梅肉、鸡子白、猪胰各等份。上药捣为散，入后三味同捣匀，每洗面常用之，令色白如雪。

2. 白鲜皮散（《圣济总录》）

白鲜皮、防风（去叉）、人参、知母（焙）、沙参各1两，黄芩（去黑心）3分。上六味捣罗为散，每服2钱匕，水1盏，煎至6分温服，食后临卧服。治肺受风热、皮肤瘙痒、胸膈不利、时发烦躁。

【用量】煎服，6～10g。外用适量。

【禁忌】虚寒患者慎用。

【按语】白鲜皮苦寒，入脾、胃经，善燥湿祛风止痒，长于治疗湿热郁结于肌肤的疥癣瘙痒之症；在美容方面除用于面癣外，还可用作美白面膜，令人颜面洁白细腻。

蕲　　蛇

【来源】为蝰科动物五步蛇除去内脏的干燥全体。又名大白花蛇。夏、秋二季捕捉，剖开腹部，除去内脏，干燥，切段用。

【性味归经】甘、咸，温，有毒。入肝经。

【功效】祛风通络，定惊止痉。

【应用】

1. 用于风湿顽痹、肢体麻木、筋脉拘挛及中风口眼歪斜、半身不遂等。

2. 用于麻风、手足麻木、皮肤瘙痒等。以其祛风止痒，兼以毒攻毒。

3. 用于小儿急慢惊风、破伤风，本品能定惊止痉。

【美容功用】

1. 除癣

其有祛风解毒之效，与乌梢蛇、荆芥、薄荷等配伍用，治疗疥癣顽疮。

2. 止痒

其有较强的祛风止痒作用，配白鲜皮、防风治疗皮肤湿疹、风疹瘙痒。

【选方】

1. 驱风膏（《医垒元戎》）

白花蛇肉（酒炙）120g，天麻22.5g，薄荷、荆芥各7.5g。为末，加酒2L、蜜720g，石器熬成膏。每次服1盏，温汤服，日3服，急于暖处出汗。治遍身疥癣。10日效。

2. 白花蛇散（《圣济总录》）

白花蛇（酒炙）60g，麻黄、天麻、何首乌、制南星、制白附子、肉桂、萆薢、白鲜皮、羌活、蔓荆子、炒僵蚕、防风、犀角（现已禁用，用水牛角代替）各15g。温酒调下，治紫癜风。

3. 白花蛇丸（《证治准绳》）

白花蛇（酒浸）9g，苦参60g，麦门冬45g，黄芩、防风、白鲜皮、炙甘草、炒枳壳、柏子仁、赤芍、大黄、苍耳子、羌活、黄芪、白蒺藜各30g。

上为细末，炼蜜为丸，梧桐子大，每次服30丸，食后薄荷酒送下，治风癣疮、皮肤瘙痒，日久不愈。

4. 愈风丹（《医学正传》）

白花蛇、乌梢蛇各1条，酒浸二三日，去骨取肉，晒干，苦参1斤锉长寸许段，无灰酒浸一宿，去酒，以新水1碗，揉取浓汁，去滓，银石器内熬膏，和丸如梧桐子大，每次服60～70丸，防风通圣散送下，粥饭压之，日3服，3日浴以大汗出为应，再3日又浴取大汗，3浴乃安。治癞疾手足麻木、毛落眉脱、遍身疮疹、皮肤瘙痒、抓之成疮及一切疮癣风疾。

【按语】蕲蛇有较强的祛风、通经、活络功效，在美容方面主要用于顽固的皮肤瘙痒、疥癣、顽疮，但有毒，多作丸、散剂应用。

浮　萍

【来源】为浮萍科多年生水生漂浮草本植物紫萍的全草。夏季捞取，除去杂质，晒干用。

【性味归经】辛，寒。入肺、膀胱经。

【功效】发汗解表，透疹止痒，利水消肿。

【应用】

1. 用于风热表证、发热无汗。有宣肺发汗、疏散风热之功。

2. 用于麻疹不透、麻疹瘙痒。

3. 用于水肿、小便不利。

【美容功用】

1. 止痒

其有祛风散热之功，与白鲜皮、蝉蜕等同用治疗皮肤风疹、湿疹瘙痒。

2. 润发

浮萍配黑豆、制何首乌、黑芝麻等用于须发早白。

【药理与临床研究】本品含荭草素、芹菜素、木犀草黄素。此外，还含有醋酸钾、氯化钾等物质。具有强心、利尿及微弱的解热作用。

【选方】

1. 浮萍丸（《医宗金鉴》）

紫背浮萍，晒干研细末，炼蜜为丸，如弹子大，每次服1丸，豆淋汤（黑豆50g炒烟起，冲入醇酒1500mL浸1日去豆）送下，治圆形脱发、皮肤瘙痒等。

2. 浮水膏（《圣济总录》）

浮萍150g为末，白蜜调和，卧时涂面，既可光白面部，治面疮，亦可润发。

【用量】煎服，3～10g。

【禁忌】气虚而自汗者勿用。

【按语】浮萍辛寒，归肺、膀胱经，善解皮毛之风热，为透发麻疹、风疹之要药；在美容方面主要用于面癣瘙痒及须发早白。

凌　霄　花

【来源】为紫薇科植物凌霄或美洲凌霄的花。

【性味归经】辛，微寒。入肝、心包经。

【功效】破瘀通经，凉血祛风。

【应用】

1. 用于血瘀经闭、癥瘕积聚及跌打损伤。

2. 用于风疹、皮癣、皮肤瘙痒、痤疮。宜用于血分有热者。

3. 用于便血、崩漏。可单用研末冲服，亦可与地榆、槐花、生地黄等同用。

【美容功用】

1. 除癣

凌霄花与牡丹皮、生地黄、刺蒺藜配伍，用于血热之皮癣、脱屑、瘙痒等。

2. 止痒

凉血祛风，用于风热犯表，风疹、湿疹皮肤奇痒难耐者，常与白鲜皮、地肤子同用。

【化学成分】本品含黄酮类及挥发油、芹菜素、β-谷甾醇等。

【药理与临床研究】本品具有抗菌、利尿、活血化瘀的作用，临床多用于治疗血热风疹、酒齇鼻、皮疹等，以达健肤美容的目的。

【选方】

1. 凌羊散（《上海常用中草药》）

凌霄花、羊蹄根各等量。酌加枯矾，研末搽患处。

2. 紫葳散（《杨氏家藏方》）

凌霄花（取末）15g，硫黄（别研）30g，轻粉3g，胡桃（去壳）4枚。

先将前三味和匀，后入胡桃肉，同研如膏子，用生绢蘸药频频揩之，治肺有风热、鼻生痞疱。

3. 凌霄花散（《医方类聚》）

凌霄花、栀子子等份。为细末，每次服6g，食后茶调下，日2服。体虚者酌减，治酒齄鼻。

【用量】 煎服，3～10g。外用适量。

【按语】 凌霄花味辛而微寒，归肝、心包经。善活血祛瘀，以治血瘀经闭、癥瘕痞块见长，并可除癣疗疹、止痒，用于皮癣、风疹瘙痒等。

第十三章 乌发类中药

凡能使白发变黑的中药称之为乌发类中药。主要适用于肝肾不足、精血亏虚、瘀血阻滞引起的白发、发干、发燥等证。通过补益肝肾、精血，消除瘀血、湿邪，达到滋养润泽毛发的作用。

黑芝麻

【来源】 为脂麻科一年生草本植物脂麻的成熟种子。我国各地均有栽培。秋季果实成熟时采割植株，晒干，打下种子，再晒干。生用或炒用。

【性味归经】 甘，平。入肝、肾、大肠经。

【功效】 补肝肾，益精血，润肠燥。

【应用】

1. 用于肝肾精血不足的头晕眼花、须发早白等。能补肝肾、益精血。

2. 用于血虚津亏的肠燥便秘，能养血润肠通便，可单用。

【美容功用】

1. 乌发

用于精血不足，须发早白者，可与枸杞子、制何首乌同用。

2. 润发

用于阴亏血虚，须发枯焦无华者，与火麻仁同用以养血润发。

3. 润肤

用于阴血不足，颜面生黄褐斑、雀斑者，能养血润肤。

【化学成分】 本品含脂肪油，油中含油酸、甘油酸、棕榈酸、花生酸等，并含叶酸、烟酸、蔗糖、蛋白质及多量的钙等。脂肪油有润燥、滑肠、缓下作用。

【药理与临床研究】

1. 降血糖作用

种子提取物给大鼠口服，可降低血糖，增加肝脏及肌肉中糖原的含量，但大剂量服用则降低糖原含量。

2. 促肾上腺作用

黑芝麻0.2mL/100g体重喂饲大鼠，可增加肾上腺中抗坏血酸及胆固醇含量。

3. 抗感染作用

灭菌的芝麻油涂布皮肤黏膜，有减轻刺激、促进炎症恢复等作用。

4. 致泻作用

种子有致泻作用。

5. 对心血管作用

黑芝麻中的亚油酸可使血中胆固醇含量降低，有防治冠状动脉硬化的作用。

【用量】 10～30g，煎服，或炒熟入丸、膏剂。

【按语】 黑芝麻甘平质润，善滋阴润肠、乌须泽面。主治须发早白、枯焦及颜面生黄褐斑、雀斑等。兼可润肠通便。

何 首 乌

【来源】 为蓼科多年生缠绕草本植物何首乌的块根。秋、冬二季叶枯萎时采挖，削去两端，洗净，切厚片，干燥，称生何首乌；再以黑豆汁拌匀，蒸至内外均呈棕褐色，晒干，称为制何首乌。

【性味归经】 制何首乌甘、涩，微温。入肝、肾经。生何首乌甘、苦，平。入心、肝、大肠经。

【功效】 制何首乌补益精血，固肾乌须；生何首乌截疟解毒，润肠通便。

【应用】

1. 用于血虚而见头昏目眩、心悸失眠、萎黄乏力和肝肾精血亏虚的眩晕耳鸣、腰膝酸软、遗精崩带、须发早白等。现代用于高脂血症、高血压、冠心病而有肝肾精血不足见证者。

2. 用于体虚久疟、肠燥便秘及瘰疬等。生何首乌有截疟、润肠、解毒之效。

【美容功用】

1. 乌发

用于精血亏虚，须发早白。可与熟地黄、枸杞子、黑豆同用。

2. 生发

用于血虚脱发。制何首乌补肝肾，益精血，可治血亏脱发。

3. 祛斑

用于阳明热盛，面生褐斑。用生何首乌泄热通便以祛斑。

【化学成分】何首乌块根含卵磷脂及蒽醌衍生物，以大黄酚、大黄素为最多，其次为大黄酸、大黄素甲醚、洋地黄蒽醌及食用大黄苷。

【药理与临床研究】何首乌能与胆固醇结合，所含卵磷脂能阻止胆固醇在肝内沉积，阻止类脂质在血清滞留，又因能促进肠道蠕动而有缓泻作用，这有利于体重减轻而达到减肥目的。

何首乌所含卵磷脂亦为构成神经组织，特别是脑脊髓的主要成分，同时为红细胞及其他细胞膜的重要原料，并能促进红细胞的生长发育。对胆固醇的增高有抑制作用，能减轻动脉内膜斑块的形成和脂质沉积，从而缓解动脉粥样硬化的形成；对离体蛙心有兴奋作用，并有减慢心率及增加冠状动脉血流量的作用；能增强免疫功能，主要为增强网状内皮系统吞噬功能和细胞免疫；还有强壮神经、健脑益智作用；使动物血糖先升高后降低；等等。生何首乌经炮制后，糖含量增加，结合蒽醌衍生物含量降低，游离蒽醌衍生物含量显著增加，故泻下作用不再出现。

【选方】

1. 何首乌丸（《御药院方》）

何首乌，大枣。将何首乌捣碎，米泔水浸一昼夜，次日取出，于银器内先摆大枣，上放何首乌，以水高约 5 指，慢火煮，至大枣极烂，何首乌稍软，去枣，再将何首乌入清水中浸少时，以竹刀去黑皮，切薄片，焙干，捣罗为末，炼蜜和丸，如梧桐子大。每次服 60 丸，1 个月加至百丸，空腹温酒或米饮送下。可补养脏腑、强壮筋骨、黑髭发、坚固牙齿、益寿驻颜。

2. 何首乌煮鸡蛋方（《保健汤菜大王》）

何首乌（切片）60g，鸡蛋 2 个。同煮至蛋熟去壳复煮，入味精、精盐，食用。治肝肾虚损、精血不足、须发斑白、未老先衰。

3. 何首乌散（《太平惠民和剂局方》）

何首乌、防风、荆芥穗、蔓荆子（去皮）、萹蓄、威灵仙、炙甘草各 100g。捣罗为末，每次服 5g，食后温酒或沸汤调下。治风毒攻冲、头面瘙痒、皴裂生疮等。

4. 减肥汤（经验方）

何首乌20g，淫羊藿30g，黄芪30g，白术15g，泽泻20g，生山楂30g，莱菔子30g，花生壳30g，防己15g。水煎服，每日1剂，每于饭前喝一碗汤，喝后再吃饭，可减少饭量，连服2个月以上。主治各型肥胖症。

5. 何首乌酒（《开宝本草》）

制何首乌60g，白酒500g。将制何首乌切碎，浸泡入瓶装白酒中，密封，每天摇动数次，3～5日后即可饮用。每日1～2次，每次10～15mL。主治阴虚血枯、须发早白、面色憔悴、筋骨痿软等。

【用量】 煎服或入丸、散。3～15g。

【按语】 何首乌有生熟之别，生何首乌泻下通便解毒，治疗热结便秘、热郁面斑等；制何首乌补肝肾、益精血，用于精血不足、须发枯焦早白有良好效果，是美容养颜乌发妙品，同时也是养生抗衰老的常用之品。

桑　椹

【来源】 为桑科落叶灌木桑的果穗。4～6月果实变红时采收，晒干，或略蒸后晒干用。

【性味归经】 甘，寒。入肝、肾经。

【功效】 滋阴补血，生津，润肠。

【应用】

1. 用于阴血亏虚的头晕耳鸣、目暗昏花、失眠、须发早白、遗精等。有滋补肝肾之阴和补血之效。

2. 用于津伤口渴、内热消渴及肠燥便秘等。有生津止渴、润燥滑肠之效。

【美容功用】

1. 乌发

用于肾精不足，须发早白。可单用或与制何首乌、枸杞子同用效佳。

2. 生发

血虚失养之脱发、斑秃均可用其治疗，以养血生发。

【化学成分】 本品主要含有芸香苷、花青素苷、胡萝卜素、亚油酸、维生素B_2、维生素C、黏液质、菊色素、鞣酸、葡萄糖丁二酸、矢车菊素等。

【药理与临床研究】 桑椹能提高细胞免疫功能，激发淋巴细胞转化的作用，调节免疫平衡，故临床用于治疗贫血、神经衰弱、失眠、健忘、身体虚弱、须发早白等。

【选方】

1. 桑椹黑发丸（《本草纲目》）

用女贞子620g，浸入白酒中，1日内取出蒸透晒干，研细末，桑椹子300g为末，旱莲草300g为末，共和匀，炼蜜丸如梧桐子大。每次服70～80丸，淡盐汤送下。主治肝肾阴虚、腰膝无力、衰老发白。

2. 桑椹水（《备急千金要方》）

采黑熟桑椹，浸入水中，日晒，待水变黑时即用桑椹水涂搽，搽至黑发复生。主治发白、拔后或脱落后不生黑发。

3. 桑椹蜂蜜膏（《中国医学保健作品选》）

鲜桑椹不拘多少（以紫色熟透者佳），蜂蜜适量。将桑椹捣烂，用纱布挤汁，放砂锅内炒，待稍浓缩后，加入适量蜂蜜，搅匀，煮成膏，放冷后贮瓶中备用。早、晚各服2食匙，开水送服。治青年白发及病后气血两虚、神经衰弱。用量15～30g。

4. 桑椹膏（《中国药膳学》）

桑椹子熬膏，每次服1～2匙，开水冲服。治须发早白、眩晕等。

5. 桑椹散（《太平圣惠方》）

干桑椹子、川升麻、皂荚（盐水中浸一宿、焙）、生干地黄、槐白皮各30g，细剉，以糯米饭为团，炭火烧赤，入麝香0.3g，研细。早晚先以浆水漱口后揩齿。可光润洁白牙齿。

6. 桑椹膏（《素问病机气宜保命集》）

黑桑椹5000g，冰糖2000g。熬成涂膏，每次服9～15g，每日2次，治疗风痹、血痹、老年人肠枯便秘、夜寐不安、腰膝酸软，以及肝肾阴虚而致须发早白。

【用量】煎服，10～15g。

【按语】桑椹甘寒质润，善补肝肾、益精血，主治精血不足、头晕耳鸣、须发早白、脱发等。兼具生津润肠之效。

核　桃　仁

【来源】为胡桃科落叶乔木胡桃成熟果实的核仁。秋季果实成熟时采收，除去肉质果皮，晒干，去壳取仁用。

【性味归经】甘，温。入肾、肺、大肠经。

【功效】补肾，温肺，润肠。

【应用】

1. 用于肺肾两虚的喘咳。能温补肺肾，兼可润肺敛肺，故能纳气平喘。

2. 用于肾阳不足的腰膝酸痛、遗精尿频。能补肾温阳、强健腰膝。

3. 用于肠燥便秘。其富含油脂，能润燥滑肠。

4. 古方尚用于石淋。现代用于治尿路结石，有排石之功。

【美容功用】

1. 润发

用于肾精亏虚，须发枯焦、早白。与桑椹同用可协同增效。

2. 润肤

用于气血不足、颜面色暗、生黄褐斑者，可与枸杞子、制何首乌等配伍用。还可润肤增肥，可用于身体过于消瘦、皮肤粗糙者。

【化学成分】含脂肪油40%~50%，主要成分是亚油酸甘油酯，混有少量亚麻酸甘油酯及油酸甘油酯，又含蛋白质约15.4%、碳水化合物约10%、钙约0.119%、磷约0.362%、铁约0.035%、胡萝卜素、核黄素。

【药理与临床研究】现代研究证实，核桃仁具有促进生长的作用，用核桃油给犬喂食，可使其体重快速增长。并能使人血白蛋白增加，而血胆固醇水平升高较慢。它可能影响胆固醇的体内合成及其氧化排泄。有临床研究报道，用30%~50%的核桃仁焦油氧化锌糊膏治疗接触性皮炎、脂溢性皮炎、婴儿湿疹、湿疮等皮肤病，有效率约为76.1%。

【选方】

1. 青娥丸（《太平惠民和剂局方》）

核桃仁20个，破故纸240g，蒜120g，杜仲500g。上为细末，和为丸，每次服30丸，空腹温酒下，妇人淡醋汤下。可壮筋骨、乌髭发、益颜色。

2. 暖下丸（《朱氏集验方》）

核桃仁60g，破故纸150g，蜜120g。以蜜、核桃仁相和，熬如稀汤后，入药末和丸，如梧桐子大，空腹温酒下30丸。久服令人壮健悦泽。

3. 红颜酒（《万病回春》）

核桃仁（去皮）125g，小红枣125g，白蜜125g，酥油60g，杏仁60g。煮四五沸，晒干，用好烧酒一小罐，先将蜜、油烊开入酒中，后将三药入酒中浸21日，每日晨空腹服二三盅较妙，可驻颜悦色。

【用量】煎服，10~30g。定喘嗽宜连皮用；润肠燥宜去皮用；排结石宜食油炸酥，捣如膏状服用。

【按语】 核桃仁味甘，性温质润，善补肾益肺，治疗虚喘气短、津枯肠燥便秘。在美容方面主要用其补肾润肤、乌发美颜、润肠养生。

黑　大　豆

【来源】 为豆科植物大豆的黑色种子。

【性味归经】 甘，平。入脾、肾经。

【功效】 补肾益精，健脾补气，生用解毒。

【应用】

1. 用于肾阴不足、头眩耳鸣、腰膝痿软等。以其补肾滋阴，与熟地黄、枸杞子等同用。

2. 用于气血不足、失眠健忘、精神不振等。配酸枣仁、远志效果更佳。

3. 生用可解毒疗疮，用于疮肿初起，红肿热痛。捣碎水调糊状敷患处。

【美容功用】

1. 乌发

用蒸熟黑大豆可治疗肝肾虚损、须发早白、焦枯失华。

2. 润肤

用于阴虚血亏、面色暗黑、褐斑如雀卵者。多与核桃仁、桃仁、杏仁等配伍用。

【化学成分】 本品含较丰富的蛋白质、脂肪和碳水化合物，以及胡萝卜素、维生素 B_1、维生素 B_2、烟酸等。

【药理与临床研究】 大豆中含微量的大豆黄酮及染料木素（水解产物），两者皆有雌激素样作用，大豆黄酮对小鼠皮下注射不吸收，口服或腹腔注射时雌激素样作用相当于二乙基己烯雌酚的 0.00001。家畜食入过多含此类异黄酮之饲料，可能对其生理功能发生某种影响。大豆黄酮对离体小鼠小肠有解痉作用，其效力约为罂粟碱的 37%。

【选方】

1. 治痘疮湿烂（《本草纲目》）

黑大豆研末敷之。

2. 治消渴（《子母秘录》）

乌豆置牛胆中阴干百日，吞之。

3. 治肾虚消渴难治者（《普济方》）

天花粉、大黑豆（炒）。上等份为末，面糊丸，如梧桐子大，黑豆百粒（煎）汤下。

4. 治小儿胎热（《全幼心鉴》）

黑豆2钱，甘草1钱，灯心草7寸，淡竹叶1片。水煎服。

【用量】内服：煎汤，9～30g；或入丸、散。外用：适量，研末掺；或煮汁涂。

【按语】黑大豆味甘，性平。善补肾健脾，用于肾虚腰酸、脾虚体弱，生用解毒疗疮甚好；在美容方面主要用于乌发、润肤、祛斑、养颜及养生。

黄　　精

【来源】为百合科多年生草本植物黄精、滇黄精或多花黄精的根茎。春、秋二季采挖，洗净，置沸水中略烫或蒸至透心，干燥。切厚片生用或酒制用。

【性味归经】甘，平。入脾、肺、肾经。

【功效】滋肾润肺，补脾益气。

【应用】

1. 用于阴虚肺燥、干咳少痰及肺肾阴虚的劳嗽久咳等。能滋肾阴、润肺燥，治阴虚肺燥咳嗽。

2. 用于脾胃虚弱。既补脾阴，又益脾气。用于脾胃气虚而倦怠乏力、食欲不振、脉象虚软者。

3. 用于肾虚精亏的头晕、腰膝酸软、须发早白及消渴等。

【美容功用】

1. 乌发

用于肾阴不足，须发早白，焦枯失华。用其滋肾养阴，配伍枸杞子、黑芝麻更佳。

2. 润肤

用于肺肾阴虚，颜面失色，生黄褐斑、雀斑者。用其滋阴润肤祛斑。

3. 抗衰

用于肾精不足，体弱早衰。可与熟地黄、紫河车同用。

4. 除癣

用于肌肤疥癣，瘙痒脱屑，甚或流水。与川芎、白鲜皮同用更佳。

【化学成分】 根茎中分离出 3 种多糖成分，即黄精多糖甲、黄精多糖乙、黄精多糖丙，以及低聚糖甲、低聚糖乙、低聚糖丙。黄精多糖甲、黄精多糖乙、黄精多糖丙均由葡萄糖、甘露糖、半乳糖醛酸结合而成，低聚糖甲、低聚糖乙、低聚糖丙均由葡萄糖和果糖结合而成。甲醇提取部分含有赖氨酸等 11 种氨基酸。根还含掌叶防己碱、药根碱、非洲防己碱、黄藤素甲、黄藤素乙、黄藤内酯、甾醇、烟酸、锌、铜、铁等。

【药理与临床研究】

黄精粗制剂及水提取液对金黄色葡萄球菌、伤寒杆菌等具有抑制作用。黄精醇提水溶液 2% 以上浓度对多种真菌有抑制作用。黄精提取物能明显延长家蚕生存期，增强免疫功能，具有抗衰老、耐缺氧、抗疲劳、增强代谢、降血糖、强心等作用，并抑制脂质过氧化。目前，临床上用其抑菌作用治疗癣菌病，同时黄精有滋阴补肺肾之功而用于须发早白、颜面无光等症。还可用于体虚乏力、心悸气短，以及干咳无痰、久病津亏口干。对肺结核、高血压、冠心病等亦可用。

【选方】

1. 黄精膏（《普济方》）

鲜黄精 500g，干姜 90g，桂心 30g。先将鲜黄精压汁，煎煮，加干姜、桂心，再煎至近黄色，加酒适量，分 2 次服，每次饭前服。可乌须发、补益延年。

2. 黄精酊（《山东中医杂志》）

黄精适量，捣碎，以乙醇浸 1～2 天，蒸馏去乙醇，加水 3 倍，沉淀，取滤液，蒸去其余乙醇，浓缩至稀糊状，直接涂于患处，每日 2 次。治癣。

3. 黄芎碘液（《新中医》）

黄精醇浸液（100g 在 95% 乙醇 500mL 内浸 3 周）15mL，川芎醇浸液 70mL，碘酊 15mL，加适量薄荷油，每日涂擦 1 次。治花斑癣。

4. 黄精酒（《本草纲目》）

黄精、苍术各 200g，枸杞根、柏叶各 250g，天冬 150g，煮汁 5000mL，同酒曲 500g、糯米 2500g，如常酿酒饮。可壮筋骨、益精髓、变白发。

【用量】 煎服，10～30g。

【按语】 黄精甘平质润，长于滋肾润肺，主治肺肾阴虚、燥咳少痰及肾虚遗滑、腰膝酸软等；在美容方面重点用于黄褐斑、须发早白及皮癣脱屑之证，现多用于养生保健。

女 贞 子

【来源】为木犀科常绿乔木植物女贞的成熟果实。冬季果实成熟时采收，稍蒸或置沸水中略烫后，干燥。生用或酒制用。

【性味归经】甘、苦，凉。入肝、肾经。

【功效】补益肝肾，养阴明目。

【应用】用于肝肾阴虚的目暗不明、视力减退、腰酸耳鸣及阴虚发热等。能补养肝肾之阴，惟药力平和，须缓慢取效。

【美容功用】

1. 乌发

用于肾阴不足，须发失养，早白失华。可与墨旱莲、枸杞子同用。

2. 祛斑

用于老年脂质褐斑。单味浸酒内服，有较好效果。

【化学成分】本品含齐墩果酸、甘露醇、葡萄糖、棕榈酸、硬脂酸、甘油酸。果实含臭蚂蚁醛、女贞子苷、齐墩果苷、α-甘露醇及脂肪酸。果皮含齐墩果酸、乙酰齐墩果酸、熊果酸。种子约含脂肪油14.9%。

【药理与临床研究】

1. 降血脂及抗动脉硬化

女贞子粗粉20克/只拌入食料中喂饲，对实验性高脂血症可降低血清胆固醇及甘油三酯含量，并使主动脉脂质斑块及冠状动脉粥样斑块形成消减。

2. 降血糖

齐墩果酸50mg/kg、100mg/kg皮下注射，连续7日，可降低正常小鼠血糖，对四氧嘧啶引起的小鼠糖尿病有预防及治疗作用，也能对抗肾上腺素或葡萄糖引起的小鼠血糖升高。

3. 抗肝损伤

齐墩果酸30mg/kg、50mg/kg、100mg/kg皮下注射，可抑制四氯化碳（CCl_4）引起的大鼠血清谷丙转氨酶的升高。

4. 对机体免疫功能的影响

女贞子能显著升高外周白细胞数目，其有效成分为齐墩果酸，女贞子能明显提高T淋巴细胞功能，女贞子具有增强体液免疫功能的作用。

5. 抗癌、抗突变

齐墩果酸对小鼠肉瘤有抑瘤作用。

6. 对内分泌系统的作用

研究表明，女贞子中既有雌激素样物质，也有雄激素样的物质存在，证明女贞子既有睾酮样也有雌二醇样的激素类似物，即同一药物具有双向调节作用。

【选方】

1. 女贞桑椹煎（《补药和补品》）

女贞子 12g，桑椹子 15g，制何首乌 12g，墨旱莲 10g。水煎服，日服 2 次。能补肝肾、乌须发，主治肝肾阴亏的眩晕、须发早白。

2. 桑椹二至膏（《医方集解》）

桑椹、女贞子、旱莲草各等份。加水煎取浓汁，加入约等量的炼蜜，煮沸收膏。每次食 1～2 匙。用于肝肾不足、腰膝酸软、须发早白。

3. 二绿女贞茶（《医方集解》）

绿萼梅、绿茶、橘络各 3g，女贞子 6g。先将女贞子捣碎后，与前三味共入杯内，以沸水冲泡即可。每日 1 剂，不拘时饮服。本方功能是养阴利咽、行气化痰。对肝肾阴虚、虚火上浮、气郁痰结之咽痛不适、咽喉异物感，饮之有益。

4. 女贞汤（《医醇賸义》）

女贞子 4 钱，生地黄 6 钱，龟板 6 钱，当归、茯苓、石斛、天花粉、萆薢、牛膝、车前子各 2 钱，大淡菜 3 枚。水煎服。治肾受燥热、淋浊溺痛、腰脚无力、久为下消。

5. 女贞子膏（《中医皮肤科诊疗学》）

女贞子 500g，黑芝麻 150g，熬膏。每次服 20mL，温开水送下，每日 2～3 次，滋阴乌发，治白发、斑秃、全秃等。

【用量】 煎服，或制酒、入丸剂。10～15g。

【按语】 女贞子甘凉而质润多液，善补肾阴、养肝血，主治阴虚目昏、视物不明。在美容方面重在乌发养颜、祛斑，并可抗衰延寿，实为美容珍品。

知　母

【来源】 为百合科多年生草本植物知母的根茎。春、秋季均可采挖，除去茎苗和须根晒干为毛知母，剥去外皮晒干者为知母肉。切片入药，生用或盐炒用。

【性味归经】苦、甘，寒。入肺、胃、肾经。

【功效】清热泻火，滋阴润燥。

【应用】

1. 用于热病烦渴。本品甘寒质润，善清肺胃气分实热而除烦止渴。用于温热病邪热亢盛，以及壮热、烦渴、脉洪大等肺胃实热证。

2. 本品清泻肺火，用于肺热咳嗽、痰黄黏稠。

3. 本品滋阴润肺，用于肾阴虚及肺经燥咳、干咳少痰者。

4. 用于阴虚火旺、骨蒸潮热、盗汗、心烦等。

5. 用于阴虚消渴、肠燥便秘。

【美容功用】

1. 乌发

知母可滋阴润燥，用于肾阴不足、须发早白。

2. 润肤

知母可用于肺阴不足、肌肤粗糙脱屑。

3. 祛斑

知母可用于黄褐斑、雀斑属阴虚火旺者。

【化学成分】本品主含皂苷。此外还含黄酮苷、多量黏液、脂肪油、芳香性物质等。

【药理与临床研究】本品有抗菌作用。知母煎剂对葡萄球菌、伤寒杆菌有较强的抑制作用，对痢疾杆菌、副伤寒杆菌、大肠杆菌、霍乱弧菌也有抑制作用，对某些常见的致病性皮肤癣菌也有抑制作用，还有解热作用。中医临床用之清热泻火、滋阴润燥，治疗头发枯黄或早白、唇口焦裂、龋齿、牙痛、口臭，以及痈肿疮疡等。

【选方】

1. 治龋齿及虫痛方（《备急千金要方》）

白附子3g，知母3g，细辛3g，川芎7g，高良姜7g。上五味共为细末，以棉裹少许著齿上，有津吐之，每日2次。治龋齿、齿痛、口臭。

2. 知柏参冬饮（《症因脉治》）

知母9g，黄柏9g，人参6g，麦冬10g，陈皮3g，甘草2g。水煎服。治气虚劳伤、面黄肌瘦、气怯神离、动作倦怠及上半日咳嗽、下午身凉气爽、脉数有热者。

3. 知石汤（《伤寒蕴要》）

知母15g，石膏9g，麦门冬6g，甘草3g，人参24g。水煎服。治伤寒邪热内盛、齿牙干燥、烦渴引饮、目昧唇焦。

4. 知柏地黄丸（《医宗金鉴》）

熟地黄24g，山萸肉、山药各12g，泽泻、牡丹皮、茯苓（去皮）各9g，知母（盐炒）、黄柏（盐炒）各6g。本方具有滋阴降火、退热除蒸之功。主治年老体弱、潮热盗汗、腰脊酸软、面生黑斑等。

【用量】 煎服，6～12g。清热泻火宜生用；滋阴降火宜盐炒用。

【禁忌】 本品性寒质润，有滑肠之弊，故脾虚便溏者不宜用。

【按语】 知母苦甘而寒，入肺、胃、肾经，苦寒泄热，质润滋阴，善治肺热咳嗽及肺肾阴虚所致之头发枯黄、早白、面生褐斑等。

墨　旱　莲

【来源】 为菊科一年生草本植物鳢肠的地上部分。花开时采割，晒干，切段生用。

【性味归经】 甘、酸，寒。入肝、肾经。

【功效】 补肝肾阴，凉血止血。

【应用】

1. 用于肝肾阴虚的头晕目眩、腰膝酸软、遗精耳鸣等。
2. 用于阴虚血热的咯血、衄血、便血、尿血、崩漏等。外用亦可止血。

【美容功用】

1. 黑发

用于阴虚血热、须发早白焦枯等。

2. 润肤

用于肾阴不足、肌肤粗糙色暗脱屑等。

【化学成分】 全草含挥发油、鞣质、皂苷，以及烟碱、维生素A样物质。

【药理与临床研究】 将狗的股动脉切断，用墨旱莲叶粉敷出血处，并稍加压迫，就有良好的止血效果。墨旱莲能增加豚鼠离体心脏的冠状动脉血流量，并使心电图T波得到改善。小鼠在常压缺氧情况下注射墨旱莲制剂能明显延长寿命，在缺压缺氧的情况下，同样可提高小鼠的存活率。

【选方】

1. 五煎膏（《古今医鉴》）

墨旱莲、黑桑椹、何首乌、生地黄、白茯苓切片，煎汁，滤渣熬膏和匀，置瓷器内封固，埋土中7日，每次服2～3匙，每日3次。可乌须发、固牙齿、壮筋骨。

2. 墨旱生发汁（《中医皮肤科诊疗学》）

取新鲜墨旱莲，榨汁随取随用，涂患处，每日3～5次。治斑秃、发少、发白。

3. 旱莲丸（《万病回春》）

墨旱莲（取汁、晒）、生姜（取汁、晒）、生地黄（酒泡取汁、晒）各1000g，炒杜仲、五加皮（酒浸）、赤茯苓各250g，细辛30g，补骨脂500g，枸杞子、川芎各120g，没药60g。为细末，核桃仁（去皮）250g，枣汤同和为丸，如梧桐子大。每次服50丸，黄酒送下。可滋阴补益、乌须黑发、治须发早白等。

4. 旱莲生姜膏（《中国药膳学》）

墨旱莲500g，生姜30g。水煎取汁，加蜂蜜熬膏。每次服1匙，每日3次。治肝肾亏虚、头晕眼花、须发早白。

5. 旱莲酊（《上海中医药杂志》）

墨旱莲20g（鲜者加倍），75%酒精200mL。将墨旱莲洗净蒸20分钟，候冷，放入酒精内浸泡，过滤去渣取汁，涂患处并加七星针叩刺，每日3次，治斑秃。

【用量】内服，10～15g。外用适量。

【按语】《本草纲目》载："乌须发，益肾阴。"其甘、酸，寒，入肝、肾经，适于肝肾阴虚所致的腰膝酸软、牙痛齿摇、须发早白，是生须眉、鬓发之常用药。

槐　角

【来源】为豆科落叶乔木槐的果实。全国大部分地区有栽培。夏、秋季果实成熟时采摘，晒干，生用或炒炭用。

【性味归经】苦，微寒。入肝、大肠经。

【功效】凉血止血，清肝火。

【应用】

1. 用于血热出血证，如吐血、衄血、便血、痔血等，尤以治下消化道出血之痔血、便血为擅长。

2. 用于肝火上炎之头痛、目赤等。现代临床亦常用于高血压属肝火偏旺者，有清肝明目降压之功。

【美容功用】

1. 黑发

用于血热而须发早白，可凉血、乌须发。

2. 消痤

可用于血热而面生痤疮、痛痒难耐。

【化学成分】本品含黄酮类和异黄酮类化合物，其中有染料木素、槐属苷、槐属双苷、山柰酚糖苷、槐属黄酮苷和芸香苷。其中芸香苷的含量较高，幼果中达46%。种子约含油9.9%，游离或结合的脂肪酸中，油酸约22.3%，亚油酸约12%，尚有槲皮素。

【药理与临床研究】本品具有升血糖作用。家兔注射槐角浸膏后1小时血糖升高，同时出现尿糖，但1日后即可恢复；能降低肝、主动脉及血中胆固醇的含量，防止胆固醇进入内部器官；抗菌作用，其含有杀菌物质，能对抗葡萄球菌和大肠杆菌。

【选方】

1. 白发还黑方（《本草纲目》）

以槐子入冬月阴干百日，每次食后吞1枚，久服明目，白发还黑，有痔及下血者尤宜服之。

2. 明目令发不落方（《医方类聚》）

槐子3000枚，10月收槐实，置新净瓮中，以盆密封瓮口，20天后启封，去皮肉，取槐子。从每月阴历初一至初十，日加1粒，至初十计服55粒；自十一至二十日，复从1粒始，逐日增至10粒，下旬10日亦同。1个月共服165粒，遇小月则少服最后10粒，1年计服1920粒。可明目、驻颜、令发不落。

3. 一醉不老丹（《古今图书集成医部全录》）

槐角子、莲花蕊、生地黄、五加皮各100g，没石子6个，以木石臼捣碎，以生绢袋盛药，同好清酒5000g，入净坛内，春、冬浸1月，秋20日，夏10日，紧封坛口，浸满日数，任意饮之，以醉为度，须连日服令尽，酒尽而须发白者自黑矣。若不黑，再制，服之自黑，神效，专养血乌须黑发。

【用量】煎服，10~15g。止血炒炭用；清热泻火生用。

【按语】槐角苦寒，善清热凉血，主治血热吐衄、痔血、便血。在美容方面主要用于血热发白及痤疮痛痒等。

木　瓜

【来源】为蔷薇科落叶灌木贴梗海棠和木瓜的成熟果实。前者习称“皱皮木瓜”，后者习称“光皮木瓜”。夏、秋二季果实绿黄时采摘。皱皮木瓜置水中烫至外皮灰白色，对半纵剖后晒干；光皮木瓜纵剖成二或四瓣置沸水中烫后晒干。切片生用。

【性味归经】酸，温。入肝、脾经。

【功效】舒筋活络，除湿和胃。

【应用】

1. 用于风湿痹痛、筋脉拘挛、脚气肿痛。本品有较好的舒筋活络作用，且能祛湿除痹，为久风顽痹、筋脉拘急之要药。治脚气肿痛、冲心烦闷等。

2. 用于吐泻转筋。用于泄泻、腹痛转筋。此外，本品尚能消食，可用于消化不良。

【美容功用】

1. 润发

可用于经脉不利、津血不足所引起的毛发焦枯失华或早白。

2. 润肤

用于脾胃失养、肌肤萎黄及面生黄褐斑、雀斑等。

【化学成分】果实含皂苷、黄酮类、维生素C和苹果酸、酒石酸、枸橼酸等大量有机酸，此外还含有过氧化物酶、酚氟化酶、氧化物酶、鞣质、果胶等。

【药理与临床研究】木瓜煎剂对动物蛋白性关节炎有明显抗感染消肿作用。其有一定的抗癌作用，还可以调节自主神经功能，有抗风湿、利尿、镇痛、生发等药理作用。临床用于乌发生发。

【选方】

1. 木瓜煎汤（《驻颜有术偏验方》）

木瓜1个，切碎，水煎煮15~20分钟，去渣候温。洗头发，每周2次，润发染发，治头发失泽、发白等。

2. 神应养真丹（《外科正宗》）

木瓜、菟丝子、当归、川芎、白芍、天麻、羌活、熟地黄（捣膏）各等份。为细末，入熟地黄膏加蜜，丸如梧桐子大。每次服百丸，空腹温酒盐汤下。治斑秃、全秃、早秃、脂溢性秃发及症状性秃发。

3. 生发汤（《实用中医美容》）

木瓜、当归、羌活各10g，生地黄、熟地黄、菟丝子、茯苓各12g，何首乌、白芍、甘草各15g，旱莲草30g。水煎分2次服，日1剂。治脂溢性脱发。

4. 斑秃丸（《实用中医美容》）

木瓜、当归、羌活各10g，生地黄、熟地黄、白芍、五味子、丹参各60g，何首乌90g。为细末，炼蜜为丸，丸重9g，每次服1丸，每日2次。治斑秃。

5. 养血生发胶囊（《全国医药产品大全》）

木瓜，川芎，当归，何首乌，天麻，熟地黄。制为每粒重0.5g的胶囊剂，每次服4粒，每日2次。治斑秃、全秃、脂溢性脱发、头皮发痒、头屑多、油腻及病后脱发等。

【用量】 煎服，10～15g。

【禁忌】 胃酸过多者不宜用。

【按语】 木瓜酸温，化湿和中，主治湿痹脚气。并可乌发润肤，用于气血失和、须发早白、肌肤粗糙、面生雀斑等。

牛　　膝

【来源】 为苋科多年生草本植物牛膝（怀牛膝）和川牛膝的根。冬季采挖，洗净，晒干，生用或酒制用。

【性味归经】 苦、甘、酸，平。入肝、肾经。

【功效】 活血通经，补肝肾，强筋骨，利水通淋，引火（血）下行。

【应用】

1. 用于瘀血阻滞的经闭、痛经、月经不调、产后腹痛及跌打伤痛。本品性善下行，活血通经，治妇科经产诸疾。

2. 用于肾虚腰痛及久痹膝酸痛、乏力等。

3. 用于淋证、水肿、小便不利等。治热淋、血淋、砂淋及水肿小便不利。

4. 用于头痛、眩晕、吐血、衄血等火热上炎、阴虚火旺之证及胃火上炎、齿龈肿痛、口舌生疮。

【美容功用】

1. 润发

用于肝肾不足、须发枯槁失华。可养肝肾、润发泽须。

2. 荣颜

可用于肝肾精亏、容颜失华、面色憔悴。

【化学成分】怀牛膝、川牛膝均含昆虫变态激素，如牛膝中含促脱皮甾酮、杯苋甾酮、异杯苋甾酮、羟甾酮、麦杯苋甾酮、紫苋甾酮 A、紫苋甾酮 B、头花杯苋甾酮及前杯苋甾酮等。牛膝尚含三萜皂苷，水解后生成齐墩果酸。

【药理与临床研究】牛膝所含昆虫变态甾体激素具有较强的蛋白质合成促进作用，其作用强度与 4－氯睾酮（氯司替勃）效果相似，促脱皮甾酮能促进肝细胞核和细胞质 RNA 的合成。牛膝水煎剂灌服，对家兔全血比重无明显影响，但可使其血液黏度下降，血凝加快；对大鼠的甲醛性脚肿，牛膝酒剂有明显的治疗作用。

【选方】

1. 牛膝丸（《太平圣惠方》）

牛膝、肉苁蓉、杜仲、菟丝子、鹿茸、石斛各 60g，白芍、远志、黄芪、续断、蛇床子、山药、茯苓、人参、巴戟天、柏子仁、肉桂、五味子各 30g。炼蜜为丸，如梧桐子大。空腹及晚饭前温酒送下 30 丸，可补肾益精、明目驻颜，治五劳六极七伤诸证。

2. 牛膝木瓜丸（《圣济总录》）

牛膝 60g，木瓜 20g，巴戟天、炒茴香子、木香各 30g，肉桂 15g。除木瓜外为末，复与热木瓜同捣，丸如梧桐子大。每次服 20 丸，空腹温酒下。能驻颜色、壮筋骨，治阳虚头发脱落、枯槁等。

3. 神仙六子丸（《御药院方》）

牛膝、熟地黄、地骨皮各 90g，小茴香 60g，菟丝子、川楝子、枸杞子、覆盆子、五味子、蛇床子、何首乌、木瓜各 30g。为细末，煮面糊为丸，如梧桐子大。每次服 50 丸，空腹食前温酒下。治气血衰败、髭发斑白及髭鬓苍黄。

4. 乌发蜜膏（《药膳食谱集锦》）

牛膝、补骨脂、黑芝麻、当归、枸杞子、菟丝子各50g，制何首乌、茯苓各200g。水浸泡后煎煮3次，合液，浓缩成膏，加蜂蜜1倍调匀，加热至沸，离火待冷。每次服1汤匙，开水送服，每日2次。

【用量】 煎服，6～15g。活血通经、利水通淋、引火下行宜生用；补肝肾、强筋骨宜酒制用。

【禁忌】 孕妇及月经过多者忌用，肾虚滑精、脾虚溏泻者亦不宜用。

【按语】 牛膝活血散瘀、引血下行，且补肝肾。善治血瘀经闭、肢节痹痛及面色失华、须发焦枯等。

豨　莶　草

【来源】 为菊科一年生草本植物豨莶、腺梗豨莶或毛梗豨莶的地上部分。夏、秋二季花开前及花期均可采割，除去杂质，晒干，切碎生用，或加黄酒蒸制用。

【性味归经】 苦、辛，寒。入肝、肾经。

【功效】 祛风湿，通经活络，清热解毒。

【应用】

1. 用于风湿痹证、骨节疼痛、四肢麻木、脚弱无力等。本品辛散苦燥，祛筋骨间风湿而通痹止痛。生用偏寒，善化湿热，对风湿痹痛偏热者，用之尤宜。

2. 用于疮疡肿毒、湿疹瘙痒。其清热解毒、祛风湿而止痒，内服、外用均可。此外，本品能降血压，可用于高血压病。

【美容功用】

1. 黑发

可用于血热而须发早白。单用或与墨旱莲同用疗效较好。

2. 润肤

可用于白癜风。多与黑大豆、黑芝麻配伍用。

3. 止痒

用于湿热郁滞、湿疹瘙痒。

【化学成分】 豨莶草含生物碱及酚性成分、氨基酸、有机酸、糖类、苦味质等。

【药理与临床研究】 豨莶草水煎剂有明显的抗感染作用，现代研究发现有阻止食物中类脂质吸收的作用，其水浸液和30%乙醇浸出液有降血压及扩张血管作用，并对鼠疟原虫有抑制作用。临床研究还显示本品有乌发作用。

【选方】

1. 延年益寿精（《全国医药产品大全》）

豨莶草、桑椹子、菟丝子、金樱子各65g，桑叶、牛膝、女贞子、杜仲各33g，地黄、金银花、黑豆各16g，制何首乌293g，黑芝麻203g，墨旱莲122g，蔗糖700g。制糖浆剂，每次服10mL，每日2次。治头晕目花、耳鸣、头发早白等。

2. 白发丸（《中医治疗脱发》）

豨莶草、制何首乌各90g，旱莲草、女贞子、牡丹皮各60g，黄芩30g，生地黄、当归、黑芝麻各120g。研细面过100目筛，炼蜜为丸，丸重9g。每次服1丸，每日3次。治白发。

3. 生发汤（《邹云翔医案》）

豨莶草、黑芝麻、熟地黄、旱莲草、女贞子、枸杞子、党参、炙黄芪、桑椹子、当归、白芍、阿胶、龙眼肉各9g，制何首乌15g，陈皮4.5g，炙甘草3g，大枣5枚。水煎服。治肝肾两虚、气血双亏的头发日渐脱落、色黄不泽等。

【用量】煎服，15～20g。外用适量。一般治风湿痹证宜制用，治湿疮、湿疹宜生用。

【按语】豨莶草苦寒，清热解毒。主治疮疡肿痛及风湿痹痛。在美容方面重在黑发、润肤、止痒，用于白发、白癜风及湿疹瘙痒等。

麻　油

【来源】为胡麻科植物脂麻的种子榨取之脂肪油。

【性味归经】甘，凉。入大肠经。

【功效】润燥通便，解毒，生肌。

【应用】

1. 用于肠燥便秘、腹胀腹痛等。单味内服。

2. 用于疮疡初起、红肿疼痛，与大葱同用外敷，可解毒散肿。

【美容功用】

1. 润发

取其质润甘凉之性，用于血虚精亏、毛发焦枯等。

2. 乌发

与制何首乌、旱莲草配伍用于血虚之须发早白等。

3. 润肤

可用于手足冻疮或皲裂、疼痛等。

【选方】

1. 治小儿初生，大小便不通（《蔺氏经验方》）

真香油1两，皮硝少许。同煎滚，冷定，徐徐灌入口中，咽下即通。

2. 治百药、百虫、五金八石、砒霜、山岚瘴蛊及河豚诸毒（《卫生易简方》）

生胡麻油1碗，灌之，吐出毒物。

3. 治胎漏难产（《便产须知》）

清油半两，好蜜1两。同煎数十沸，温服。他药无益，以此助血为效。

4. 治痈疽发背（《仁斋直指方》）

初作即服此，使毒气不内攻。麻油1斤，煎二十沸，和醇醋2碗，分5次，1日服尽。

5. 治肿毒初起（《百一选方》）

麻油，煎葱黑色，趁热，通手旋涂自消。

6. 治急喉痹（《百一选方》）

生油1合，急灌之。

7. 治梅花秃癣（《普济方》）

清油1碗，以小竹子烧火，入内煎沸，沥猪胆汁1个，和匀，剃头擦之，二三日愈，勿令日晒。

【用量】内服：3～10g，生用或熬熟。外用适量。

【禁忌】脾虚便泻者忌服。

【按语】麻油甘凉质润，善润燥通便、润肤祛斑、润发黑发。主治肠燥便秘、面斑、白发及冻疮皲裂等。

第十四章　生发类中药

生发类中药是以护发、养发、治疗脱发为主要功效的一类药物。主要用于治疗各类脱发、白发、发燥等，适用于气血失调、脏腑经络失调、阴阳失调等原因引起的各种发病。本章药物主要通过补肝肾、益精血、活血祛风、清热化湿等功效治疗各类脱发。

骨　碎　补

【来源】为水龙骨科植物槲蕨的干燥根茎。全年均可采挖，除去叶及鳞片，洗净，切片，干燥，生用。

【性味归经】苦，温。入肝、肾经。

【功效】活血续伤，补肾强骨。

【应用】

1. 用于跌打损伤、瘀肿疼痛。通过活血脉、续筋骨、疗伤痛起效。
2. 用于肾虚诸证。如腰痛、脚弱、耳鸣耳聋、牙痛、久泻等。

【美容功用】生发：其有活血化瘀、补肝肾作用，配合何首乌、侧柏叶、肉桂等中药治疗肾虚、血瘀型脱发。

【化学成分】骨碎补含橙皮苷、淀粉、葡萄糖等，尚含四环三萜类成分。

【药理与临床研究】骨碎补可防治链霉素毒性及过敏反应，对反应中的头痛、头晕、口唇及舌尖麻木等症状疗效最好，对耳鸣、耳聋的控制也有一定效果。实验提示其有解毒和抗过敏作用，可用于各种原因引起的毛发不生，亦可增加血钙、血磷浓度，促进骨对钙的吸收。临床用于治疗肾虚牙痛、肝血不足而致目暗不明、面色无华、唇舌色淡等。

【选方】

1. 丁桂毛姜酊（《大众中医药》）

骨碎补、苦参各50g，公丁香、肉桂各10g。上药浸泡于白酒500mL中1

周，外擦局部，日数次。治脂溢性皮炎及秃顶。

2. 脱发再生剂（《实用医学美容》）

骨碎补、白鲜皮、何首乌各10g，鲜侧柏叶40g，加入95%酒精200mL，浸泡2周过滤，外擦患部。治脂溢性脱发。

3. 生发酊（《中医杂志》）

骨碎补、闹羊花（羊踯躅）、鲜侧柏叶各等量，加入85%酒精100mL，浸2周后过滤去渣，外擦，日数次，每次1~5分钟。治脂溢性脱发。

【用量】内服10~20g，煎汤或入丸、散。外用适量，捣烂或晒干研末敷，也可浸酒擦患处。

【禁忌】阴虚内热及无瘀血者不宜服。

【按语】骨碎补又名申姜、毛姜。《本草从新》记载“疗骨痿……病后发落”，近代常制成酊剂以外擦毛发脱落部位，可改善局部皮肤的血液循环和神经营养，故能促进毛发再生。

桑　寄　生

【来源】为桑寄生科常绿小灌木桑寄生的干燥带叶茎枝。冬季至次春采割，切段，生用。

【性味归经】苦、甘，平。入肝、肾经。

【功效】祛风湿，补肝肾，强筋骨，安胎。

【应用】

1. 用于肾虚、感受风寒湿邪的风湿痹痛、腰膝酸痛。

2. 用于肾虚的胎漏下血、胎动不安。

【美容功用】生发、润发、乌发：本品补肝肾、益精血、祛风除湿，可用于治疗脱发，同时其可以祛风止痒，也可以润发乌发对毛发起到很好的保养作用。

【化学成分】桑寄生茎、叶含齐墩果酸、黄酮类化合物、β-谷甾醇等。桑寄生带叶茎枝含萹蓄苷，亦含少量槲皮素。

【药理与临床研究】桑寄生能明显抑制咖啡因对小鼠的兴奋作用和延长戊四氮引起的小鼠死亡时间，表明其有明显的中枢抑制作用，对因情绪焦虑、劳伤心脾而致的毛发脱落有益。桑寄生能抑制伤寒杆菌及葡萄球菌的生长。桑寄生水煎液文火熬制成膏，或桑寄生膏加甘油、单软膏、氧化锌粉调匀后敷局部，有提高局部皮肤防寒能力和美容作用。其还有利尿、扩张血管和降血压等作用。

【选方】

1. 头痒肿白屑方（《外台秘要》）

桑寄生、防风各15g，蔓荆子、大麻子各10g，秦椒10g，白芷20g。加水2000mL，煎沸去渣，洗头，每日1～2次。治头发脱落、头痒肿白屑。

2. 血虚生发方（《太平圣惠方》）

桑寄生90g，蔓荆子90g，松叶90g，桑白皮60g，白芷60g，鹿角屑60g，甘松香30g，零陵香30g，生乌麻油500g，枣根皮汁1500mL。细锉，慢火煎，色黄膏成去渣，外涂须发不生处。治血虚头风、须发脱落不生。

【用量】10～15g，入散剂、浸酒或捣汁服。外用适量。

【按语】《神农本草经》载："主腰痛……充肌肉，坚发齿，长须眉。"是一味通过益肝肾、补精血而补发、生发的常用药物。

侧柏叶

【来源】为柏科常绿乔木植物侧柏的嫩枝及叶。阴干，生用或炒炭用。

【性味归经】苦、涩，寒。入肺、肝、脾经。

【功效】凉血止血，祛痰止咳。

【应用】

1. 收涩性止血药，炒炭后用于各种出血证。

2. 用于肺热咳嗽痰多证。

【美容应用】

1. 生发润发

用于血热脱发及须发早白。古今均为治疗脱发要药。

2. 生肌杀虫

可用于痤疮、冻疮、皮炎、鼻赤等。

【化学成分】叶含挥发油，其中含侧柏烯、侧柏酮、石竹烯等，黄酮类中有香橙素、槲皮素、杨梅树皮素、扁柏双黄酮等，新鲜侧柏叶的粗制总黄酮含量约为1.72%，还含鞣质、树脂、维生素C等。

【药理与临床研究】本品有抗菌作用：醇浸剂（1∶180000）对结核杆菌的生长有抑制作用，较水煎剂强，对肺炎球菌、卡他球菌有抑制作用。侧柏叶还有扩张血管、降低血压作用。

【选方】

1. 三仙丸（《古今医鉴》）

侧柏叶（焙干）400g，当归200g。上药忌铁器，为末水糊为丸，如梧桐子大，每次服50～70丸，早、晚各服1次，黄酒盐汤送下。治头发脱落。

2. 治秃发方（《临床报道》）

用鲜侧柏叶浸泡于60%酒精中，7天后滤取药液，涂擦毛发脱落部位，每日3次。观察13例（均为前额、头顶至后枕部脱发，斑秃不在此例），全部均见毛发生长，如能坚持连续涂擦并酌量增加药物浓度，则毛发生长可较密，同时也不易脱落。

3. 侧柏麻油（《孙真人食忌》）

采鲜侧柏叶阴干，为末，和芝麻油涂头脱发处，连续涂搽1个月左右，每日数次。主治脱发、斑秃、秃顶。

4. 柏叶散方（《御药院方》）

侧柏叶200g，何首乌、地骨皮、白芷各100g。上为粗末，每次用25g，加入生姜5000g，加水煎三七沸，去渣，淋洗髭须，临睡用，荣养髭须。

【用量】10～20g。外用适量。

【禁忌】《本草述》曰："多食亦能倒胃。"

【按语】侧柏叶，在古代是止血的常用药。在美容方面其能入肺、凉血，肺主皮毛，故可用于血热的脱发及皮肤病。现多用于脂溢性脱发，内服、外用皆可。

生　姜

【来源】为姜科植物姜的鲜根茎。秋末采挖，除去须根，切片或埋在沙中备用。

【性味归经】辛，微温。入肺、胃、脾经。

【功效】发汗解表，温中止呕，温肺止咳。

【应用】

1. 用于外感轻症，多配伍葱白等同用。
2. 用于各种呕吐，是止呕的良药。
3. 用于肺寒咳嗽。

【美容功用】

1. 生发

用于头发、眉毛脱落，生姜片外擦即有效。

2. 治疗白癜风

外用能改善局部血液循环治疗白癜风。

3. 除臭

生姜杀菌可外用治疗狐臭。

【化学成分】生姜含挥发油，主要成分为姜醇、姜烯、水芹烯、柠檬醛、芳樟醇、甲基庚烯酮、δ-龙脑等。

【药理与临床研究】本品有抗菌及抗原虫作用，水浸剂对毛癣菌有抑制作用，对阴道滴虫有杀灭作用。

【选方】

1. 生发合剂（《中医杂志》）

生姜汁50mL，旱莲草、生半夏、芥菜籽、生川乌各20g，川椒30粒，榧子、蔓荆子各10g，醋200mL。生姜汁入醋内，上诸药捣烂，入醋内即可，使用时以手按摩局部，待发热后涂药液，日10余次，治油风。

2. 生姜酊（《新疆中医药》）

生姜50g，加入50%酒精500mL，密封浸泡15天。治疗脱发，以温水擦于患处，棉球蘸液涂患处，早、晚各1次。

3. 生姜搽法（《浙江中医杂志》）

用生姜1块，切去1片，用切面在患处揩搽，姜汁擦干，再切去1片，连续搽至局部皮肤知热为度，每天3~4次，擦至皮色正常。主治白癜风。

4. 生姜治狐臭方（《食疗本草》）

用鲜姜绞取汁，频涂腋窝或将腋毛剃后频涂。主治腋下狐臭。

5. 姜乳蒸饼（《东坡养生集》）

生姜500g，面粉适量。取生姜但不用子姜，捣碎，绞汁，盛入瓷盆中，澄去上层黄清液，取下层白而浓者，阴干，刮其粉，名为“姜粉”。每日用姜粉适量与面粉拌和，做成饼，蒸热，空腹时吃一二饼。主治脾虚肾亏、未老先衰；或壮年服用，老仍保持红颜。

【用量】内服3~10g，或捣汁研末外用。

【禁忌】阴虚内热者忌服。

【按语】《本草纲目》曰：“生姜，擦，治狐臭，频擦，姜皮，拔白易黑。”在美容方面主要用于斑秃、白癜风、狐臭等，价廉易得，效果良好。

羌　活

【来源】为伞形科植物羌活、宽叶羌活的干燥根茎及根。

【性味归经】辛、苦，温。入膀胱、肾经。

【功效】发散风寒，胜湿止痛。

【应用】

1. 风寒表证

用于风寒湿型感冒、头痛、身痛。

2. 风寒湿痹

具有较好的祛风湿、止痹痛作用。

【美容功用】

1. 祛风生发

本品祛风止痒、生发疗疮，可以治疗斑秃等脱发。

2. 祛风止痒

本品有较好的祛风止痒作用，常用于瘾疹、皮肤瘙痒等。

【化学成分】本品含挥发油，油中主要成分为α－蒎烯、β－蒎烯、柠檬烯、乙酸龙脑酯等。

【药理与临床研究】本品所含挥发油对皮肤真菌有抑制作用。

【选方】

1. 清宫洗头方（《慈禧光绪医方选议》）

羌活4.5g，川芎6g，藁本6g，天麻3g，桑叶4.5g，甘菊3g，薄荷3g。煎水一盆洗头，可清热祛风、洁发光泽。

2. 神应养真丹（《外科正宗》）

羌活、木瓜、天麻、白芍、当归、菟丝子、川芎、熟地黄（酒蒸捣膏）各等份为末。上药加入地黄膏加炼蜜，丸如梧桐子大。每服百丸，温酒、盐汤任下。可养血祛风、补肾生发。

【用量】3～10g。

【禁忌】血虚痹痛、阴虚头痛者慎用。

【按语】羌活辛温、苦燥，有较好的祛风、除湿、走表等特点，在美容方面用其治疗斑秃及皮肤瘙痒。

辛　夷

【来源】为木兰科植物辛夷的花蕾。早春花未开放时采收，晒干生用。

【性味归经】辛，温。入肺、胃经。

【功效】发散风寒，宣通鼻窍。

【应用】用于鼻渊头痛、风寒头痛鼻塞。

【美容功用】

1. 生发

本品活血通经络，可用于配伍治疗各种脱发。

2. 养颜

本品解表散风、通窍、通络，可作为养容颜的辅助药。

【化学成分】辛夷挥发油中主要成分为α－松油二环烯、桉油精、胡椒酚甲醚、丁香油酚、黄樟油脑、茴香脑、桂皮醛、β－蒎烯、甲基丁香酚。

【药理与临床研究】

1. 扩张血管作用

辛夷挥发油滴入兔结膜囊中，立即见结膜血管扩张，滴于麻醉兔肠黏膜表面，静脉不扩张，微血管扩张尤为明显。

2. 抗菌作用

辛夷煎剂对10种致病性真菌有抑制作用；高浓度辛夷制剂对白色念珠菌、金黄色葡萄球菌、链球菌、白喉杆菌、痢疾杆菌、炭疽杆菌等有不同程度的抑制作用。

【选方】

1. 香发散（《慈禧太后医方选评》）

零陵香30g，辛夷15g，玫瑰花15g，檀香18g，川大黄12g，甘草12g，粉牡丹皮12g，山柰9g，公丁香9g，细辛9g，白芷90g。共为细末，用苏合香油搅匀，晾干，研细，药面掺发上，篦去。洁发香发，久用发落重生，至老不白。

2. 令人面悦泽如桃花红光方（《普济方》）

辛夷、细辛、川芎、白术、白芷、当归、木兰皮、瓜蒌、香附子、藁本、桃花、蜀水花、商陆、密陀僧、白僵蚕、零陵香、杜蘅、鹰屎白、萎蕤、土瓜根各1.5g，麝香、丁香各60g，白附子、玉屑、鹅脂、麝髓、羊髓、狗髓、猪脂各300g。细切酢渍，密封一宿，次日以猪脂煎三上三下至白芷色黄为度，去滓，傅面，悦泽红润颜面。

3. 辛夷散（《本草记言》）

辛夷1两，蛇床子2两，青盐5钱。共为末掺之，治牙龈作痛或肿或牙龈腐烂。

【用量】 3~10g。外用适量。

【禁忌】 凡气虚、头脑痛属血虚火炽及齿痛属胃火者忌服。

【按语】《本草蒙筌》云："生须发，杀虫……久服明目，下气轻身。"故为美发之辅助药。

桑　　叶

【来源】 为桑科落叶乔木桑的干燥叶。初霜后采收，晒干，生用或蜜炙用。

【性味归经】 甘、苦，寒。入肺、肝经。

【功效】 疏散风热，润肺止咳，清肝明目。

【应用】

1. 用于风热表证，温病初起，头痛咳嗽。
2. 用于肺热或燥热咳嗽。
3. 用于肝阳上亢眩晕及肝热目赤。

【美容功用】 生发、乌发：本品清润肺肝、疏散风热，与芝麻、桑椹等配伍可用于治疗脱发、白发、发燥等。

【化学成分】 桑叶含脱皮固酮、牛膝固酮、羽扇豆醇，以及芸香苷、桑苷、异槲皮素、东莨菪素、东莨菪苷、苯甲醛、丁香酚、芳樟醇、苄醇、丁胺、丙酮、胡芦巴碱、胆碱、腺嘌呤、多种氨基酸和维生素、绿原酸、延胡索酸、叶酸、铜、锌，还有植物雌激素等。

【药理与临床研究】 桑叶煎剂对金黄色葡萄球菌、乙型溶血性链球菌、白喉杆菌和炭疽杆菌均有较强的抗菌作用。桑叶所含脱皮激素能促进细胞生长，刺激真皮细胞分裂，产生新的表皮并促使昆虫脱皮，对人体能促进蛋白质合成，这些有利于毛发的再生长。

【选方】

1. 桑麻丸（《医方集解》）

嫩桑叶末、白蜜各500g，黑芝麻200g，将黑芝麻捣碎煎浓汁，和蜜炼制滴水成珠，入桑叶末为丸，每服，早盐汤、晚酒汤送下。治毛发脱落、白发等。

2. 血热发白方（《脱发的中医防治》）

桑叶、黑芝麻各30g，生地黄15g，牡丹皮、赤芍、当归、黄芩、女贞子各12g，制何首乌、旱莲草各20g。水煎服，每日1剂，或以此比例增加药量，为细末，炼蜜为丸，每次服9g，每日2次。治血热须发早白。

3. 首乌丸（《中华人民共和国药典》）

桑叶、补骨脂（盐炒）、女贞子、牛膝各40g，地黄、金银花各20g，桑椹清膏、金樱子清膏各70g，墨旱莲清膏50g，黑芝麻15g，菟丝子、豨莶草各80g，制何首乌360g。制为水蜜丸，每次服6g，每日2次。治肝肾两虚、头晕目花、耳鸣、头发早白等。

4. 鬓发堕落令生发方（《备急千金要方》）

桑叶、麻叶各等份，以泔煮去渣，沐发，治鬓发堕落。

【用量】 5～10g，煎服或入丸、散。外用煎水，适量。

【按语】 桑叶长于凉散风热。《本草纲目》载："治劳热咳嗽，明目长发。"其所含芸香苷和槲皮素能保持头部毛细血管正常抵抗力，并减少炎症渗出。近年治疗各种脱发症获较好疗效。

蔓　荆　子

【来源】 为马鞭草科植物单叶蔓荆的果实。秋季果实成熟时采收，晒干，生用或炒用。

【性味归经】 苦、辛，微寒。入膀胱、肝、胃经。

【功效】 疏散风热，清利头目，止痛。

【应用】

1. 用于风热表证、头晕头痛。

2. 用于目赤肿痛证，本品清利头目，可治目赤肿痛、目昏多泪。

【美容功用】 生发：本品祛风通经络，同桑寄生等药物相配可用于治疗各种脱发、脱眉、头痒、头屑多，内服、外洗均可。

【化学成分】 单叶蔓荆的果实和叶含挥发油，主要成分为莰烯和蒎烯，并含有微量生物碱和维生素A，果实中尚含有紫花牡荆素。

【药理与临床研究】 本品具有镇静、止痛、退热作用。临床多用于治疗皮肤粗糙、面皱雀斑、眉发脱落、头屑瘙痒等。

【选方】

1. 近效生发方（《外台秘要》）

蔓荆子、青葙子、莲子草各8g，附子1枚，碎头发灰6g。上五味以酒渍，入瓷器中，封闭，经二七日，药成，以乌鸡脂和涂之，先用泔洗，后敷之，生发，数日生长一尺也。

2. 广济蔓荆子膏方（《外台秘要》）

蔓荆子2000g，生附子30枚，羊踯躅花120g，葶苈子120g，零陵香60g，莲子草1握。上六味切，以绵裹，用油400mL渍垢，每梳头常用之，若发稀及秃处，即以铁精30g，以此膏油于瓷器中研之，摩秃处，其发即生也。治头风白屑痒、头肿旋闷、发落等。

3. 延年疗头风发落方（《外台秘要》）

蔓荆子2000g，碎防风90g，桑寄生90g，秦椒30g，大麻仁2000g，白芷125g。上六味，切，以水3000mL，煮取2000mL，去滓，以洗头，三四度，加芒硝2000g亦妙。主治头风发落，或头痒肿白屑。

4. 头风白屑方（《外台秘要》）

蔓荆子1升，防风3两，桑寄生3两，秦椒1两，大麻仁1升，白芷4两。水煎沐头，可止痒。

5. 蔓荆子方（《太平圣惠方》）

蔓荆子4两，捣罗为末，每夜涂眉，令生眉毛。

【用量】6～9g。外用捣散。

【禁忌】恶乌头、石膏。血虚有实火之头痛目眩及胃虚者慎服。

【按语】《神农本草经》载："主筋骨间寒热痹，拘挛，明目坚齿，利九窍，去白虫，久服轻身耐老。"《名医别录》载："益气，令人光泽脂致。"本品为老年耳目保健之常用药，亦是治疗头风、头屑、面皱雀斑、眉发脱落之常用药。

乌　梢　蛇

【来源】为游蛇科动物乌梢蛇除去内脏的全体。

【性味归经】甘，平。入肝经。

【功效】祛风湿，通经络。

【应用】

1. 用于风湿顽痹、肢体麻木、筋脉拘挛及中风口眼歪斜、半身不遂。

2. 用于小儿急慢惊风、破伤风。

【美容功用】

1. 疗癣祛斑

用于顽固难愈的麻风、疥癣、牛皮癣、白癜风、黑变病、色素沉着、瘙痒难忍、皮肤癣痒等。

2. 祛风生发

本品祛风通经络，用于治疗各种脱发、须眉脱落等。

【化学成分】本品含蛋白质及脂肪等。

【药理与临床研究】乌梢蛇提取物可通过直接扩张血管而起到降血压的作用。其还能镇痛、镇静。临床外用可治疗毛发脱落，可能是取其局部营养作用。

【选方】

1. 生眉膏（《证治准绳》）

白花蛇、乌梢蛇、羊粪（炒黑）、土马鬃、半夏（炒黑）各等份。为细末，以生姜汁调匀。擦眉处，1 日 3 次，治眉毛脱落。

2. 乌蛇丸（《太平圣惠方》）

乌梢蛇肉（酒浸炙黄）、炮白附子、白僵蚕（微炒）、全蝎（微炒）、防风、虎胫骨（醋炙微黄）、藿香各 1.5g，麝香（细研）1g。捣筛为末，炼蜜和捣，丸如梧桐子大。每日空腹，临卧温酒下20 丸。治风毒、眉毛坠落。

【用量】内服：5～15g，酒浸或焙干研末为丸、散。外用：烧灰调敷。

【禁忌】血虚生风者忌用。

【按语】《药性论》记载："治热毒风，皮肤生疮，眉须脱落。"现作为美容药物，主要用于顽固难愈的皮肤瘙痒、白癜风、头发须眉脱落等。

松　　叶

【来源】为松科植物油松或马尾松、云南松等的叶。全年可用。

【性味归经】苦，温。入心、脾经。

【功效】祛风燥湿，杀虫，止痒。

【应用】用于风湿痹痛、跌打损伤。

【美容功用】生发、乌发：本品祛风湿、通经络、杀虫止痒，可配伍侧柏叶、防风等治疗各种脱发、白发、冻疮、脚气、湿疮等。

【化学成分】马尾松叶含挥发油、黄酮类、树脂。云南松叶含挥发油、糖类、胡萝卜素、维生素C。

【药理与临床研究】松叶挥发油有预防流感作用，亦可治疗慢性支气管炎，能提高人体免疫功能。近常用于美容美发药物中，古方常用于黑发。

【选方】

1. 黑髭发方（《太平圣惠方》）

松叶、柏叶各120g，丁香、没食子各60g。捣罗为末，炼蜜为丸，如梧桐子大，每次服30丸，空腹临卧温酒或豉汤下。能黑髭发。

2. 涂顶膏（《太平圣惠方》）

松叶1000g，柏叶500g，泽兰、白术、防风、乌喙、莽草、石楠、细辛、皂荚、续断、辛夷各60g，猪脂2000g。细剉，酒浸一夜滤出，以猪脂煎药成焦黄膏或去滓，涂用。治头发脱落、头风痒、白屑。

3. 生发膏（《备急千金要方》）

松叶、石楠、松膏、马鬐膏、猪脂各150g，蔓荆子、附子、细辛、续断、皂荚、泽兰、零陵香、防风、杏仁、藿香、白芷各100g，莽草50g，熊脂100g。以清醋浸药一夜，次日以马鬐膏等入火煎，色黄膏成，过滤，外涂。治头风痒白屑及脱发，并能泽发。

【用量】10～20g，或浸酒。外用适量。

【按语】松叶又名松毛、松针。《名医别录》载："主风湿疮，生毛发，安五脏，守中，不饥延年。"古方记载多用于治疗白发、脱发，需久用方有效。

蜀　椒

【来源】为芸香科植物花椒的干燥成熟果皮。秋季采收，生用或炒用。

【性味归经】辛，温。入脾、胃、肾经。

【功效】温中止痛，杀虫止痒。

【应用】

1. 用于脾胃寒证。

2. 用于蛔虫腹痛、湿疹瘙痒、阴痒。

【美容功用】

1. 生发乌发

本品通过温调脾胃、散寒邪、助脾胃运化，以达到生发乌发的作用。

2. 祛风止痒

外用治皮肤瘙痒、妇人阴痒。

【化学成分】蜀椒含香叶醇、柠檬烯、枯醇等挥发油及甾醇、不饱和有机酸、佛手内酯、苯甲酸、单萜类成分等。

【药理与临床研究】蜀椒注射液肌注或穴位注射，有止痛作用；蜀椒还有促进小鼠各种内分泌腺功能，大剂量组则使性腺较发达。临床常用其辛、温，以益血利五脏、灭瘢生毛发等。

【选方】

1. 椒红丸（《圣济总录》）

以蜀椒炒汗出，曝干捣末，配地黄自然汁煎稠和丸，暖酒下，治目暗耳聋，有明目益智、悦颜黑发之功效。

2. 椒茱汤（《医级》）

蜀椒、吴茱萸、蛇床子、藜芦、陈茶、烧盐，水煎熏洗，治妇人阴痒、皮肤瘙痒等。

【用量】每次服1～5g。

【禁忌】阴虚火旺者及孕妇忌服。

【按语】蜀椒亦称川椒，即花椒。古代视为珍贵之物。《食疗本草》曰：“通神去老，益血，利五脏，下乳汁，灭瘢，生毛发。”其乌发作用机理还有待进一步研究。

青　　蒿

【来源】为菊科一年生草本植物青蒿和黄花蒿的全草。全国大部分地区均产。夏、秋季花将开时采割，阴干，切段，生用或鲜用。

【性味归经】苦、辛，寒。入肝、胆经。

【功效】清透虚热，凉血除蒸，解暑，截疟。

【应用】

1. 用于温热病后期、温邪伤阴、夜热早凉。
2. 用于内科杂病、阴虚发热、五心烦热等。
3. 用于外感暑邪、发热烦渴。
4. 用于疟疾。

【美容功用】生发黑发：本品善清透虚热，配合滋补肝肾药同用治疗阴虚有热的须发早白、脱发、发燥。青蒿煎剂药液外涂可用于皮肤瘙痒、荨麻疹、脂溢性皮炎、毛发干枯等症。

【化学成分】 青蒿主含挥发油，由青蒿酮、异黄酮、左旋樟脑、侧柏酮、桉油素、丁香烯等组成。近年发现，本品含青蒿素，为抗疟的主要有效成分。现已提取青蒿素，成为世界闻名的抗疟新药。

【药理与临床研究】 生药及青蒿素可抑制疟原虫发育，具有高效、速效、低毒、用法简便等优点。青蒿素对多种皮肤真菌及螺旋体有抑制作用。

【选方】

1. 青蒿散（《杨氏家藏方》）

青蒿、秦艽、柴胡、桔梗、炒香附子、鳖甲（醋制）、天仙藤各 30g，乌药 15g，炙甘草 45g，川芎 10g。为细末，每次服 10g，加生姜 3 片，水煎服。治虚劳骨蒸、皮毛干枯。

2. 麦门冬煎（《太平圣惠方》）

青蒿汁、童便各 150mL，生麦门冬汁、生地黄汁各 100mL，桃仁（汤浸去皮尖研）、麝香（细研）各 3g，朱砂（细研）30g。三味汁与童便慢火同煎，稍后下桃仁、麝香、朱砂等，更煎令稀稠适中如膏。不计时候，以清粥调下 1 茶匙，治骨蒸劳热、身体常热、羸瘦、皮毛干枯。

【用量】 3～10g，煎服或鲜用绞汁。

【禁忌】 脾胃虚寒、肠滑泄泻者忌服。

【按语】 青蒿又名草蒿、野兰蒿。《食疗本草》记载："能益气、长发、补中、明目。"《日华子本草》记载："长毛发，发黑不老。"现代常用于治疗毛发脱落、毛发干枯属于血热所致者。

桐　叶

【来源】 为玄参科植物泡桐或毛泡桐的叶。

【性味归经】 苦，寒。入大肠经。

【功效】 消肿毒疗疮，止血。

【应用】 治痈疽、疔疮、创伤出血。

【美容功用】 生发：用于人须鬓秃、毛发脱落或不生长等。

【化学成分】 毛泡桐叶含熊果酸，还含糖苷及多酚类等。

【药理与临床研究】 桐叶与山楂酸之合剂能扩张冠状动脉，可治疗心功能不足。

【选方】

1. 洗头令长发方（《肘后备急方》）

麻子仁 15g，白桐叶 30g，米泔煮五六沸去滓，洗用。治须发、鬓发脱落。

2. 生发方（《千金美容方》）

桐叶 15～30g，侧柏叶 20g，松叶 25g，米泔煮五六沸去渣，洗头，每日 1～2 次。治头发脱落。

3. 麻桐生发方（《千金翼方》）

麻子 2 升，白桐叶 1 把。上二味，以米泔汁煮，去渣，适寒温，沐，20 日长矣。主治发落不生、头发早白。

【用量】外用：以醋蒸贴，捣敷或捣汁涂。内服：煎汤，15～30g。

【按语】《本草纲目》曰“治发落不生”“浸汤沐发长润”。现研究表明其具有良好的生发作用。

第十五章　减肥塑身类中药

减肥塑身类中药是指具有健脾、祛湿、化痰、消脂等作用，以治疗肥胖症的一类药物，主要适用于脾胃不健、气化不行、痰湿壅盛、湿热阻滞等引起的肥胖症。

大　黄

【来源】 为蓼科植物掌叶大黄、唐古特大黄或药物大黄的根茎。切片，晒干生用、酒制、炒焦用。

【性味归经】 苦，寒。入胃、大肠、肝经。

【功效】 泻下攻积，清热泻火，凉血解毒，逐瘀通经。

【应用】

1. 治胃肠积滞、热结便秘，是泻下攻积之要药。
2. 用于瘀滞经闭、跌打损伤、瘀血肿痛。
3. 用于血热吐衄、目赤咽痛、口舌生疮、牙龈肿痛。
4. 用于热毒疮疡、丹毒、烧烫伤。
5. 用于湿热痢疾、黄疸、淋证。

【美容功用】

1. 清热减肥

用于胃肠湿热积滞的肥胖症，多配伍白术、薏苡仁、荷叶等同用。

2. 抗衰老

泄热通便、活血祛瘀、泻下排毒，使毒去身轻，从而具有养生、抗肿瘤等作用。

3. 美肤

调理气血、解毒化瘀，使气血调匀、肌肤红润、毒去疮消。可调节肌肤油脂分泌，促进细胞新陈代谢，故有美肤作用。

4. 清热解毒

对多种细菌、皮肤真菌、流感病毒有抑制作用。外敷治疗青春痘、面疱、疮疡痈肿、丹毒、酒齄鼻。

【化学成分】 大黄含蒽醌衍生物：大黄酚、大黄素、芦荟大黄素、大黄酸、大黄素甲醚；又含大黄鞣酸及其相关物质，如没食子酸、儿茶精、大黄四聚素；还含脂肪酸，如乙酸、棕榈酸、硬脂酸、油酸、亚油酸、亚麻酸。

【药理与临床研究】

1. 延长动物寿命

大黄能显著延长实验性高脂血症豚鼠的寿命。大黄对三甲基奶油黄诱发肝癌的大鼠有延长其寿命的趋向。

2. 对毛发的影响

给豚鼠喂生大黄水浸剂（每100mL含25g生大黄粉），豚鼠的毛色比未给予大黄水浸剂的对照组润泽、发亮、伏贴、整齐。

3. 抗菌作用

大黄对多种细菌如葡萄球菌、溶血性链球菌、白喉杆菌、枯草杆菌、淋病双球菌、炭疽杆菌、伤寒杆菌、副伤寒杆菌、痢疾杆菌等都有不同程度的抑制作用。

【选方】

1. 陈瑞英减肥经验方（经验方）

大黄20g，枳实20g，白术20g，甘草20g，茶叶50g。水煎服。适用于胃肠湿热型肥胖症。

2. 三黄散（《本事方》）

大黄（炮或生用）50g，黄连、黄芩各25g。为末，每次服10g，蜜水调下。治鼻衄过多，并治酒齄、肥胖、大便闭而有热者。

3. 颠倒散（《医宗金鉴》）

大黄、硫黄各等份。上研细末，共和一处，再研匀，以凉水调搅，治酒齄、肺风、粉刺。

4. 三黄苦参膏（《宫廷秘方》）

大黄、黄柏、苦参、黄芩各等份。为细末，以水和匀。日频搽患处。清热解毒，治青春痘。

5. 小败毒膏（《寿世新编》）

大黄、黄柏、赤芍各150g，蒲公英300g，陈皮120g，木鳖子、金银花、乳香、甘草、当归各30g，白芷、天花粉各90g，熬膏。每次服15g，热开水冲服，日2次。治痤疮、酒齄鼻等。

6. 二黄油膏（《湖南中医杂志》）

生大黄末、黄丹各等份，麻油适量。调膏。先以生理盐水洗患处，擦干，再涂油膏，以纱布覆盖，日换1次。治糜烂型手足癣。

7. 颠倒散加味（《吉林中医药》）

大黄60g，硫黄40g，黄柏40g，紫草20g，水蛭20g，白芷40g，胆南星20g。研成极细末，过120目筛装瓶备用。用时取药粉5g左右，盛于干净容器中，加入蛋清1个，搅匀即成药物面膜液。每晚先用洁面乳洁面后，用干净毛刷蘸面膜液均匀涂于面部10分钟左右。待药膜完全渗入毛孔，即干燥后取下，第2天温水洗脸。每日1次，6次为1个疗程，一般治疗3～6个疗程。治疗痤疮。

8. 治痤疮面膜（《云南中医杂志》）

生大黄200g，滑石粉100g，冰片1.5g，维生素B_6 250mg，维生素B_{12} 120mg。患者面部经常规处理后，面膜粉20g加水调成糊状，匀涂面部（眼周除外），20分钟后将药膜洗净，薄涂维生素软膏。每周做1～2次。治疗痤疮。

【用量】 3～9g。外用适量。

【禁忌】 凡表证未罢、血虚气弱、脾胃虚寒、无实热积滞、瘀结，以及胎前产后均应慎服。

【按语】 大黄的美容作用十分广泛，常用于减肥、排毒、美肤、祛痤、疗癣等。近代有报道称长期服用大黄有抗衰延年的作用等。国外将大黄用作化妆品中的香料。

茶　　叶

【来源】 为山茶科植物茶的芽叶。目前世界上红茶的数量最大，其次是绿茶，最少的是白茶。

【性味归经】 苦、甘、辛，寒。入心、肺、胃、小肠、肝、肾经。

【功效】 清利头目，除烦止渴，清热解毒，下气消食，悦神延寿。

【应用】

1. 用于头目昏痛、头风、喉疾、烦渴、痘疮、诸种中毒等。

2. 强心利尿、兴奋醒神，可用于中风昏愦、多睡善寐等。

【美容功用】

1. 利尿减肥

古人云："茶叶久食令人瘦，去人脂，使人不睡。"现代配合山楂、泽泻、大黄等常饮有减肥作用。红茶减肥作用较好。

2. 养生

茶叶中提取的茶多酚是最好的抗氧化剂之一，它能够帮助人体中和、清除自由基，因而具有养生作用。

3. 润肤

茶叶中所含有的氨基酸能保持肌肤润泽，绿茶美白作用较好。

4. 解毒

茶叶本身还具有祛火、消炎、杀菌等功效，可用于痤疮等面部疾病。

【化学成分】

1. 茶叶含嘌呤类生物碱。

2. 绿茶多酚能进入细胞，然后中和有害的自由基，减轻伤害，并强化真皮层中的弹力纤维与胶原纤维。

3. 绿茶中含鞣质；红茶因经发酵，鞣质含量减少。茶叶还含挥发油、三萜皂苷元、维生素 C、少量胡萝卜素、黄酮类、槲皮素及山柰酚等。

4. 儿茶素类：俗称茶单宁，是茶叶特有的成分，具有苦、涩味及收敛性。在茶汤中可与咖啡因结合而缓和咖啡因对人体的生理作用，具抗氧化、抗突然异变、抗肿瘤、降低血液中胆固醇及低密度脂蛋白含量、抑制血压上升、抑制血小板凝集、抗菌、抗过敏等功效。

5. 咖啡因：带有苦味，是构成茶汤滋味的重要成分。

6. 矿物质：茶中含有丰富的钾、钙、镁、锰等 11 种矿物质。茶汤中阳离子含量较多而阴离子含量较少，属于碱性食品，可帮助体液维持碱性，保持健康。

【药理与临床研究】

1. 对中枢神经系统的作用

咖啡因能兴奋神经中枢，使精神兴奋、思维活跃、消除疲劳，过量则引起失眠、心悸、头痛、耳鸣、眼花等不适症。

2. 对循环系统的作用

咖啡因、茶碱可直接兴奋心脏、扩张血管，对末梢血管有直接扩张作用。茶多酚对人体脂肪代谢有着重要作用。

3. 对平滑肌的作用

茶碱可松弛平滑肌，故用以治疗支气管哮喘、胆绞痛等。

4. 利尿及其他

咖啡因、茶碱能抑制肾小管的再吸收，因而有利尿作用。咖啡因能增强胃分泌，故活动性消化性溃疡病人不宜多饮茶。茶叶中的鞣质有收敛胃肠的作用。

5. 有助于延缓衰老

茶多酚具有很强的抗氧化性和生理活性，是人体自由基的清除剂。

6. 有助于预防和抗癌

茶多酚可以阻断亚硝酸胺等多种致癌物质在体内合成，并具有直接杀伤癌细胞和提高肌体免疫能力的功效。

其他

有助于预防和治疗辐射伤害。

【选方】

1. 健美减肥茶（《贵州茶叶》）

北山楂0.9g，麦芽0.35g，陈皮0.35g，泽泻0.25g，神曲0.35g，炒黑丑0.3g，炒白丑0.3g，赤小豆0.4g，茯苓0.4g，莱菔子0.2g，夏枯草0.8g，草决明0.3g，藿香0.4g，乌龙茶5g。上为细末，频频饮之，日服1～2剂。用于健美减肥。

2. 益寿茶（《浙江中医杂志》）

茶叶、丹参、山楂、决明子、杭白菊。制茶，每天2～3次，每次1～2小包。用开水泡饮可清肝益肾、明目。

3. 玉蟾抗衰茶（《四川省首届抗衰资料》）

茶叶、黄精、何首乌、刺五加、黄芪。上药为末，每日7g，冲服频饮。可补脾胃、抗衰老。

4. 健美Ⅰ号茶（《新中医》）

何首乌、夏枯草、山楂、泽泻、石决明、莱菔子、茶叶各10g。共为细末，分为7份，每日1份，开水150mL浸泡15分钟，首次饭前30分钟服，以后当茶饮。可滋阴潜阳，治单纯性肥胖症属肝肾阴虚、肝阳上亢者。

5. 健美Ⅱ号茶（《新中医》）

大黄、枳实、厚朴、甘草、茶叶各20g。共为细末，分为7份，每日1份，开水150mL浸泡15分钟，首次饭前30分钟服，以后当茶饮。清热荡积，治单纯性肥胖症属脾胃积热者。

6. 消脂茶（经验方）

茶叶、生姜、诃子皮各等份。先将茶叶、诃子皮加水1碗，令其沸热后，再加生姜煎服。主治积食、肥胖等。

【用量】内服：3～9g，煎汤。

【禁忌】

1. 服威灵仙、土茯苓者忌饮茶。

2. 失眠忌服。

【按语】《本草拾遗》载："茶叶久食令人瘦，去人脂，使人不睡。饮之宜热，冷则聚痰。"《东医宝鉴》云："茶，久服去人脂，令人瘦，太肥者可服。"坚持长期服用，具有减肥、排毒、美肤、养生、养神等多种作用。

荷　叶

【来源】为睡莲科植物莲的叶子。生用或晒干切丝用。

【性味归经】苦、涩，平。入心、肝、肾、脾、胃经。

【功效】清暑利湿，升发阳气，祛瘀止血。

【应用】

1. 用于暑热、心烦、小便发黄等症。

2. 用于脾虚泄泻及多种出血证，多作为辅助药。

【美容功用】

1. 减肥

用于单纯性肥胖，通过降脂、利湿、升发阳气等作用，达到减肥的效果。

2. 润肤

其味清香滑润，配合补血、益气、生津药，可润泽肌肤、光腻皮肤。

【化学成分】叶含莲碱、荷叶碱、原荷叶碱、亚美罂粟碱、前荷叶碱、N－去甲基荷叶碱、番荔枝碱、槲皮素、异槲皮苷、莲苷、酒石酸、柠檬酸、苹果酸、葡萄糖酸、草酸、琥珀酸、鞣质等。

【药理与临床研究】荷叶具有镇咳祛痰、抗菌作用等。临床用于减肥降脂、光腻皮肤。

【选方】

1. 洗澡药（《御药院方》）

干荷叶1000g，威灵仙、藁本、藿香叶、零陵香、茅香各500g，甘松、香白芷各250g。上为粗末，每次用60g，用生绢袋盛，用水2桶，约8000mL，并三沸，放稍热，于无风处淋浴。常用于治疗遍身瘙痒。

2. 荷术汤（《实用中医美容》）

荷叶、苍术、白术、黄柏、虎杖、夏枯草、牛膝、车前草、黄芪、桂枝、木瓜各10g，茯苓、泽泻、山楂、薏苡仁各15g，甘草6g。水煎，分2次服，每日1剂。可减肥降脂，治肥胖症。

3. 荷叶粥（《女性美容食疗与保健》）

新鲜荷叶1叶，粳米60g，冰糖适量。荷叶煎汤煮粳米成粥，加入冰糖，早晚食用。清暑利湿，升发清阳，止血，降血压，降血脂。适用于高血压、高脂血症、肥胖症及夏天感受暑热致头昏脑涨、胸闷烦渴、小便短赤等。

4. 荷叶减肥饮（《驻颜有术偏验方》）

荷叶15g，水煎沸5分钟或沸水渍泡10分钟，饮用，治肥胖症。

5. 陈皮荷叶减肥茶（经验方）

陈皮500g，鲜荷叶100张，生薏苡仁、生山楂各1000g。将夏日采集的新鲜荷叶洗净，切丝，晾干。将陈皮、山楂、薏苡仁三者研为细末，与荷叶混匀分成100袋。每日1袋，开水冲泡代茶饮，连续100天。

【用量】内服：煎汤3~9g，鲜者15~30g，或入丸、散。

【禁忌】畏茯苓、白银。《本草从新》曰："升散消耗，虚者禁之。"《随息居饮食谱》曰："凡上焦邪盛，治宜清降者，切不可用。"

【按语】《证治要诀》云："荷叶服之，令人瘦劣，单服可消阳水浮肿之气。"在美容方面配合健脾利湿药，长期饮用可以起到减肥、美肤等作用。

山　　楂

【来源】为蔷薇科植物山楂、山里红及野山楂的干燥成熟果实。前二种习称"北山楂"，后一种习称"南山楂"，均为野生。生用、切片晒干用或制成山楂片用。

【性味归经】酸、甘，微温。入脾、胃、肝经。

【功效】消食化积，行气散瘀。

【应用】

1. 消肉食、健脾胃，用于消肉食积滞证。

2. 用于瘀血阻滞的胸腹痛、痛经等，现可用于冠心病心绞痛。

【美容功用】

1. 降脂养生

用于脾胃不健之面色萎黄、高脂血症。现已制成多种制剂用于高血压、高血脂等。

2. 降脂减肥

用于脾胃积滞、气滞血瘀之肥胖症。

【化学成分】山楂含有山楂酸、酒石酸、胡萝卜素、维生素 B_1、维生素 B_2、维生素 C、黄酮类、内酯、糖类及苷类、鞣质、蛋白质、脂肪、钙、磷、铁等。

野山楂含有山楂酸、苹果酸、咖啡酸、齐墩果酸、胡萝卜素、维生素 B_2、维生素 C、鞣质、皂苷、果糖、蛋白质、钙、磷、铁等。

【药理与临床研究】

1. 降血压作用

山楂的黄酮、水解物、三萜酸三种提取物，分别以静脉、腹腔及十二指肠等途径给药，对猫进行急性降血压实验，均显示不同程度的降血压作用。

2. 可增加冠状动脉血流量

山楂浸膏对家兔实验性急性心肌缺血具有明显保护作用，对动物冠状动脉血流量有一定的增加作用。

3. 有强心作用

山楂的多种提取物对离体或在体蟾蜍心脏均有强心作用，其中山楂三萜酸对自然疲劳或10%水合氯醛所致的衰弱心脏有恢复搏动作用。

4. 降血脂

山楂浸膏对大白鼠具有明显的降血脂作用，实验性高血脂的兔在连续服用山楂3周后，其血清总胆固醇含量显著低于对照组。

5. 其他

有抗菌作用。

【选方】

1. 健脾丸（《证治准绳》）

白术、木香、山楂、山药、黄连、人参、白茯苓、神曲、陈皮、砂仁、麦芽、肉豆蔻、甘草各10g。主治脾胃虚弱、饮食内停。

2. 山楂根茶（《中国药方》）

山楂根、茶树根、荠菜花、玉米须各10g。前二味制为粗末，玉米须切碎，水煎代茶饮。主治肥胖症。

3. 山楂银菊花（《上海中医药杂志》）

山楂、金银花、菊花各10g。水煎代茶饮。主治肥胖症。

【用量】 内服：煎汤9～12g。外用适量，煎水洗或捣敷患处。

【禁忌】 脾胃虚弱及无积滞者慎服。且多食令人嘈烦易饥、腐蚀牙齿。

【按语】 山楂原为脾虚食积者及老人诸滞腹痛之良药。因可降低血脂、降血压、抗心律不齐、强心、增加冠状动脉血流量，现代常用于老年人心血管疾病的预防和治疗。山楂是老年人保健、延年、祛病常用药品之一。在美容方面多用于肥胖症。

泽　　泻

【来源】 为泽泻科植物泽泻的块茎。切片生用。

【性味归经】 甘，寒。入肾、膀胱经。

【功效】 利水渗湿，清热泻火。

【应用】

1. 利水渗湿作用较强，配合茯苓、猪苓用于治疗水肿、小便不利、痰饮、泄泻。

2. 清泻肾经湿邪、虚热，用于湿热带下、淋浊、遗精。

【美容功用】

1. 利湿减肥

泽泻渗利水湿，配合决明子、荷叶、薏苡仁等，可用于高血脂、高血压、肥胖症。

2. 利湿养颜

泽泻清利湿热，排除体内水湿之邪，从而起到利湿养颜的作用，可用于小便不利、面色无光。

【化学成分】 泽泻主要含三萜类物质：泽泻醇A、泽泻醇B、泽泻醇A醋酸酯、泽泻醇B醋酸酯及表泽泻醇等。另外，尚含少量挥发油、生物碱、胆碱、卵磷脂、甲酰四氢叶酸、维生素B_{12}、生物素和豆固醇等。

【药理与临床研究】

1. 降血脂作用

泽泻的脂溶性部分对实验性高胆固醇血症家兔有明显的降胆固醇作用和抗动脉粥样硬化作用。

2. 对肝脏的保护作用

泽泻醇A乙酸酯、泽泻醇B乙酸酯和泽泻醇C乙酸酯可保护因四氯化碳中毒的小鼠肝脏，其中以泽泻醇C乙酸酯效果最好。

3. 对心血管系统的作用

泽泻浸膏给犬和家兔静脉注射，有轻度降血压作用，并持续30分钟左右。泽泻可增加冠状动脉血流量。

4. 利尿作用

用盐水负载的小鼠或大鼠做利尿实验，小鼠皮下注射泽泻醇A乙酸酯100mg/kg能增加尿液中K^+、Na^+的分泌量。

【选方】

1. 王琦经验方（经验方）

杏仁12g，防己15g，泽泻20g，白芥子10g，冬瓜皮20g，荷叶20g，人参6g，苍术10g，黄芪20g，陈皮10g，生蒲黄15g，川楝子12g，白豆蔻6g。此方主治单纯性肥胖症属痰湿体质之人，兼气虚证者亦可。既可水煎服，又可作散剂，连用3个月。

2. 朱曾柏经验方（经验方）

焦山楂、荷叶、泽泻、薏苡仁、茯苓、黄芪、昆布、橘红、莱菔子、甘草。肥胖嗜睡症状突出者加茉莉花茶适量于药中；月经少、白带多者加红花、莪术；老年肥胖者加制何首乌、桑寄生。上方10剂，研成粗末，每天用适量药粉，加水微煎，频频当饮料。也可将药末置于暖水瓶内，头夜灌入沸水浸泡，次日当饮料。主治肝胆疏泄失常、痰浊（兼瘀血）壅滞肥胖症，对全身肥胖伴血压高者较好。

3. 中药减肥药方（经验方）

黄芪、防己、白术、川芎、制何首乌各15g，泽泻、生山楂、丹参、茵陈、水牛角各30g，生大黄9g。将药材打碎后用水煎，每次口服50mL，每日2次，或频饮适量。

【用量】5~10g。

【禁忌】肾虚滑精者忌用。

【按语】《日华子本草》载："治五劳七伤，主头眩，耳虚鸣，筋骨挛缩，通小肠，止遗沥，尿血。"现为减肥常用药，通过利湿、清热、降血脂、降血压、排毒等作用，治疗肥胖水湿偏盛者。

桑白皮

【来源】为桑科植物桑除去栓皮的根皮。晒干，切段生用。

【性味归经】甘，寒。入肺、脾、肝经。

【功效】泻肺平喘，利水消肿。

【应用】

1. 治肺热咳喘

泻肺热、利水气，用于肺热、痰饮之咳喘证。

2. 治水肿

用于风水、皮水等阳水实证。

【美容功用】

1. 利水减肥

通过利尿导泻作用，祛除湿气，治疗肥胖症。

2. 润泽毛发

通过泻肺热、通皮毛、利水气，用于治疗肌肤邪热、浮风燥痒、毛发干枯、头屑多等。

【化学成分】本品含伞形花内酯、东莨菪素、桑根皮素、桑皮素、桑皮色烯素、环桑皮色烯素、鞣质、黏液素。

【药理与临床研究】桑白皮煎剂、水提取物、正丁醇提取物均有利尿、导泻、降血压作用。桑白皮煎剂对金黄色葡萄球菌、伤寒杆菌、痢疾杆菌有抑制作用。

【选方】

1. 桑皮柏叶汤（《太平圣惠方》）

桑白皮15g，柏叶15g。水煎去渣洗头，治血脉虚极、发鬓不得润泽。

2. 沐发方（《外治寿世方》）

桑白皮500g，柏叶500g，木瓜250g。浸油，搽头用，可润发黑发。

3. 清肺生发汤（《刘树农医案》）

桑白皮、地骨皮、黄芩、麻子仁、柏子仁、制何首乌、苍耳子、知母、生地黄、牡丹皮各9g，茅根30g，生甘草15g。水煎服。治肺热所致头发渐黄、脱落，尤以额际为甚。

4. 桑白皮散（《太平圣惠方》）

桑白皮、赤芍、半夏、知母、紫菀、炙甘草、黄芩各10g，桔梗、人参各5g，柴胡、秦艽、地骨皮、生干地黄、赤茯苓各6g，天门冬、鳖甲各15g。捣罗为散，每次服20g，水煎去渣，不计时候温服。治身体壮热、皮毛干枯。

5. 治头风白屑方（《太平圣惠方》）

桑白皮、菊花、附子、藁本、松叶、莲子草、蔓荆子、零陵香、桑寄生各90g。上药细剉，每次用150g，以生绢袋盛，用桑柴灰汁2000mL，煎令药味出，冷热得所，去药袋，沐头避风，治头屑、经久不瘥、时时瘙痒。

【用量】 10～15g，或入丸、散。外用捣汁涂或煎水洗，适量。

【禁忌】 肺虚无火、小便多及风寒咳者，勿服。

【按语】 桑白皮有较好的润泽毛发、制止脱落作用，尤以煎水洗头疗效更好。《滇南本草》载："益肾脏而固精，久服黑发明目。"其主要通过清肺热、利水气，以达到减肥、润发之目的。

赤 小 豆

【来源】 为豆科植物赤豆、赤小豆的种子。晒干生用。

【性味归经】 甘、酸，平。入心、小肠经。

【功效】 利水消肿，解毒排脓，利湿退黄。

【应用】

1. 用于水肿、小便不利、脚气。

2. 用于疮痈肿毒，如流行性腮腺炎、风瘙瘾疹等。

3. 用于黄疸。

【美容功用】

1. 利水减肥

本品主要通过利水、通经，而达到减肥之效果。

2. 解毒疗疮

用于风疹瘙痒、疮痈肿毒、痄腮等。

3. 利水消肿

用于脚气水肿、头面肿。

【化学成分】 赤豆含蛋白质、脂肪、碳水化合物、微量的维生素A、维生素B_1、维生素B_2及钙、铁、磷、镁，尚含三萜皂苷类。赤小豆含蛋白质、脂肪、碳水化合物、钙、磷、铁、硫胺素、核黄素、烟酸。

【药理与临床研究】 本品有抗菌、抗感染作用，煎剂对金黄色葡萄球菌、痢疾杆菌有抑制作用；可以防治癞皮病；对内分泌系统等有调节作用。中医临床用于利水、利血、排脓等。

【选方】

1. 治风瘙瘾疹方（《本草纲目》）

赤小豆、荆芥穗等份。为末，鸡子清调涂之。治风瘙瘾疹。

2. 香药澡豆方（《太平圣惠方》）

大豆1000g，赤小豆800g，苜蓿10g，零陵香150g，冬瓜子1200g，丁香60g，麝香15g细研，茅香60g，猪胰5具切细。以上药捣细罗为散，与猪胰相合，捣令匀，每洗手面，常用之良。治手干燥。

3. 赤豆桑白皮汤（《本草拾遗》）

赤小豆60g，桑白皮15g。加水煎煮，去桑白皮，饮汤食豆。本方健脾利湿，而以桑白皮专于利尿消肿。用于脾虚水肿或脚气、小便不利。

4. 茅根煮赤豆（《肘后补缺方》）

白茅根250g，赤小豆120g。加水煮至水干，除去白茅根，将豆分数次嚼食。用于水肿、小便不利。现用于肾炎或营养不良性水肿。

5. 治脚气（《本草图经》）

赤小豆5合，葫芦1个，生姜（破碎）1分，商陆根（切）1条。同水煮，豆烂汤成，适寒温，去葫芦，细嚼豆，空腹食之。主治脚气。

6. 赤豆鲤鱼减肥方（经验方）

鲤鱼1尾（1000g以上），赤小豆100g，陈皮、花椒、草果各7.5g。将鲤鱼去鳞、鳃，抠去内脏，洗净。将赤小豆、陈皮、花椒、草果洗净，塞入鱼腹，再将鱼放入砂锅，另加葱、姜、胡椒、食盐，灌入鸡汤，上笼蒸1.5小时左右，鱼熟后即可出笼，再洒上葱花，即成。通过行气健胃、醒脾化湿、利水消肿，达到减肥的目的。

7. 养颜解毒方（经验方）

赤小豆30g，鸡内金10g。先将鸡内金研末，然后按照平常方法煮赤小豆，于赤小豆将熟时放入鸡内金末调匀，可作早餐食用。适用于颜面部有青春痘、黄褐斑及身体肥胖女性。

【用量】 10～30g。

【按语】 赤小豆有清热散风之功，可用于风热郁于皮肤而发之疾患，减肥以利水、清热、活血而起效。

莱 菔 子

【来源】为十字花科植物萝卜的成熟种子。全国各地均有栽培，晒干生用。

【性味归经】辛、甘，平。入肺、脾、胃经。

【功效】消食除胀，降气化痰。

【应用】

1. 用于食积气滞证。

2. 用于咳喘痰多、胸闷食少。

【美容功用】行气化痰减肥：本品有行气、消胀、化痰、降血压等作用，可用于痰湿、气滞型肥胖症。

【化学成分】种子含芥子碱和脂肪油，油中含大量的芥酸及亚油酸、亚麻酸，还含菜子甾醇和22-去氢菜油甾醇，另含莱菔素。

【药理与临床研究】

1. 抗病原微生物的作用

莱菔子水提物对葡萄球菌和大肠杆菌等有显著的抑制作用，水浸剂对同心性毛癣菌、许兰黄癣菌、奥杜盎小孢子菌、铁锈色小芽孢癣菌、羊毛状小芽孢癣菌及星形奴卡菌也有不同程度的抑制作用。

2. 明显的降血压作用

对于麻醉兔、猫及犬，静脉注射时均可引起动物血压下降。能明显降低实验性肺动脉高压，又明显降低体动脉压。莱菔子降肺动脉压、体动脉压强度与酚妥拉明基本相等。

【选方】

1. 枳实消痞丸（经验方）

枳实15g，厚朴10g，党参15g，白术10g，茯苓10g，甘草6g，白芥子10g，莱菔子15g，泽泻10g，山楂30g，何首乌30g，大黄15g。头痛头晕者，加川芎10g，菊花10g；大便干燥难解者，加芒硝15g，冲服。每日1剂，每次煎200~300mL，分2~3次服。3个月为1个疗程。主治高脂血症型肥胖。

2. 中药减肥药方（经验方）

何首乌、泽泻各20g，淫羊藿、黄芪、生山楂、莱菔子、花生壳各30g，白术、防已各15g，用水煎服，日1剂，于饭前先喝1碗药汤，然后再吃饭，可减少饭量，连用2个月以上。本方温阳化脂、健脾益气、利水减肥，适用于各类肥胖症。

3. 草本配方（经验方）

精选莱菔子、决明子、山楂调理脾胃、促进消化、提高机体代谢率；又配以陈皮、赤小豆消除皮下蓄积的多余水分。本品是通过调理人体胃肠道功能，而达到减肥的目的，因而不会出现反弹现象。

【用量】煎服，3～10g。生用长于祛痰，炒用长于消食除胀。

【禁忌】本品辛散耗气，故气虚无食积、痰滞者慎用。不宜与人参同用。

【按语】莱菔子行气消食、降气化痰，能消除过多的水分、调理肠胃功能，配合荷叶、山楂等起到减肥作用。

决　明　子

【来源】为豆科一年生草本决明或小决明的干燥成熟种子。晒干生用。

【性味归经】甘、苦、咸，微寒。入肝、大肠经。

【功效】清肝明目，润肠通便。

【应用】

1. 用于肝热引起的目赤肿痛、羞明多泪、目暗不明、头痛眩晕。

2. 本品能清热通便，用于肠燥便秘。

【美容功用】

1. 降脂减肥

决明子能清肝、通便，是现代常用的降血脂、降血压的药物，常用于单纯性肥胖。

2. 养生抗衰

决明子能增强免疫力、延缓衰老、养生防癌，是常用的养生抗衰药物，可用于高血压、冠心病、肝炎、肾炎等多种疾病。

【化学成分】本品除含有糖类、蛋白质、脂肪外，还含甾体化合物、大黄酚、大黄素等，以及人体必需的微量元素如铁、锌、锰、铜、镍、钴、钼等。

【药理与临床研究】

1. 抗菌作用

决明子醇提取物对葡萄球菌、白喉杆菌、伤寒杆菌、副伤寒杆菌、大肠杆菌均有抑制作用，而水提取物则无效。

2. 抗真菌

水浸剂用试管稀释后对奥杜盎小孢子菌、许兰黄癣菌及石膏样小孢子菌均有抑制作用。

3. 降血压

水浸剂和乙醇浸液对麻醉狗、猫、兔均有降血压作用。

4. 降血脂

决明子煎剂或决明子散剂对实验性高脂血症大鼠能降低血液中胆固醇、甘油三酯含量，并降低肝中甘油三酯的含量。

5. 抗血小板聚集

决明子煎剂或散剂对大鼠血小板聚集有抑制作用。

【选方】

1. 决明子绿茶（经验方）

决明子、绿茶各5g。将决明子用小火炒至香气溢出时取出，候凉。将炒好的决明子、绿茶同放杯中，冲入沸水，浸泡3~5分钟后即可饮服。随饮随续水，直到味淡为止。具有清热平肝、降脂降压、润肠通便、明目益睛之功效。

2. 杞菊决明子茶（经验方）

枸杞子10g，菊花3g，决明子20g。将枸杞子、菊花、决明子同时放入较大的有盖杯中，用沸水冲泡，加盖，焖15分钟后可开始饮用。当茶频频饮用，一般可冲泡3~5次。可清肝泻火、养阴明目、降压降脂，用于肝火阳亢型脑卒中后遗症，症见肢体麻木瘫痪、头晕目眩、头重脚轻、面部烘热、烦躁易怒、血压增高、舌质偏红、苔黄、脉弦。

3. 菊楂决明茶（经验方）

洁净菊花10g，生山楂片10g，决明子5g，方糖25g。将菊花、山楂片、决明子、方糖放入保温杯中，以开水冲泡，盖紧浸泡半小时，频频饮用，每日数次。本品适用于更年期综合征的肝肾阴虚、肝阳上亢的患者，以及具有头晕、头痛者，或高血压所致头晕目眩、失眠多梦者。

4. 菊花决明子粥（经验方）

菊花10g，决明子10~15g，粳米50g，冰糖适量。先把决明子放入砂锅内炒至微有香气，取出，待冷后与菊花煎汁，去渣取汁，放入粳米煮粥，粥将熟时，加入冰糖，再煮一二沸即可食。每日1次，5~7日为1个疗程。可清肝明目、降压通便，适用于高血压、高脂血症，以及习惯性便秘等。大便泄泻者忌服。

5. 桃仁决明蜜茶（经验方）

桃仁10g，草决明12g。将桃仁、草决明水煎，加蜂蜜。能活血降压、清肝益肾，适用于高血压、脑血栓形成有热象者服用。

6. 紫明茶（经验方）

紫菜30g，决明子25g。加水适量，煎煮20分钟，取汁饮用。用于甲状腺肿大、水肿、慢性气管炎、咳嗽、高血压。

7. 荷叶减肥茶（经验方）

荷叶3g，决明子6g，制大黄3g，何首乌3g，扁豆3g，代代花3g。开水冲泡代茶。能减肥降脂、畅中润肠，适用于肥胖症、便秘等。

8. 治疗高血压（经验方）

决明子（炒微黄）20～30g，金银花10～15g，杭菊花15g。用开水冲泡当茶饮。每日1剂，可长期饮用。

9. 中药减肥茶疗方（经验方）

山楂、菊花、决明子、茵陈、金樱子、荷叶、茶叶各等份。适用于高脂血症及肥胖症。

【用量】 煎服10～15g，不宜久煎。

【禁忌】 气虚便溏者不宜用。

【按语】《神农本草经》曰："治青盲，久服益精光、轻身。"决明子在古代多用于肝热目赤、便秘等证，现代是降脂、降压、减肥之常用药。可以配合山楂、菊花泡茶饮用，具有良好的效果。

牵　牛　子

【来源】 为旋花科植物裂叶牵牛或圆叶牵牛的干燥成熟种子。打碎生用。

【性味归经】 苦，寒，有毒。入肺、肾、大肠经。

【功效】 泻下逐水，去积杀虫。

【应用】

1. 用于水肿、鼓胀。还可用于肝硬化腹水轻症。
2. 用于痰痈咳喘实证。
3. 用于热结便秘、食积。
4. 用于虫积腹痛。

【美容功用】

1. 减肥瘦身

本品通过通利大小便，排除体内水湿积滞，起到减肥瘦身作用。

2. 美白祛斑

本品配合白芷、甘松、白附子等，用于治疗面部黑斑、雀斑、粉刺等。

【化学成分】本品含牵牛子苷、牵牛子酸、没食子酸、麦角醇、裸麦角碱、喷尼棒麦角碱、异喷尼棒麦角碱、野麦碱。种子含牵牛子苷，系树脂性苷，用碱水解得到牵牛子酸、巴豆酸、裂叶牵牛子酸、α-甲基丁酸及戊酸等。

【药理与临床研究】

1. 泻下作用

牵牛子苷的化学性质与泻根素相似，有强烈的泻下作用。牵牛子苷在肠内遇胆汁及肠液分解出牵牛子素，刺激肠道，增进蠕动，导致泻下。一般在服后3小时即出现泻下，量大则泻出水样便。其与黑丑、白丑的泻下作用无明显区别。牵牛子的泻下机制与硫酸镁、大黄不同，其不引起血糖的剧烈变化。

2. 利尿作用

牵牛子苷能加速菊糖在肾脏的排出，故可能有利尿作用。

【选方】

1. 去粉刺雀斑（《古今图书集成医部全录》）

白僵蚕、细辛、黑牵牛各等份。三药为药末，每日早晚洗面。

2. 玉容散（《御药院方》）

牵牛125g，生白芷15g，甘松15g，零陵香30g，天花粉22g，川芎15g，细辛7.5g，炮猪牙皂角60g，藿香15g，楮桃儿60g，藁本15g。上为细末，每次用3g，如洗面药，早晨、晚夕各用1次。治面上热刺、黑斑。

3. 治水肿（《备急千金要方》）

牵牛子末之，水服方寸匕，日1次，以小便利为度。

4. 禹功散（《儒门事亲》）

黑牵牛末20g，茴香（炒）3g，或加木香3g。上为细末，以生姜自然汁调3~6g，临卧服。

【用量】煎服3~9g，入丸、散1.5~3g。炒用可减缓毒性。

【禁忌】孕妇忌用。不宜与巴豆、巴豆霜同用。

【按语】牵牛子能通便、消积滞、泻下逐水、通利小便，使水湿之邪从二便排出，因而具有减肥、美容、祛斑等作用。

第十六章　香口益齿类中药

香口益齿类中药主要通过清热生津、泻火、行气止痛、消肿排脓等作用，以达到消除口腔异味、芳香开窍的功效。适用于胃火上炎、湿浊内阻、脾胃气滞、脘腹胀痛等引起的口臭、齿痛、牙龈肿痛、牙龈出血、唇焦口燥等咽喉口齿诸病。

常用药物：细辛、薄荷、木香、佩兰、小茴香、藿香、丁香、香薷、檀香、甘松、沉香。

细　辛

【来源】为马兜铃科植物北细辛或华细辛的全草。夏季采收，阴干生用。

【性味归经】辛，温，有小毒。入肺、心、肾经。

【功效】祛风散寒，通窍，止痛，温肺化饮。

【应用】

1. 用于风寒感冒、阳虚外感。
2. 用于治头痛、鼻渊、牙痛、风湿痹痛。
3. 用于寒痰停饮、气逆喘咳。

【美容功用】

1. 香口宜齿

用细辛配合白芷、丁香可祛除口臭、洁牙消肿，内服或漱口皆可。

2. 祛黄褐斑

细辛辛散通窍化饮，配合白僵蚕效果更佳。适用于痰瘀互结的黄褐斑。

【化学成分】细辛含挥发油约3%，挥发油的主要成分是丁香油酚、甲基丁香油酚、细辛酮、蒎烯、桉叶素、细辛素等。

【药理与临床研究】

1. 抗菌作用

细辛醇浸剂、挥发油等对革兰阳性菌、枯草杆菌及伤寒杆菌有抑制作用；煎剂对结核杆菌及伤寒杆菌有抑制作用。

2. 解热抗感染作用

华细辛对小鼠甲醛性及蛋清性脚肿有一定的抑制作用。

【选方】

1. 面斑方（《简明医彀》）

白僵蚕、白芷、细辛等份。研为细末，以乳和丸，如芡实大。洗面化涂，次日洗去。祛散邪、润肤白面。

2. 白斑散（《古今名方》）

细辛6g，白芷、雄黄各3g。研细末。以醋蘸外搽。治白癜风。

3. 细辛饮（《备急千金要方》）

细辛不拘多少，浓煮细辛为汁，含之，久乃吐之。香口益齿，辟秽。

4. 细辛散（《圣济总录》）

细辛、升麻、藁本、川芎、防风、甘草各3g，寒水石15g。捣罗为散，取少许含化，咽津。治风热牙齿黑黄。

5. 治口臭方（《圣济总录》）

丁香15g，甘草90g，细辛、桂心各45g。捣筛为末，炼蜜为丸，如梧桐子大，每次服2丸，临卧时含化。治口气臭秽。

6. 治口舌生疮（《卫生易简方》）

用细辛、黄连等份为末，先以布巾揩净患处，掺药在上，涎出即愈。

7. 漱风散（《御药院方》）

细辛、荆芥穗、藁本、香附子各15g，水3盏半，煎至1盏去滓。热漱冷吐，不拘时候。健齿。

【用量】内服一般不超过3g。

【禁忌】阴虚阳亢或无风寒湿邪之头痛、咳嗽，以及有高血压、肾功能减退者慎服。

【按语】《本草经集注》云："患口臭者，含之多效。"在古方中多配伍辛香的药物，消除口臭，还可配合僵蚕等消除黄褐斑。

薄　荷

【来源】为唇形科植物薄荷或家薄荷的地上部分或叶。枝叶茂盛时割取，晒干，切段生用。

【性味归经】辛，凉。入肝、肺经。

【功效】疏散风热，清利头目，利咽，透疹，疏肝解郁。

【应用】

1. 用于风热感冒、温病初起，有较好的散热作用。

2. 用于头痛目赤、咽喉肿痛，是咽喉肿痛之要药。

3. 用于麻疹不透、风疹瘙痒。

4. 用于肝郁气滞、胸闷胁痛。

【美容功用】

1. 洁口益齿

用其芳香、清凉作用，以消除口腔异味。

2. 疗疥疮、祛风瘙瘾疹

其有疏散风热和抗菌作用，多用于皮肤瘙痒、疥疮等。

3. 消痤疮

其辛凉疏散风热，可治疗肺热引起的痤疮。

【化学成分】薄荷新鲜叶含挥发油 0.8% ~1%，干茎叶含挥发油 1.3% ~2%。油中主要成分为薄荷醇，含量为 77% ~78%，其次为薄荷酮，含量为 8% ~12%，还含有乙酸薄荷酯、莰烯、柠檬烯、异薄荷酮、蒎烯、薄荷烯酮、树脂及少量鞣质、迷迭香酸。

【药理与临床研究】本品有抗菌、抗感染作用：薄荷煎剂对金黄色葡萄球菌、甲型链球菌、乙型链球菌、卡他球菌、肠炎球菌、痢疾杆菌、炭疽杆菌、白喉杆菌、伤寒杆菌、绿脓杆菌、大肠杆菌、变形杆菌等有抗菌作用。薄荷油可使因烧伤的兔耳炎症明显减轻。

【选方】

1. 治蜂叮肿胀（经验方）

薄荷鲜叶贴患处，立即见效。

2. 治耳痛（《闽东本草》）

鲜薄荷绞汁滴入。

3. 疏肝活血汤（《山东中医杂志》）

柴胡、薄荷、黄芩、栀子、当归、赤芍、红花、莪术、陈皮、甘草各 10g。水煎服，每日 1 剂。治黄褐斑。

4. 上上合香油方（《寿世保元》）

排草末120g，檀香、甘松各30g，零陵香90g，丁香9g，薄荷叶、麝香各6g，白芷75g，大黄、苏合香各60g，北细辛15g，荔枝壳80g。为细末，合香油用。芳香美容。

5. 神效揩齿药方（《太平圣惠方》）

酸石榴（泥裹烧赤去皮）1枚，茄子根（与槐枝同烧烟尽）、薄荷、马齿苋、兰香菜、石膏、五倍子（烧熟）、川升麻各30g捣为散，揩齿用。乌须黑发、牢牙固齿。

6. 香口霜（《辽宁中医杂志》）

藿香、木香、公丁香各10g，薄荷、西瓜霜各5g，冰片1g。水500mL煮沸后入藿香、木香、丁香，趁热入薄荷、西瓜霜、冰片，含漱，5～10分钟，日4次。治口臭。

7. 化瘀丸（《常见皮肤病中医疗法》）

柴胡、薄荷、栀子、红花、赤芍。为细末，炼蜜为丸，每次服9g，温开水送服，日2～3次。疏肝消斑，治黄褐斑、脱发等。

【禁忌】 阴虚血燥、肝阳偏亢、表虚多汗者忌服。

【按语】 薄荷又名南薄荷（《本草衍义》）、升阳菜（《滇南本草》）。《备急千金要方》云："作菜久食，却肾气，令人口气香洁，主辟邪毒，除劳弊。"其味辛凉、爽口，是清利咽喉、头目的要药，也常用于皮肤瘙痒、风疹、口臭等。

木　香

【来源】 为菊科植物云木香、越西木香、川木香等的根。多生长在高山草地和灌丛中，为野生植物。采挖后洗净、晒干、切段，生用。

【性味归经】 辛、苦，温。入肺、肝、脾、大肠经。

【功效】 行气止痛，止泻，健脾，疏肝解郁。

【应用】

1. 用于脾胃气滞证，是行气、止痛之要药。
2. 用于泄泻里急后重，常配伍黄连。
3. 用于腹痛胁痛、黄疸等。

【美容功用】

1. 香身除臭

其辛散开窍、味芳香，常配薄荷、丁香等同用，也多作为化妆品香料。

2. 除口臭

其行气止痛，治疗脾虚气滞、脘腹胀满引起的口臭。

3. 除皱抗衰

通过健脾胃，增加机体与皮肤的营养补充，有益于养生防衰。

【化学成分】 根含挥发油，油中含香叶烯、芳樟醇、β－榄香烯、丁香烯、雪松烯、β－紫罗兰酮、雪松醇、α－木香醇，以及木香内酯、二氢木香内酯、去氢木香内酯、木香烃内酯、二氢木香烃内酯、12－甲氧基二氢木香烃内酯。另含α－木香酸及24种氨基酸。

【药理与临床研究】

1. 轻微利尿作用。促进纤维蛋白溶解。

2. 抗菌作用。云木香水煎剂对副伤寒杆菌有轻微抑菌作用，对痢疾杆菌、绿脓杆菌、葡萄球菌、链球菌无抑制作用，对皮肤致病真菌有抑制作用。

3. 对胃肠道有兴奋和抑制的双向作用。

【选方】

1. 醋木香（《必效方》）

好醋浸青木香，置腋下，夹之。治腋臭。

2. 轻骨丹（《养生保健集》）

木香、独活、牛膝、菟丝子、肉苁蓉、萆薢、金毛狗脊、巴戟、骨碎补、补骨脂、胡芦巴、大附子、熟地黄、当归、天麻、防风、羌活、白芥子、川芎、五味子、川乌头各30g，木鳖子15g，甜瓜子15g，地龙15g，全蝎30g，乳香、没药各15g，续断30g。上为细末，酒煮面糊为丸，如梧桐子大，每次服30～40丸，食前温酒服，常服此药，可壮筋骨、补虚、驻颜色、强骨主力、益真气。

3. 雀附丸方（《养生保健集》）

附子、肉苁蓉、天麻各30g，鹿茸60g，补骨脂、沉香、木香、石斛各30g。以雀儿膏和捣，丸如梧桐子大，每日以温酒服30丸，可补虚、祛风、充肌肤、益颜色。

4. 木香膏（《太平圣惠方》）

木香、硫黄（细研）、蜗牛壳、杏仁（去皮尖，研如膏）、米粉各1.5g。为末，以腊月面脂调如稀膏，每夜临卧时，以淡浆水洗净面部拭干，涂患处，次晨以温水洗去。治积年酒齇及面上风疮。

5. 东垣神功散（《中药古方全集》）

黄连（酒洗）、砂仁各25g，生地黄、甘草各15g，当归、木香、藿香叶、升麻、兰叶各5g。上为末，以汤浸蒸饼和丸，绿豆大，每次服100丸或200丸，开水食后服下。固齿。

【禁忌】津液不足、阴虚火旺者不宜用。

【按语】木香属辛香行气药，有香身除臭、健脾开胃之功，中医学认为，脾胃虚衰是引起衰老的主要原因之一，胃气强健则有益于推迟衰老的进程。木香芳香浓烈亦可用作化妆品之香料。

佩　兰

【来源】为菊科植物兰草的全草。夏、秋季采割，切段鲜用或晒干生用。

【性味归经】辛，平。入脾、胃、肺经。

【功效】化湿，解暑。

【应用】

1. 用于湿阻中焦证。本品气味芳香，常与藿香配伍，化除中焦湿阻。

2. 用于外感暑湿或湿温初起。

【美容功用】本品芳香化湿：治疗口臭多涎，长于祛陈腐，辟秽浊，为治脾湿口甜口臭之良药。

【化学成分】佩兰全草含挥发油，油中有对－聚伞花素。叶含香豆精、邻－香豆酸及麝香草氢醌。

【药理与临床研究】

1. 佩兰挥发油对流行性感冒病毒有抑制作用。

2. 鲜叶或干叶的醇浸出物含有一种有毒成分，具有急性毒性，家兔给药后，能使其麻醉，甚至抑制呼吸，使心率减慢，体温下降，血糖过多及引起糖尿病诸症。

3. 有抗感染及抗病原微生物的作用，还具有抗癌作用。

【禁忌】阴虚、气虚者忌服。

【按语】佩兰又名兰草、省头草、醒头草。李杲论之：“生津止渴，润肌肉。”在美容方面主要用其芳香之性，化湿除口臭、多涎。

小 茴 香

【来源】为伞形科植物茴香的果实。秋季果实成熟时采收晒干，生用或盐水炒用。

【性味归经】 辛，温。入肝、肾、脾、胃经。

【功效】 散寒止痛，理气和中。

【应用】 用于寒疝腹痛、睾丸偏坠胀痛、少腹冷痛、痛经，具有温肾、暖肝、散寒止痛作用。适于中焦虚寒气滞证。

【美容功用】 本品芳香美白：治疗因肝肾虚寒、少腹冷痛、月经不调引起的面色苍白或萎黄。

【化学成分】 果实含挥发油3% ~6%，其主要成分是茴香脑、小茴香酮。尚含α-蒎烯、α-水芹烯、莰烯、二戊烯、茴香醛、茴香酸、对-聚伞花素，亦含脂肪油、豆甾醇、7-羟基香豆精等。

【药理与临床研究】

1. 对胃肠运动的影响

小茴香对家兔在体肠蠕动有促进作用。

2. 抗溃疡作用

小茴香600mg/kg，十二指肠或口服给药，对大鼠胃液分泌的抑制约为38.9%，而对应激性胃溃疡胃液分泌的抑制约为33.8%。

3. 对气管的作用

小茴香挥发油对豚鼠气管平滑肌有松弛作用。

4. 利胆作用

小茴香有利胆作用，能促进胆汁分泌，并使胆汁固体成分增加。

【选方】

1. 治胃痛、腹痛（《江西草药》）

小茴香子、高良姜、乌药根各6g，炒香附9g。水煎服。

2. 治胁下疼痛（《袖珍方》）

小茴香（炒）30g，枳壳（麸炒）15g。上为末。每次服9g，盐汤调下。

3. 治肾虚腰痛、转侧不能、嗜卧虚弱者（《江西草药》）

小茴香（炒，研末）。破开猪腰子，做薄片，不令断，层层掺药末，水纸裹，煨熟，细嚼，酒咽。

【禁忌】 阴虚火旺者慎用。

【按语】 小茴香辛温，善走下焦，其味芳香，能增强胃肠蠕动，排出体内气体而消胀。在美容方面主要用其芳香之味，调理脾胃及月经，用于脾胃虚寒、月经不调而引起的面黄、腹胀、疼痛等。

藿　香

【来源】为唇形科植物广藿香的全草。夏、秋季枝叶茂盛时采割，鲜用或切段晒干生用。

【性味归经】辛，微温。入脾、胃、肺经。

【功效】化湿，解暑，止呕。

【应用】

1. 用于湿滞中焦证，为芳香化湿之要药。

2. 用于暑湿证。既可解表，又可化湿行气，夏季感冒常用。

3. 和中止呕，用于湿浊中阻之呕吐。

【美容功用】

1. 香体

本品气味芳香除体臭，可作为香体剂、香口剂、漱口剂、洗发剂、润肤膏等原料。

2. 泽面润颜

本品通过芳香化湿，治疗寒湿困脾所致的脘腹痞闷、神疲体倦、面黄不荣等。

【化学成分】藿香含挥发油。藿香的主要成分为广藿香醇、苯甲醛、丁香油酚、甲基胡椒酚，并含有茴香脑、茴香醛等。

【药理与临床研究】

1. 抗真菌作用。藿香煎剂对许兰毛癣菌等多种致病性真菌有抑制作用；乙醚浸出液、醇浸出液、水浸出液亦能抑制多种致病性真菌。实验表明藿香乙醚浸出液、醇浸出液、水浸出液及煎剂对趾间毛癣菌及足跖毛癣菌的抑菌浓度分别是3%、5%、10%、15%。

2. 抗钩端螺旋体作用。藿香水煎剂在浓度为15mg/mL时对钩端螺旋体有抑制作用；当浓度增至31mg/mL时对钩端螺旋体有杀灭作用。

3. 抗病毒作用。有报道指出，藿香中的黄酮类物质有抗病毒作用。

4. 对消化系统的作用。藿香中的挥发油有刺激胃黏膜、促进胃液分泌、帮助消化的作用。并对胃肠有解痉、防腐作用。

5. 藿香可扩张微血管而略有发汗作用。由此促进新陈代谢、调节肌腠、滋养肌肉，使容颜红润光泽。

【选方】

1. 香口祛臭（《摘元方》）

藿香洗净，煎汤时时噙漱。

2. 十香丸（《千金翼方》）

沉香、麝香、白檀香、青木香、零陵香、白芷、甘松香、藿香、细辛、川芎、槟榔、白豆蔻各30g，香附15g，丁香15g。研末蜜炼为丸，日夕含用，咽津味尽即止。可芳香辟秽、令人体香。

3. 五香膏方（《外台秘要》）

藿香、甘松香、甲香（炙）、鸡舌香、附子（炮）、续断、乌喙（炮）各2g，佩兰、防风、细辛、白术各1.2g，白芷、松叶、莽草各2g，柏叶（炙）3g，大皂荚（炙）2寸，甘草（炙）1g，猪膏2000g。上药绵裹，以苦酒1000g渍一宿，用膏煎之，取附子黄为度，去滓，将膏收用，手揩头皮，令膏翕翕著皮。疗头风、祛白屑、长发、令发乌光滋润。

4. 藿香散（《普济方》）

藿香叶、零陵香、皂角（去皮子、炙）、檀香、沉香各30g，香白芷60g，白丁香、黄明胶、丁香各20g，龙脑（另研）8g，糯米500g。上为细末，每日如常使用，洗髭发手面，百日后令光悦润泽。

5. 皂角洗面药（《御药院方》）

藿香、白芷、藁本、檀香、天花粉、楮桃、白茯苓、防风各30g，甘松、零陵香、茅香各8g，丁香30g，麝香（研）9g，沉香30g，黑牵牛12g，赤小豆90g，川芎30g，糯米2000g。上为细末，每日如常洗面，用于人面健美。

【禁忌】 阴虚火旺、胃弱欲呕及胃热作呕者禁用。

【按语】《本草正义》曰："藿香芳香而不嫌其猛烈，温煦而不偏于燥烈，能祛除阴霾湿邪，而助脾胃正气，为湿困脾阳、倦怠无力、饮食不好、舌苔浊垢者最捷之药。"

丁　香

【来源】 为桃金娘科植物丁香的花蕾。花蕾由绿转红才收，晒干生用。

【性味归经】 辛，温。入胃、脾、肾经。

【功效】 温中降逆止呕，补肾助阳，疗癣。

【应用】

1. 用于胃寒呕吐呃逆，为治胃寒呕逆之要药。

2. 用于胃寒脘腹冷痛。

3. 用于肾虚阳痿、子宫虚冷。

【美容功用】

1. 香体除臭

丁香辛温芳香，暖脾胃而行气滞，治疗上焦气滞引起的口臭。

2. 生发固齿

丁香通过补肾助阳、补骨生髓、补气血生化之源，从而生发乌发、固齿。

【化学成分】丁香中含挥发油，油中主要含有丁香油酚、乙酰丁香油酚、β-石竹烯，以及水杨酸甲酯、苯甲醛、苄醇、胡椒酚等。

【药理与临床研究】

1. 抑菌作用。丁香的乙醚浸出液、水浸液对许兰黄癣菌、白色念珠菌等多种致病性真菌均有抑制作用。煎剂对葡萄球菌、链球菌、白喉杆菌、变形杆菌、绿脓杆菌、大肠杆菌、痢疾杆菌、伤寒杆菌等均有抑制作用。

2. 驱虫作用：水或醇提取液在体外对猪蛔虫有麻痹或杀死作用。

3. 丁香可健胃，缓解腹部气胀，增强消化能力。丁香油较煎剂为优。这种健胃作用，可帮助消化吸收、充泽肌肤。

【选方】

1. 丁沉丸（《圣济总录》）

丁香、炙甘草、当归、川芎、麝香各15g，沉香、白瓜子各30g，藁本9g。除麝香外，诸药捣筛为细末，与麝香拌匀，炼蜜为丸，如小豆大，每次服20丸，温酒下，每日3次。治七窍臭气。

2. 丁砂散（《瑞竹堂经验方》）

丁香15个，诃子1个，百药煎3g，针砂（醋炒7次）少许。为细末，水煎一大碗，熬数沸，不去滓，每夜临卧，温浆洗净髭发，以药水掠髭发，次晨用温浆水洗净。黑髭发。

3. 丁香石燕子散（《御药院方》）

丁香6g，石燕子（烧7遍，醋淬）、海马（刀上火煿香）各1对，小茴香（另研）、白矾、龙骨各15g。为末，每次用3g，擦牙，然后温酒送下，临卧时服。治肾精不固、牙齿不固、动摇不牢、髭鬓斑白等。

4. 丁香散（《太平圣惠方》）

丁香20枚，白矾（烧灰）45g，香附子9g。捣筛为末，先用盐揩齿，药用少许涂敷，治口臭及牙齿肿痛。

5. 丁桂毛姜酊（《大众中医药》）

公丁香、肉桂各10g，毛姜（骨碎补）、苦参各50g，浸泡于白酒500mL中1周，外擦局部，每日数次。治脂溢性皮炎。

6. 千金粉刺方（《千金翼方》）

丁香、沉香、青木香、桃花、钟乳粉、珍珠、玉屑、蜀水花、木瓜花各90g，柰花、梨花、红莲花、李花、樱桃花、白蜀葵花、旋覆花各120g，麝香少许。上药，捣诸花，别捣诸香，珍珠、玉屑另研成粉，合和大豆末，研之千遍，密贮勿泻，常用洗手面作妆。100日其面如玉，光洁润泽，臭气粉滓（粉刺）皆除。主治粉刺、黄褐斑、面色萎黄等。

7. 治牙黄药方（《普济方》）

丁香、川芎各等份。上药为细末，擦牙。令齿白。

8. 口香方（《日华子本草》）

将母丁香1粒，含于口中。主治湿热或秽浊之气、舌苔黄腻或白腻之口臭和龋齿食滓腐烂之口臭等。

9. 避汗臭香袋（《多能鄙事》）

丁香30g，研细末，以川椒60粒和匀，盛绵袋中，佩戴在身，据载其功效云："绝无汗气。"主治夏日出汗湿衣、易汗臭者。

【禁忌】 热病及阴虚内热者忌用。

【按语】《海药本草》载："主风疳匿，胃嘈劳臭，治气、乌髭发、杀虫、治奶头花、止五色毒痢、正气、止心绞痛。"其含大量挥发油，可辟秽、抗菌而洁肤，故有多种美容功效，亦可用其芳香作美容之香料。

香　　薷

【来源】 为唇形科植物海州香薷的带花全草。生于山野。夏、秋季枝叶茂盛时割取，切段生用。

【性味归经】 辛，微温。入肺、胃经。

【功效】 发汗解表，化湿和中，利水消肿。

【应用】

1. 用于阴暑证。尤宜于夏天感受寒邪，又有湿邪内阻者。

2. 用于水肿脚气。

【美容功用】

1. 美白

利水消肿祛湿邪，用于面色苍白，使皮肤光亮嫩白。

2. 除口臭

香薷芳香辛温，祛中焦之浊气引起的口臭。

【化学成分】香薷含挥发油，油中含百里香酚、荆芥酚、对伞花烃、柠檬烯，还含有甾醇、酚性物质和黄酮苷等。

【药理与临床研究】香薷有健胃、解暑和利尿作用，因其芳香而能辟秽化浊、除异味。

【选方】

1. 香薷术丸（《僧深集方》）

香薷1斤，白术7两。上二味捣末过筛，浓煮香薷取汁，和末为丸，如梧桐子大，每次服10丸，治风水或通身皆肿。

2. 香薷饮（《备急千金要方》）

香薷，水1斗。煎服，含之可香口、辟秽。

3. 香薷汁（《肘后备急方》）

香薷汁服1升，日3次。治舌上忽出血，如钻孔者。

4. 香薷汤（《太平惠民和剂局方》）

香薷2两，甘草半两，白扁豆（炒）、茯神（姜汁炒）各1两。上为细末，每次服3钱，沸汤入盐服。治胃中酒不醒或外感寒秽、头耳痛、面色白无华。

【禁忌】表虚者忌服。

【按语】香薷又名香草。《本草纲目》曰："润肌肤、滋颜色、败疮毒。"在美容方面主要用其芳香、化湿、利水作用，以治疗面白而肿、小便不利等。

檀　香

【来源】为檀香科常绿小乔木檀香的木心。

【性味归经】辛，温。入脾、胃、肺经。

【功效】行气止痛，散寒调中。

【应用】

1. 善于散胸中冷气而止痛，治疗胸中疼痛及胃脘疼痛。

2. 用于呕吐食少。

【美容功用】

1. 祛垢香身

檀香辛温芳香除体臭。古代主要作为香料应用。

2. 消斑

檀香通过辛温行气散瘀而消除黄褐斑。

【化学成分】 木心含挥发油（白檀油）3% ~5%，油含α-檀香萜醇和β-檀香萜醇90%以上，还含檀香萜烯、檀萜烯酮、檀萜烯酮醇及少量的檀香萜酸、檀油酸、紫檀萜醛。

【药理与临床研究】

1. 对生殖泌尿系统颇有帮助，可改善膀胱炎，具有清血抗感染的功效。它独特的催情特性，可驱散焦虑的情绪，有助于增加浪漫情调。檀香对身体也有抗痉挛和补强的功用，能带来放松和幸福的感觉。

2. 檀香对胸腔感染，以及伴随着支气管炎、肺部感染的喉咙痛、干咳也有效果。当黏膜发炎时，檀香可舒缓病情，更可以刺激免疫系统，预防细菌再度感染。

3. 其收敛的特性，对腹泻亦有帮助。放松效果颇佳，可安抚神经紧张及焦虑，镇静的效果较好。

【选方】

1. 檀香饮（《圣济总录》）

白檀香、沉香各1块，槟榔1枚。三味各于砂盆中以水3盏细磨取汁，滤出渣，锅内煎沸，候温，分作3服。解恶毒风肿、身瘢、体臭等。

2. 檀香汁涂面方（《本草纲目》）

将檀香在粗碗内磨成汁水备用。先用冷水毛巾擦洗面部至发红，然后涂以檀香汁，每晚擦涂1次，直至治愈。其可增香气、消黑斑，治面生褐斑、黑子。

3. 上上合香油方（《寿世保元》）

檀香、甘松各30g，零陵香90g，丁香9g，薄荷叶、麝香各6g，白芷75g，大黄、苏合香各60g，北细辛15g，荔枝壳80g。为细末，合香油用。芳香美容。

4. 檀香香身方（《本草纲目》）

①以檀香研末，放入浴池热水中，以檀香水洗浴，除污垢、除汗臭、洁

身、爽身、香身。②将檀香做成饮料，以除烦热、香口，使口气香。③以檀香涂身，除汗气、香身。④用檀香木做成扇或香袋，随身携带以香身。

【禁忌】阴虚火盛、有动血嗽者，勿用之。

【按语】檀香别名白檀、白檀木。制法：除去杂质，镑片或锯成小段，劈成小碎块。檀香气味芳香，善调膈上诸气、畅胸膈、利脾肺，使邪散于内，而颜面之色恢复正常。古代多作香身用。

甘　松

【来源】为败酱科多年生草本植物甘松或宽叶甘松的根及根茎。春、秋二季采挖，以秋季采为佳。除去泥沙杂质，晒干或阴干，切段，生用。

【性味归经】辛、甘，温。入脾、胃经。

【功效】行气止痛，开郁醒脾。

【应用】

1. 用于寒凝气滞引起的脘腹胀痛、不思饮食。

2. 用于思虑伤脾、气机郁滞之胸闷、腹胀。

【美容功用】

1. 香体

甘松辛温芳香，配合檀香、丁香等多作香体除臭之用。

2. 祛黄褐斑

甘松行气散瘀，可治血瘀型黄褐斑。

【化学成分】根和根茎含缬草萜酮、甘松新酮、甘松香醇、β-橄榄烯、甘松环氧化物、甘松香酮、异甘松新酮、甘松新酮二醇、甘松呋喃、去氧甘松香醇、甘松根酮、甘松根醇。

【药理与临床研究】

1. 中枢镇静作用

甘松对蛙、兔有与缬草相似的镇静作用，而毒性较后者为强。宽叶甘松之挥发性物质亦有相似的镇静作用，并具有一定的安定作用，但毒性较缬草为大。

2. 抗心律失常作用

对氯化钠所致大鼠心律失常有作用。

3. 对心血管的作用

甘松注射液（包括挥发油及水提醇沉部分）2g/kg 静脉注射，使兔心率减慢，并对抗垂体后叶素引起的急性心肌缺血，减轻T波的升高。

4. 对平滑肌的作用

在给豚鼠喷射组织胺的前、后，应用宽叶甘松可使支气管扩张。

5. 其他

甘松注射液静脉注射可增强小鼠耐缺氧能力。

【选方】

1. 治脚气膝浮（《本草纲目》）

甘松煎汤淋洗。

2. 肾虚齿痛方（《经效济世方》）

甘松煎汤漱口。

3. 美容膏（《简明医彀》）

防风、零陵香、藁本各60g，白及、白附子、天花粉、绿豆粉各15g，甘松、山柰、茅香各15g，皂荚适量。将皂荚去皮后，并上药研细为末，白蜜和匀，贮瓶密封备用。随时涂擦面部，祛风通络，祛除雀斑。

【用量】内服：煎汤，3～6g；或入丸、散。外用：适量。

【禁忌】气虚血热者忌服。

【按语】甘松别名甘松香。古医书记载可行气、止痛、芳香醒脾，在美容方面主要用于气机郁滞的腹胀、脚气、牙痛等。

沉　　香

【来源】为瑞香科植物沉香、白木香含有树脂的木材。

【性味归经】辛、苦，温。入肾、脾、胃经。

【功效】行气止痛，温中止呕，纳气平喘。

【应用】

1. 用于胸腹胀痛、胃寒呕吐。

2. 用于虚喘证。

【美容功用】

1. 香口除臭

沉香辛温、芳香除体臭，用于口臭、体臭。

2. 固齿

沉香固精填髓、补肾固齿。

【化学成分】沉香的丙酮提取物经皂化后蒸馏，所得挥发油中含苄基丙酮、对甲氧基苄基丙酮等，残渣中有氢化桂皮酸、对甲氧基氢化桂皮酸等。

【临床与药理研究】

1. 对消化系统的作用

沉香的水煮液和水煮醇沉液能抑制离体豚鼠回肠的自主收缩，对抗组胺、乙酰胆碱引起的痉挛性收缩；对整体动物腹腔注射沉香水煮醇沉液能使新斯的明引起的小鼠肠推进运动减慢，呈现肠平滑肌解痉作用。

2. 对中枢神经系统的作用

沉香苯提取成分给小鼠灌胃能明显延长小鼠的睡眠时间。

【选方】

1. 沉香鹿茸丸（《传信适用方》）

沉香 50g，大附子（炮裂，去皮脐）100g，鹿茸（燎去毛，酥炙）150g，肉苁蓉（酒浸洗）200g，菟丝子（洗净酒浸）250g，熟地黄（洗净，白酒浸，焙干）300g。共为细末，炼蜜为丸，如梧桐子大。每次服 30 丸，每日 3 次，饭前温水送服。可补益下元、滋养真气、明目、驻颜色。

2. 香牛膏（《外台秘要》）

沉香、牛黄、熏陆香（乳香）、雌黄、鹰屎各1g，丁香0.3g，水银30g，玉屑1g，作粉，以蜜和涂面。治面部黑斑。

3. 十香丸（《千金翼方》）

沉香、麝香、白檀香、青木香、零陵香、白芷、甘松香、藿香、细辛、川芎、槟榔、豆蔻各30g，香附子 15g，丁香 1g。捣筛为末，炼蜜为丸，如梧桐子大，日日含用，咽津味尽即止。芳香辟秽、令人体香。

【禁忌】阴亏火旺、气虚下陷者慎服。

【按语】本品虽芳香辛散，但质重沉降，故其理气作用主要是引气下行、暖肾纳气。《本草通玄》谓其“温而不燥，行而不泄”，故古方多用之于下焦气寒、气滞。

第十七章　调心类中药

调心类中药以安神定志为主要作用，大多味甘，性寒凉或平，主入心、肝经，具有镇静安神或养心安神之效。某些药物还兼有清热解毒、平肝潜阳、纳气平喘、敛汗、润肠、祛痰等作用。主治心神不宁之证，症见心悸怔忡、失眠、多梦、烦躁易怒及惊风、癫痫、癫狂等，以及心失所养、心肾不交、血瘀气滞等原因引起的面色不华、头发脱落、枯槁等。

本章药物主要功能是养心安神、补心滋肾、活血祛瘀、安神定志，配合相应药物治疗各种心病疾患。

灵　芝

【来源】为多孔菌科真菌灵芝（赤芝）或紫芝的干燥子实体。切片生用。

【性味归经】淡、微苦，温。入心、肝、脾、肺、肾经。

【功效】益精气，坚筋骨，利关节，补肺益肾，健脾安神。

【应用】

1. 用于脾肾两虚之头晕失眠、体倦乏力、气短懒言、虚劳咳喘等。

2. 用于心脾两虚引起的冠心病、高血压、高脂血症、白细胞减少症、进行性肌营养不良。

3. 用于由各种慢性病所致的面色萎黄、由于气血不足而致的面欠光泽等。

【美容功用】

1. 益寿延年

其有益精气、补肺肾、健脾胃等作用，配合人参、银耳、大枣等可益寿延年。

2. 荣颜

其有益肾、健脾、养心的作用，可配合熟地黄、白芍等治疗气血不足而致的面欠光泽等。

【化学成分】 灵芝含麦角甾醇、真菌溶菌酶及酸性蛋白酶，其水提液中含有水溶性蛋白质、多肽、腺嘌呤、尿嘧啶、生物碱、多糖类、多种苦味的三萜化合物、灵芝酸、赤芝酸。近年又分离出4种相近的灵芝多糖、灵芝多肽。并含有甘露醇、海藻糖、香豆精苷、挥发油、树脂和钠、钾、钙、镁、铜、锰、锌等多种无机元素及维生素等。

【药理与临床研究】 灵芝可增强网状内皮系统的吞噬能力，提高肌体的免疫功能；灵芝多糖可加速核酸和蛋白质的代谢，促进造血，增强体质；灵芝多肽、多糖及某些无机元素有明显的抗衰老作用。灵芝可增加冠状动脉血流量，降低心肌耗氧量，加强心肌收缩力，对抗动脉粥样硬化的形成，并对血压有双向调节作用。灵芝对脂肪转化中间素可起调整作用，对高脂血症有一定疗效。

中医临床用于神经衰弱、失眠、脑发育不全、心脑血管疾病、高脂血症、慢性气管炎、白细胞减少症、抗衰及诸因素引起的面色萎黄、无光泽。

【选方】

1. 灵芝丸（《圣济总录》）

三叶酸（阴干）、黑桑椹（曝干）各500g。捣罗为末，炼蜜丸如弹子大，每次服1丸，温酒化下，每日2次，治气血不荣的头发变白。

2. 灵芝酒（《中药与健美》）

灵芝30g，白酒500g。浸泡密封半月，每日搅动数次，每次服10mL，每日1～2次。可益精气、坚筋骨、好颜色、轻身耐老、降脂、降糖、保肝，肝功能差者每次服5mL以下，急性肝炎禁用。

3. 灵芝银耳汤（《益寿中草药选解》）

灵芝、银耳各6g，冬菇15g，大枣30g，生姜1小块，用水炖服，亦可加冰糖调味。本方具有润肺生津、益气养血、安神定志之功。用于体弱多病、肺虚咳喘、气阴双亏诸证，久服可增强体质、延年益寿。

【用量】 每次服2～10g，有丸、散、酒、片、糖浆、酊、注射剂等。

【禁忌】《本草经集注》曰："薯蓣为之使，得发良……恶常山，畏扁青、茵陈蒿。"

【按语】 灵芝始载于《神农本草经》，列为上品，并有曰"紫芝主耳聋，利关节，保神，益精气，坚筋骨，好颜色，久服，轻身不老，延年”“赤芝，主胸中结，益心气，补中，增智慧，不忘。久食轻身不老，延年神仙”。关于灵芝的传说很多，现代研究证明，灵芝含有多糖、多肽类、蛋白质、维生素和锰、锌等多种有益于人体的物质，对神经系统、呼吸系统、消化系统、心血管系统都有良好的作用。故多用其防治慢性疾病、抗衰养颜。长期以来，由于野生灵芝甚少，而使其披上了种种神秘色彩，目前随着人工培植的扩大，灵芝制剂不断开发，其将成为比较有前景的美容抗衰中药。

龙 眼 肉

【来源】 为无患子科植物龙眼的假种皮。

【性味归经】 甘，温。入心、脾经。

【功效】 益心脾，补气血，安神志。

【应用】

1. 用于心脾两虚引起的虚劳羸瘦、健忘、失眠、心悸、怔忡。

2. 用于气血两虚引起的倦怠乏力、少气自汗、面容憔悴、目光呆滞、失神。

【美容功用】

1. 润肤

其有补血、益气作用，配合党参、大枣、枸杞子等补益气血、润泽肌肤。

2. 荣颜

龙眼肉有良好的补血作用，配合莲子肉、人参等治疗气血两虚引起的面色不华。

【化学成分】 果肉（干）含水分、可溶性部分、不溶性物质、灰分。可溶性物质中有葡萄糖、蔗糖、蛋白质、脂肪等，还含有钾、钠、钙、镁、磷、铁等微量元素及核黄素、烟酸、抗坏血酸等。

【药理与临床研究】

1. 抗衰老作用

对与衰老过程有密切关系的黄素蛋白——脑B型单胺氧化酶有较强抑制作用。

2. 抑菌作用

龙眼水浸剂（1∶2）对奥杜盎小芽孢癣菌有抑制作用。

3. 补血及镇静作用

药理研究显示其有补血及镇静作用，因其含有丰富的维生素及微量元素。

4. 促生长发育作用

龙眼肉提取液有明显的抗应激作用，能增加正常小鼠体重。对利舍平化小鼠体重有明显对抗作用，提取液能促进生长发育、增强体质。

【选方】

1. 龙眼酒（《万氏家抄方》）

龙眼肉不拘多少，上好酒内浸百日，常饮数杯。可温补脾胃、助精神。

2. 龙眼木耳汤（《食物药物手册》）

龙眼肉15g，黑木耳3g，加冰糖适量，煨汤食。治白发、脱发。

3. 龙眼莲子粥（《中国药膳大全》）

龙眼肉、莲子肉各15g，红枣5g，糯米50g，白糖少许。煮粥食用。治心阴血亏、脾气虚弱、面黄肌瘦等。

4. 徐国公仙酒（《万病回春》）

烧酒1坛，龙眼肉2～3斤，入酒浸泡，早、晚适量饮用。补心血、壮元阳、悦颜色、助精神。

5. 熙春酒（《驻颜有术偏验方》）

葡萄干、龙眼肉、大红枣、枸杞子、柿子各100g，淫羊藿500g。以袋装药，入酒500g，密封半月，每次服30mL，早、晚各1次。温肾补脾、泽肌肤、益毛发。

6. 宁心酒（《药酒与膏滋》）

龙眼肉500g，桂花120g，白糖240g，浸入白酒5kg内，封固经年，愈久愈佳。其味清美香甜，每日饮15～20mL，每日2次。主治神经衰弱、面色憔悴、失眠、记忆力减退及心悸。

【用量】 6～15g。

【禁忌】 内有痰火及湿热停滞者忌服，高血压及阴虚阳亢者忌服。

【按语】《开宝本草》载："归脾而能益智。"《日用本草》载："益智宁心。"其"补心"即改善大脑功能，"养血"即改善、促进造血功能，以使心脑血液供应充足，而使精力旺盛、延缓衰老、荣颜悦色。

柏 子 仁

【来源】 为柏科植物侧柏的种仁。秋季种子成熟时采收，去掉外壳生用。

【性味归经】甘，平。入心、肾、大肠经。

【功效】安神，润肠。

【应用】

1. 用于血不养心所引起的虚烦不眠、惊悸怔忡。

2. 用于阴血虚少、年老体弱的肠燥便秘。

3. 用于肤枯发落。

【美容功用】

1. 润肤

其有养血安神作用，配合酸枣仁、五味子等护肤抗皱。

2. 化斑

柏子仁有很好的润肠作用，可治疗颜面斑疮。

3. 固发

其有养心滋肾的作用，可配合生地黄、玄参等治疗头发脱落。

4. 润肠

柏子仁可养心润肠，配合杏仁、郁李仁等药，治疗血虚、年老体弱的肠燥便秘。

【化学成分】种子含脂肪油约14%，并含少量挥发油、皂苷。

【选方】

1. 柏子仁散（《美颜与减肥自然疗法》）

柏子仁、冬瓜子、白茯苓（去黑皮）各90g。上三味，捣研为散，每次服2g，以温酒调服，食后、日午、临睡各1服。治面疮。

2. 四补丸子（《抗衰与美容》）

柏子仁（生绢袋盛）、何首乌（切作小片）、肉苁蓉（切作小片）、牛膝（细切，生绢袋装）各150g。上四味，用酒3000mL，春夏浸17日，秋冬浸27日，取牛膝、柏子仁先捣如泥，次将何首乌、肉苁蓉同杵得所，为丸如梧桐子大，每次服20～30丸。益气血、补元脏、悦颜色。

3. 柏实美容方（《本草衍义》）

于农历8月采取柏实，曝晒干后去外壳取仁，将仁烘干研末，另加菊花末等份，炼蜜为丸。每次服6g，每日3次，渴即饮水。主治面容憔悴无华及未老先衰者。

4. 柏油生发蜜（《中国药膳学》）

柏子仁、全当归各等份。研粉，每次服6g，蜂蜜水送服，日3次。治阴虚血燥脱发。

5. 柏子仁丸（《备急千金要方》）

柏子仁、黄芪、干姜、紫石英、钟乳、白石英各60铢，蜀椒45铢，杜仲、当归、甘草、川芎各42铢，厚朴、桂心、桔梗、赤石脂、肉苁蓉、五味子、白术、细辛、独活、人参、石斛、白芷、芍药各1两，泽兰2两6铢，藁本、芜荑各18铢，干地黄、乌头、防风各30铢。为末，蜜和丸如梧桐子大，每次服20丸，渐加至30丸。补益令人肥白，治五劳七伤、羸冷瘦削、面无颜色、饮食减少、貌无光泽等。

6. 柏子仁丸（《太平圣惠方》）

柏子仁（炒）、秦艽各3两，酸石榴皮、何首乌、马齿苋、莲子草、旋覆花各2两。捣罗为末，炼蜜和丸，如梧桐子大，每次服30丸，空腹热水下，日2次。壮血脉、黑髭鬓，治髭鬓早白。

7. 柏子仁丸（经验方）

柏子仁、当归，共研细末，炼蜜为丸，每日3次，每次饭后服6～9g。治脱发。

8. 四补酒（《圣济总录》）

柏子仁60g，何首乌60g，肉苁蓉60g，牛膝60g。上四味柏子仁、何首乌、肉苁蓉、牛膝入净器中，以白酒2kg浸，春夏10日，秋冬20日，澄清即得。每次饮1盅，日服2次。益气血、补五脏、悦颜色。

9. 柏子仁炖猪心（经验方）

柏子仁15g，猪心1个。将猪心洗净，用竹片剖开，将已选好的柏子仁放入猪心内，盛进瓦锅，加适量水，置入锅中隔水炖熟，以猪心炖烂为度。食用时可放入少许调料。补血、养心、养神养颜。

【用量】10～18g。

【禁忌】患有慢性腹泻者忌用。

【按语】《日华子本草》载："治内润皮肤。"治阴血不足、肤失润养、皮肤干枯、毛发脱落。本品可滋养阴血、养肤泽毛，故有润肤生发之功。

远　志

【来源】为远志科植物细叶远志的干燥根。晒干生用或炙用。

【性味归经】苦、辛，温。入心、肾经。

【功效】安神，益智，祛痰，解郁，消肿。

【应用】

1. 用于心气郁结所致的失眠、多梦、健忘、惊悸。

2. 用于痰邪阻滞所致的咳嗽多痰、痰不易咳出者。

3. 用于痈疮肿毒、乳房肿痛等。

【美容功用】

1. 润肤

其有安神、益智的作用，配合石菖蒲、人参等治疗心肾不交引起的面色枯槁。

2. 荣颜

通过安神作用而荣颜。远志有良好的消肿解毒作用，可单用治疗各种皮肤病而悦颜色。

3. 化斑

通过开郁散结、化痰作用治疗面多色斑。

【化学成分】 根含皂苷，水解后可分解为两种皂苷元结晶，即远志皂苷元 A 和远志皂苷元 B。另含远志醇、N－乙酰氨基葡萄糖、生物碱、脂肪油、树脂等。

【药理与临床研究】

1. 祛痰作用

远志含植物皂苷，能刺激胃黏膜，引起轻度恶心，因而反射性地增加支气管的分泌而有祛痰作用。

2. 对子宫的作用

我国西北之远志煎剂对离体豚鼠、家兔、猫、犬之未孕及已孕子宫均有兴奋作用，静脉注射 6.6% 煎剂 3～6mL（体重 16.5kg）对孕狗在位子宫也有明显的兴奋作用。

3. 溶血作用

远志和桔梗相似，含有皂苷，亦有溶解红细胞的作用，溶血作用强度为：远志＞美远志＞桔梗，远志肉（皮部）比远志木的溶血作用强。

4. 其他

远志还有镇静催眠作用，并有较强的抗惊厥作用，亦具临床可取之养神悦色之功。

【选方】

1. 硫黄丸方（《抗衰与美容》）

硫黄200g，远志（去心）150g，雄雀儿（取肉研）50只，天雄200g，阿魏100g，硇砂100g，桂心100g，菟丝子100g，晚蚕砂100g。上九味，捣罗为末，研匀，炼蜜和捣三五百杵，丸如梧桐子大，盐汤服20丸。补虚益精、悦颜色、久服轻身、倍力、耐寒暑、壮筋骨、暖下元。

2. 治神经衰弱、健忘心悸、多梦失眠（《陕西中草药》）

远志（研粉），每次服1钱，每日2次，米汤冲服。

3. 远志枣仁丸（《中医营养学》）

可治记忆力、视力减退。远志适量，以酸枣仁组方，捣细成丸。

4. 治吹乳肿痛（经验方）

用远志焙干研细，酒冲服2钱。药渣敷患处。

5. 治各种痈疽（经验方）

将远志放入淘米水中浸洗过，捶去心，研细。每次服3钱，以温酒1杯调澄。清汁饮下，药渣敷患处。

【用量】3～9g，浸酒或入丸。

【禁忌】心肾有火、阴虚阳亢者忌服。

【按语】远志可安神益智、聪明耳目、益精驻颜，久服者轻身不老，在历代医药书籍中有较多记载。其通过化痰、开窍、养心安神，使睡眠好而驻颜、轻身不老。

桂　枝

【来源】为樟科植物肉桂的干燥嫩枝。切段生用。

【性味归经】辛、甘，温。入心、肺、膀胱经。

【功效】发汗，解肌，温经。

【应用】

1. 用其散寒解表的作用治疗外感风寒表证。

2. 用其温经通络的作用治疗风寒湿痹、关节疼痛、冻疮。

3. 可化湿利水治疗水肿、脱发等。

【美容功用】

1. 疗疮

其有散寒通阳的作用，配合附子、地黄等治疗手足冻疮。

2. 固发

其有温化阳气的作用，配合生姜、大枣、黄芪等治疗水气内盛之头发脱落、枯槁。

【化学成分】本品含挥发油 0.2 ~ 0.9g，油中主要含桂皮醛 70% ~ 80%，以 5 ~ 6 年生的植株含油量高。

【药理与临床研究】

1. 抗菌作用

桂枝醇提液在体外能抑制大肠杆菌、枯草杆菌及金黄色葡萄球菌。对白色葡萄球菌、痢疾杆菌、伤寒杆菌、副伤寒杆菌、肺炎球菌、产气杆菌、变形杆菌、炭疽杆菌、肠炎沙门菌、霍乱弧菌等亦有抑制作用。

2. 抗病毒作用

桂枝煎剂对流感病毒有抑制作用，以 70% 醇浸剂作用较好。

3. 利尿作用

用含桂枝的五苓散给麻醉犬静脉注射，可使犬尿量明显增加，单用桂枝静注，利尿作用比其他四药单用显著，故认为桂枝是五苓散中主要利尿成分之一。

4. 其他

还具有活血通经、抗过敏等作用。

【选方】

1. 黄芪建中汤（《金匮要略》）

桂枝、炙甘草、生姜各 90g，芍药 180g，大枣 12 枚，饴糖（烊化）100g，黄芪 45g。水煎，分 3 次服。治阴阳气血不足诸症，后世亦治脉弦气弱、皮毛枯槁、头发脱落。

2. 生发酊（《中医杂志》）

诃子、桂枝、山柰、青皮、樟脑各等份，75% 酒精适量。浸泡 1 周，患处日搽 2 ~ 3 次。治脱发。

3. 荷术汤（《实用中医美容方》）

荷叶、苍术、白术、桂枝、黄柏、虎杖、夏枯草、牛膝、车前草、黄芪、木瓜各 10g，茯苓、泽泻、山楂、薏苡仁各 15g，甘草 6g。水煎，分 2 次服，日 1 剂。可减肥降脂，治肥胖症。

4. 涂面方（《古今图书集成》）

猪苓、麻黄、桂枝、白蒺藜、白蔹、白附子、连翘、防风、白芷、当归身、白及、升麻根各等份为末。化汤洗面用，临卧用少许涂面。治黄褐斑。

5. 归芪建中汤加味（《美容验方》）

黄芪、丹参各15g，桂枝、白芍、当归、云苓、白术、党参、生地黄、熟地黄各10g，甘草6g，饴糖、绿豆各30g，薏苡仁24g，生姜3片，大枣5枚。水煎服，每日1剂。治扁平疣属脾虚气血不足者。

【用量】 3～10g。外用适量。

【禁忌】 桂枝温通，助阳，而易伤阴，故患风热证、血证、阴虚火旺证者及孕妇、月经过多者均忌服。

【按语】《本草纲目》云："桂枝利关节，补中益气，久服通神，轻身不老。"桂枝主要通过温通经脉、利湿作用，使气血流通、湿邪除而达到美容功效。

茯　　神

【来源】 为多孔菌科植物茯苓菌核中间天然抱有松根（即"茯神木"）的白色部分。

【性味归经】 甘、淡，平。入心、脾经。

【功效】 宁心，安神，利水。

【应用】

1. 用于心虚所致的失眠、多梦、健忘、惊痫、惊悸。
2. 用于脾虚湿停所致的小便不利、水肿。

【美容功用】

1. 润肤

其有安神、宁心的作用，配合远志、人参等治疗心气虚引起的面色枯槁。

2. 荣颜

茯神有良好的利水消肿的作用，可荣颜、延缓衰老。

【化学成分】 主要为多糖类、茯苓酸、蛋白质、脂肪、卵磷脂、胆碱等。

【药理与临床研究】 本品有镇静作用。实验动物用茯神10～20g/kg灌胃后，进入安静欲睡状态，但无睡眠现象；对于安钠咖兴奋之小鼠，以茯神煎剂5g/kg腹腔注射，能使其镇静，镇静率为90%，镇静指数3.11，若改用20g/kg灌胃，则镇静率为85.7%，镇静指数1.64。本品有抗胃溃疡、保护肝细胞的作用。其可增强心肌收缩力，增快心率。本品有中枢抑制作用，降低过度兴奋。本品有利尿作用。其可促进细胞免疫与体液免疫。此外本品还有降血糖、抗肿瘤、抗病原微生物、促进造血功能等作用。

现代医学诊断为失眠、高血压性心脏病、心力衰竭等，有心脾亏虚的证候，可用茯神。

【选方】

1. 朱雀丸（《百一选方》）

茯神（去皮）2两，沉香半两。并为细末，炼蜜丸，如小豆大。每次服30丸，食后人参汤下。治心神不定、恍惚不乐。

2. 茯神丸（《杨氏家藏方》）

人参、茯神、黄芪、熟干地黄、当归、酸枣仁、朱砂。上药各等份，为细末，炼蜜为丸，如梧桐子大。每次服30丸，煎人参汤下。治心虚血少、神不守舍、多惊恍惚、睡卧不宁。

3. 茯神汤（《圣济总录》）

茯神（去木）、人参各1两，酸枣仁（炒，去皮，别研）5两。上三味粗捣筛。每次服3钱匕，以水1盏，入生姜半分，拍碎，煎至7分，去滓，空腹温服，日二夜一。治虚劳烦躁不得眠。

【用量】 内服：煎汤，9～15g，或入丸、散。

【禁忌】 心肾有火、阴虚阳亢者忌服。

【按语】《本草纲目》《神农本草经》只言茯苓，《名医别录》始添茯神，而主治皆同。后人治心病必用茯神，故张洁古谓："风眩心虚非茯神不能除，然茯苓未尝不治心病也。"《本草经疏》曰："茯神抱木心而生，以此别于茯苓。"总之，其气味与性应是与茯苓一体，茯苓入脾、肾之用多，茯神入心之用多。《药品化义》曰："茯神，其体沉重，重可去怯，其性温补，补可去弱。戴人曰，心本热，虚则寒。如心气虚怯，神不守舍，惊悸怔忡，魂魄恍惚，劳怯健忘，俱宜温养心神，非此不能也。"

合　欢　皮

【来源】 为豆科植物合欢的树皮。切段生用。

【性味归经】 甘，平。入心、肝经。

【功效】 解郁安神，活血，消肿。

【应用】

1. 用于忧郁所致的失眠、多梦、健忘。

2. 用于血瘀所致的跌打损伤、瘀肿疼痛。

3. 用于肺痈、痈疮肿毒、瘰疬、筋骨折伤。

【美容功用】

1. 润肤

其有安神作用，配合石菖蒲、龙眼肉等治疗心气郁结引起的面色枯槁。

2. 荣颜

合欢皮有良好的消肿解毒的作用，可单用治疗各种皮肤病，悦颜色。

3. 化斑

合欢皮通过开郁散结的作用可治疗面多色斑。

【化学成分】合欢皮含皂苷、鞣质等。

【药理与临床研究】本品同属植物楹树中含有收缩子宫之成分，名合欢催产素。在离体实验中，合欢催产素对豚鼠或人的子宫在处于安静时，可引起其收缩；而在子宫有自发活动时，则可增进其收缩力或频率。对豚鼠离体小肠，则合欢催产素高浓度也不引起收缩。合欢催产素对麻醉动物皆可引起血压的短暂下降、在位子宫活动之增强，妊娠子宫尤为敏感，阿托品及抗组胺药不能阻断此种作用（猴除外）。对不麻醉的各种动物，在妊娠的各个时期，给予合欢催产素皆可于12小时内引起流产。大剂量对动物有毒。

【选方】

1. 黄昏汤（《备急千金要方》）

黄昏（是合欢皮也）手掌大1片。细切，以水3升，煮取1升，分3次服。治咳有微热、烦满、胸心甲错，是为肺痈。

2. 合欢饮（《景岳全书》）

合欢皮，白蔹。二味同煎服。治肺痈久不敛口。

【用量】内服：煎汤，9～10g。外用适量。

【按语】合欢皮又称合昏皮（《备急千金要方》）、夜合皮（《独行方》）、合欢木皮（《本草纲目》），可解郁、和血、宁心、消痈肿。久服者轻身不老，在历代医药书籍中有较多记载。因其可宁心安神，而起到益精驻颜、轻身不老的作用。

夜交藤

【来源】为蓼科植物何首乌的藤茎或带叶藤茎。与何首乌同出一物。晒干，切段，生用。

【性味归经】甘、微苦，平。入心、肝经。

【功效】养心安神，通络祛风。

【应用】

1. 用于心血虚所致的失眠、多梦、劳伤、多汗、血虚身痛。

2. 用于风邪阻络所致的风疮疥癣。

3. 用于痈疽、瘰疬等。

【美容功用】

1. 润肤

其有安神的作用，配合柏子仁、当归等治疗心血不足、神志不安所引起的面色不华。

2. 荣颜

夜交藤有良好的消肿解毒的作用，可单用治疗各种皮肤病，悦颜色。

3. 散结

通过开郁散结的作用治疗瘰疬。

【化学成分】藤茎中含大黄素、大黄素甲醚、β－谷甾醇，还含夜交藤乙酰本苷等。

【药理与临床研究】茎含蒽醌类，主要为大黄素、大黄酚或大黄素甲醚，均以结合型存在。经过临床实验证明其有镇静和泻下作用。

【选方】

甲乙归脏汤（《医醇賸义》）

夜交藤（切）12g，珍珠母24g，龙齿6g，柴胡（醋炒）3g，薄荷3g，生地黄15g，当归身6g，白芍（酒炒）4g，丹参6g，柏子仁6g，夜合花6g，沉香2g，红枣10枚。水煎服。治彻夜不寐，间日轻重，如发疟。

【用量】内服：煎汤，6～12g。外用：煎水洗或捣敷。

【禁忌】心肾有火、阴虚阳亢者忌服。

【按语】《本草正义》曰："夜交藤，濒湖只称茎叶治风疮疥癣，作浴汤甚效，今以治夜少安寐，盖取其能引阳入阴耳。然不寐之源，亦非一端，苟不知从病源上着想，而惟以此为普通用品，则亦无效。但止堪供佐使之助，因是调和阴阳者，故亦有利无害。"夜交藤主要通过养心安神达到美容养颜的目的。

琥 珀

【来源】为古代松科植物的树脂，埋藏地层中经多年转化而成。打碎冲服，还可作丸、散剂。

【性味归经】甘，平。入心、肝、膀胱经。

【功效】安神，活血，利水，生肌。

【应用】

1. 用于心神所伤所致的心神不宁、失眠、多梦、健忘、惊悸、癫痫。

2. 用于瘀血阻滞所致的妇女经闭痛经、产后停瘀腹痛等多种血瘀证。

3. 可以利尿通淋，用于小便不通、尿频、尿痛等血淋血尿。

4. 可以收敛生肌，用于痈肿疮毒、跌打创伤。

【美容功用】

1. 润肤

其有镇定安神的作用，配合龙骨、牡蛎等治疗心神不宁引起的面色枯槁。

2. 荣颜

琥珀有良好的消肿解毒的作用，可用于痈肿疮毒、跌打创伤、各种皮肤病，从而达到美颜悦色的效果。

3. 化斑

琥珀通过活血止血的作用，可治疗血瘀、血虚引起的面多色斑。

【化学成分】琥珀主要含树脂、挥发油。此外含有琥珀松香酸、琥珀银松酸、琥珀脂醇、琥珀松香醇及琥珀酸等。

【药理与临床研究】琥珀酸具有中枢抑制作用，能明显减少小鼠自主活动，延长睡眠时间，而且对大白鼠听源性惊厥与小白鼠电休克反应有保护作用，对苦味素、士的宁引起的惊厥可延长其出现时间。

【选方】

1. 琥珀多寐丸（《景岳全书》）

琥珀、羚羊角、人参、白茯神、远志（制）、甘草等份。上为细末，猪心血合炼蜜丸，芡实大，金箔为衣。每次服 1 丸，灯心汤嚼下。治健忘恍惚、神虚不寐。

2. 琥珀安神丸（《活人心法》）

琥珀、珍珠、生地黄、甘草各 3g，当归、黄连各 9g，朱砂 6g。上为末，米糊丸，如粟米大。每次服 30 丸，食后，麦门冬汤下。治病后虚烦不睡。

3. 琥珀散（《小儿卫生总微论方》）

琥珀末 0.3g，珍珠末 0.3g，朱砂末 0.2g，铅霜 0.1g，赤芍末 2g。上药拌匀，每次服0.3g，煎薄荷汤调下，无时。治天吊惊风发搐。

4. 琥珀导赤汤（《医醇賸义》）

琥珀3g，天冬2g，麦冬2g，生地黄15g，丹参6g，牡丹皮6g，赤芍、木通各3g，甘草梢2g，淡竹叶9g，灯心草2g。治心经之火移于小肠，溲溺淋浊或涩或痛。

5. 忘忧散（《杨氏家藏方》）

琥珀为细末，每次服2g，浓煎萱草根调下，食前。治心经蓄热、小便赤涩不通、淋沥作痛。

6. 琥珀丸（《女科万金方》）

琥珀、乳香、没药、朱砂各4g，麝香少许。各研细，灯心汤为丸，芡实大，每次服1丸，如腹痛，姜汁、童便、酒冲下。治经水或前或后或血崩及瘀血死胎，并养胎、镇心安神。

【用量】内服：入丸、散，3～6g。外用：研末点、撒。一般不入煎剂。

【禁忌】阴虚内热及无瘀滞者忌服。

【按语】《本草经疏》曰："琥珀，专入血分。心主血，肝藏血，入心入肝，故能消瘀血也。"又曰："此药毕竟是消磨渗利之性，不利虚人。大都从辛温药则行血破血，从淡渗药则利窍行水，从金石镇坠药则镇心安神。"在美容方面主要通过安神、活血、利尿间接起到美容效果。

龙　　骨

【来源】为古代大型哺乳动物如象类、犀类、三趾马类等的骨骼化石。

【性味归经】甘、涩，平。入心、肝、肾经。

【功效】镇惊安神，敛汗固精，止血涩肠，生肌敛疮。

【应用】

1. 用于心阳亢盛所致的失眠、多梦、健忘、惊悸。

2. 用于阴虚阳亢所致的烦躁易怒、头晕目眩、惊痫癫狂。

3. 用于正虚滑脱之自汗盗汗、遗精淋浊、吐衄便血、崩漏带下、泻痢脱肛等。

4. 用于水火烫伤、湿疮痒疹及疮疡溃后久不愈合等。

【美容功用】

1. 润肤

其有镇惊安神的作用，配合牡蛎，常相须为用，治疗心阳亢盛引起的面色枯槁。

2. 荣颜

龙骨有良好的生肌敛疮作用，可单用治疗各种皮肤病，悦颜色。

3. 固发

用其固精的作用治疗发枯易落、虚发早白。

【化学成分】龙骨主要含有碳酸钙及磷酸钙，尚含铁、钾、钠、氯、硫酸根等。

【药理与临床研究】龙骨主要由磷灰石、方解石组成，有抗感染、抑菌的作用。

【选方】

1. 桂枝加龙骨牡蛎汤(《金匮要略》)

桂枝、芍药、生姜各3两，甘草2两，大枣12枚，龙骨、牡蛎各3两。上七味，以水7升，煮取3升，分温3服。治失精家少腹弦急，阴头寒，目眩，发落，脉极虚芤迟，亡血失精，男子失精，女子梦交。

2. 龙骨散（《景岳全书》）

龙骨（煅）、当归、香附（炒）各1两，棕毛灰5钱。上为细末，每次服4钱，米饮调下。忌油腻、鸡、鱼、炙煿物，治血崩不止。

3. 治烫火伤（《中医杂志》）

龙骨、生石膏、大黄、儿茶各等份。共研极细末，冷茶水调稀糊状。敷患处，敷后用纱布盖好（面部可不盖），每隔1日换药1次。

【用量】内服：煎汤，9～15g；或入丸、散。外用：研末撒或调敷。

【禁忌】有湿热、实邪者忌服。

【按语】《本草正义》曰：“甘、涩，性平，入心、肝、肾经。”

第十八章　调肝类中药

柴　　胡

【来源】 为伞形科植物柴胡或狭小柴胡的根。

【性味归经】 苦、辛，微寒。入肝、胆经。

【功效】 解表退热，疏肝解郁，升举阳气。

【应用】

1. 用于表证发热、少阳证。
2. 用于肝郁气滞。
3. 用于气虚下陷、脏器脱垂。

【美容功用】

1. 化斑

本品疏肝解郁，可用于肝郁型黄褐斑。

2. 抗皱

柴胡中的柴胡皂苷不仅具有促进皮肤纤维芽细胞的增殖活性的作用，而且还能有效地促进皮肤透明质酸及表皮细胞中胶原蛋白的生成。

【化学成分】 柴胡主要含柴胡皂苷、甾醇、挥发油、脂肪油和多糖等。

【药理与临床研究】

1. 抗感染作用

柴胡皂苷和柴胡挥发油对角叉菜胶所致足肿胀有抑制作用。

2. 解热作用

口服柴胡皂苷可使伤寒和副伤寒混合菌苗致热体温下降或正常体温下降。

3. 镇痛作用

柴胡能使痛阈明显增高，通过松弛平滑肌紧张，而发挥镇痛作用。

4. 镇咳作用

柴胡皂苷及柴胡苷元有较强的镇咳作用。

5. 对肝脏的作用

醋制柴胡和醋拌柴胡能降低四氯化碳中毒，有轻度减轻肝脏损伤的作用。

6. 对胃肠道的作用

柴胡皂苷具有抑制幽门结扎引起的十二指肠溃疡的胃酸分泌作用，促进治疗效果。

7. 对免疫功能的影响

柴胡多糖可增加肝系数、腹腔巨噬细胞吞噬百分数及吞噬指数和流感病毒血清中和抗体滴度，但不影响脾细胞分泌溶血素。柴胡煎剂、柴胡皂苷对胸腺有抑制作用。

8. 对心血管系统和血脂的影响

柴胡皂苷降低血浆胆固醇的作用机制是通过增加胆汁和粪便排泄而实现的。

9. 抗菌抗病毒的作用

柴胡皂苷对结核杆菌、葡萄球菌、疟原虫、钩端螺旋体及牛痘病毒有抑制作用。

10. 对肿瘤的作用

柴胡皂苷能使癌细胞坏死、裂解。

11. 对代谢的影响

柴胡皂苷混合物诱发皮质固醇分泌，使血中脂肪量降低。

12. 其他

柴胡多糖具有抗辐射损伤的作用，可降低其辐射敏感性，提高机体防卫功能。

柴胡有促进新陈代谢的作用，多用于制抗衰老的药物，以达延年益寿的目的。

【选方】

1. 柴胡散（《朱氏集验方》）

柴胡、苍术、甘草等份。上为末，白水煎。治眼暴赤肿痛。

2. 柴胡洗眼汤（《圣济总录》）

柴胡（去苗）、蕤仁（去皮，研）、黄连（去须）、升麻各1两。上四味，粗捣筛，水3升，煎取1.5升，滤去滓，微热淋洗，先冷再热，洗两三遍。治眼赤痛微肿、眦赤烂多。

3. 柴胡复生汤（《原机启微》）

柴胡6分，藁本、川芎、蔓荆子、羌活、独活、白芷各3.5分，炙甘草、薄荷、桔梗、白芷各4分，五味子20粒，苍术、茯苓、黄芩各5分。水煎，食后服。治目赤羞明、泪多眦多、头顶沉重、眼睑无力、久视则酸疼，又治目珠疼痛、睑重垂闭、翳膜陷下。

4. 通气散（《医林改错》）

柴胡、香附各1两，川芎5钱。上为末，早、晚开水冲服3钱。治耳聋。

5. 柴胡汤（《圣济总录》）

柴胡（去苗）1两，枳壳（去瓤，麸炒）、厚朴（去皮，生姜汁炙烟尽）各3分，黄连（去须）0.5两。上药捣筛，每次用5钱匕，水2盏，煎至1盏，去滓，食后服，日2服。治肾虚牙龈肿、膈上热。

6. 治口疮（《普济方》）

柴胡、吴茱萸各等份。上为细末，每次用1钱，好酒调敷脚心。

7. 柴胡汤（《圣济总录》）

柴胡（去苗）、地骨皮各1两。上粗捣筛，每次服3钱匕。水一大盏，煎至6分，去滓，细细含咽之。治口糜生疮。

【禁忌】真阴亏损、肝阳上亢及肝风内动者，禁服。

【按语】柴胡味苦、辛，性微寒，入肝、胆经。可解表退热、疏肝解郁、升举阳气。解热生用，量宜大；疏肝醋炒，宜中量；升阳生用，量小。

香　附

【来源】为莎草科植物莎草的根茎。

【性味归经】辛、微苦、甘，平。入肝、三焦经。

【功效】疏肝理气，调经止痛。

【应用】

1. 用于肝郁气滞证。

2. 用于月经不调、痛经、乳房胀痛。

【美容功用】

1. 抗老

其有疏泄之功，配木香、白附子可抗老祛皱。

2. 荣颜

香附有良好的活血调经功效，可配当归、白芍等治疗面色不华。

【化学成分】香附含葡萄糖、果糖、淀粉、挥发油等，其中挥发油含有β-蒎烯、聚伞花素、香附烯、芹子豆烯、R-芹子烯、α-香附酮、β-香附酮、尿叶萜烯酮、香附醇等。

【药理与临床研究】块根有抗菌作用，其提取物对某些真菌有抑制样作用，所含的油有微弱的雌激素样作用。香附20%醇提取物0.5mL/20g体重皮下注射能明显提高小鼠的痛阈，还具有止痛、抗过敏等作用。临床常用之理气、补血而悦面，又其芳香，可辟秽。

【选方】

1. 小安肾丸（《太平惠民和剂局方》）

香附子、川乌、川楝子各500g（上三味，用盐120g、水2000mL同煮，候干锉焙），熟干地黄240g，茴香360g，川椒（微炒）120g。为细末，酒糊为丸，如梧桐子大。每次服20～30丸，空腹临卧，盐汤或盐酒送下。治肾气虚乏、下元冷惫、渐觉羸瘦、耳作蝉鸣、面无颜色、眼目昏暗等。

2. 乌梅香附木贼草方（《中医杂志》）

香附、乌梅、木贼草各30g。水煎2次，去渣取液约300mL，待温后浸泡或湿敷皮损处，日2～3次，每次20～30分钟。治寻常疣、扁疣。

3. 乌髭石燕散（《卫生家宝方》）

香附子（生姜500g取汁浸三宿，候香附子透，焙干炒焦，研）250g，生干地黄（焙）、细辛（焙）各60g，石燕子（醋淬，研）1对，青盐75g，炒石榴皮90g，皂角（烧存性）7条，麝香（另研）少许。为细末，入麝香搅匀，临卧揩齿。乌须黑发。

4. 香附茶（经验方）

香附子3g，川芎3g，茶叶3g。上药放入炖杯内，加水250mL，将炖杯置武火上烧沸，用文火煎煮10分钟即成。代茶饮用。疏肝理气、调和肝胃，用于慢性肝炎见肝胃不和、气郁不舒、胸胁脘腹胀痛等症。

【用量】1～2g。

【禁忌】凡气虚无滞或阴虚血热者忌用。

【按语】香附又名香附子，自古作为“血中之气药”，也是补益之品。香附用于“一切阴阳气血虚弱者”，许多祛病延年方剂中配有香附，因其既有益于老年人阴阳气血虚弱诸证的防治，又有消除其他补益药品的壅滞、黏腻、碍胃之弊。《名医别录》载：“香附充其毛，久服令人益气，长须眉。”香附一药味辛，芳香走窜，故既可理气又可行血，为美容方中常用的理气行血药物。

白　芍

【来源】为毛茛科植物芍药的根。

【性味归经】苦、酸，微寒。入肝、脾经。

【功效】养血柔肝，缓中止痛，敛阴收汗。

【应用】

1. 用于血虚证、月经不调、崩漏、盗汗、自汗。
2. 用于胁肋疼痛、脘腹胀痛、四肢拘挛作痛。
3. 用于肝阳上亢之头晕目眩。

【美容功用】

1. 美白祛斑

白芍疏肝解郁，可用于黄褐斑的治疗。

2. 润肤

白芍养血可使皮肤得到濡养。

【化学成分】白芍含芍药苷、芍药花苷、苯甲酸、挥发油、β－谷甾醇和三萜类、树脂、鞣质等。

【药理与临床研究】白芍有解除腹部痉挛的作用。对胃、肠道、子宫平滑肌均有抑制或解痉作用；有解热、镇痛、镇静和抗惊厥的作用；有抗感染、抗溃疡和对多种致病菌及某些病毒有抑制作用等。

现代应用白芍作美容化妆品，常为漂白润肤剂或护发生发剂。配成膏、霜可治面部皮肤上一些由肝脾不调所引起的疾患，且其性微寒，故由阴虚内热、血燥所引起的头面皮肤疾患皆能应用治疗。

【选方】

1. 摩风膏（《必用全书》）

黄芪、杏仁、当归、白芍、白芷、甘草、甘松、藿香、白檀、零陵香、白附子、白及、白蔹各 1 两，麝香 0.5 钱。上药以清香油 3 斤，浸五七日，银石器熬黄色，用绵子滤过，入黄蜡4两，再熬成膏，柳篦子不住手搅冷。可润泽头发。

2. 四物坎离丸（《医学入门》）

熟地黄3两，生地黄（同酒浸，捣膏）1.5两，当归2两，白芍（同酒炒）1.5两，知母1两，黄柏（同盐酒浸炒）2两，侧柏叶、槐子各1两同炒，连翘6钱。上为末，蜜丸如梧桐子大，盛瓷盒内，晒干收之，每次服50~60丸，温酒或白汤下。可交通心肾、乌须黑发。

3. 治斑秃方（《赵炳南临床经验集》）

生地黄、熟地黄、鸡血藤、首乌藤、白芍、桑椹各15g，生黄芪30g，川芎、旱莲草各9g，天麻、冬虫夏草、木瓜各6g。煎汤，每日4服。可滋补肝肾、养血生发。

4. 四物汤加味（经验方）

当归9g，生地黄9g，川芎9g，白芍9g，丹参24g，牡丹皮9g，泽兰9g，益母草12g，郁金9g，陈皮9g，香附9g，白芷6g。水煎服，每日1剂。治黄褐斑属瘀血阻滞者。

5. 易白汤（经验方）

全当归9g，杭白芍9g，郁金9g，八月札15~30g，益母草12~16g，白蒺藜12~18g，苍耳草12~15g，朱茯苓9~12g，灵磁石30g。水煎服，每日1剂。治白癜风属风邪袭腠、气血失和者。

6. 归芪建中汤加味（经验方）

黄芪10g，桂枝10g，白芍10g，甘草6g，饴糖30g，当归10g，丹参15g，绿豆30g，薏苡仁24g，茯苓10g，白术10g，党参10g，生地黄、熟地黄各10g，生姜3片，大枣5枚。水煎服，每日1剂。治扁平疣属脾虚气血不足者。

7. 当归四逆汤（《伤寒论》）

当归3两，桂枝（去皮）3两，白芍3两，细辛3两，通草（炙）2两，大枣25枚，甘草2两。上七味，以水8升，煮取3升，去滓。温水1升，日3服。可养血通脉、预防冻耳。

【用量】 5~15g。

【禁忌】 阳衰虚寒之证不宜单独应用，反藜芦。

【按语】 生白芍养血平肝，长于敛阴；赤芍凉血活血，长于散瘀。故于补血、养阴及调经方中，常用生白芍；于清热凉血及活血祛瘀剂中，常用赤芍。

酸　枣　仁

【来源】 为鼠李科植物酸枣的种子。

【性味归经】 甘、酸，平。入心、肝、胆经。

【功效】 养心益肝，安神，敛汗。

【应用】

1. 用于心悸失眠。

2. 用于自汗盗汗。

【美容功用】

1. 荣颜

可用于润肤养颜。

2. 祛斑

本品有疏肝解郁的功效，可用于肝郁型黄褐斑。

3. 抗老

本品具有抗氧化作用，可延缓衰老过程。

【化学成分】 本品含多量脂肪油和蛋白质，并有两种甾醇：一种易溶于醇；另一种易溶于氯仿。本品主要含两种三萜化合物：白桦脂醇、白桦脂酸。另含酸枣皂苷、酸枣苷元，还含多量维生素 C。

【药理与临床研究】 口服酸枣仁可使防御性运动性条件反射次数显著减少，内抑制扩散，条件反射消退，抑制猫由吗啡引起的躁狂现象。生酸枣仁与炒酸枣仁的镇静作用并无区别，但生酸枣仁作用较弱，久炒油枯后则失效，有人认为其镇静的有效成分可能与油有关，另有人认为与水溶性部分有关。

【选方】

1. 酸枣仁汤（《金匮要略》）

酸枣仁 2 升，甘草 1 两，知母 2 两，茯苓 2 两，川芎 2 两。上五味，以水 8 升，煮酸枣仁得 6 升，纳诸药煮取 3 升，分温 3 服。治虚劳虚烦、不得眠。

2. 酸枣仁粥（《太平圣惠方》）

酸枣仁 2 两，以水两大盏半，研滤取汁，以米 2 合煮作粥，候临熟，入地黄汁 1 合，更微煮过，不计时候食之。治骨蒸、心烦不得眠卧。

3. 天王补心丹（经验方）

酸枣仁、柏子仁（炒）、当归（酒洗）、天门冬（去心）各60g，生地黄（酒洗）120g，人参、丹参、玄参、白茯苓、五味子、远志、桔梗各15g。上药共为细末，炼蜜为丸，朱砂9～15g研极细末为衣，每次9g，每日2次，早、晚温开水或龙眼肉煎汤送服。治阴虚血少、神志不安。

4. 宁志膏（《太平惠民和剂局方》）

酸枣仁（微炒，去皮）、人参各1两，辰砂（研细，水飞）半两，乳香（以乳钵坐水盆中研）8分。上四味研，和炼蜜丸如弹子大，每次服1粒，温酒化下，枣汤亦得，临卧服。治心脏亏虚、一切心疾。

【禁忌】凡有实邪郁火及患有滑泄症者慎服。

①《本草经集注》：恶防己；②《本草经疏》：凡肝、胆、脾三经有实邪热者勿用，以其收敛故也；③《得配本草》：肝旺烦躁，肝强不眠，禁用；④《本草求真》：性多润，滑泄最忌。

【按语】睡多生使，不得睡炒熟。

菊　　花

【来源】为菊科植物菊花的头状花序。

【性味归经】甘、苦，微寒。入肺、肝经。

【功效】散风清热，平肝明目，滋阴解毒。

【应用】

1. 用于风热表证、温病初起、发热头痛。
2. 用于目疾。
3. 用于肝阳上亢、头晕目眩。
4. 用于疔疮中毒。

【美容功用】

1. 祛粉刺

粉刺刚刚冒出来时，可用菊花、黄芩、枇杷叶、桑白皮煮水喝，用野菊花或白菊花效果更好。

2. 改善油性皮肤

可以用菊花煎水洗面或调入面膜粉里敷面，效果不错。

3. 抗衰老

菊花泡水与蜂蜜同服可抗衰老。

【化学成分】菊花含挥发油、腺嘌呤、胆碱、水苏碱、菊苷、大波斯菊苷、刺槐苷、密蒙花苷，以及花色素、氨基酸、多糖、香豆精素、维生素A、维生素 B_1 等，挥发油中主要含龙脑、樟脑、菊油环酮等。

【药理与临床研究】本品有抗微生物、抗感染作用：100%煎剂用平板挖洞法，对痢疾杆菌、伤寒杆菌、副伤寒杆菌、绿脓杆菌、大肠杆菌、霍乱弧菌、皮肤真菌有抑制作用，100%煎剂用平板纸片法，对金黄色葡萄球菌和溶血性链球菌有抑制作用；煎剂用试管稀释法，1：50煎剂对人型结核杆菌呈抑制作用；浸膏外涂治子宫颈糜烂；本品高浓度在体外还有抗病毒及抗螺旋体作用。其能抑制毛细血管的通透性而有抗感染作用。其提取物10mg相当于芦丁2.5mg之功效。

中医临床用其清热解毒、抗菌、抗感染之功治疗皮肤科疾病，以达美容健肤之目的，用其滋养肝、肺、肾而治头风白屑，养血驻颜。

【选方】

1. 养心丹（《御药院方》）

菊花、远志、菖蒲、巴戟天、白术、茯苓、地骨皮、续断、枸杞子、细辛、熟地黄、车前子、何首乌、牛膝、肉苁蓉、菟丝子、覆盆子各15g。上为末，炼蜜为丸，如梧桐子大，每次服20丸，空腹温酒下。补五脏、驻容颜、壮筋骨，久服不老。

2. 洗发菊花散（《御药院方》）

菊花60g，蔓荆子、干柏叶、川芎、桑白皮、白芷、细辛、旱莲草各30g。上药粗筛，每次用药60g，浆水3大碗煎至2大碗，去滓，沐发。治头发脱落。

3. 集验疗头风方（《外台秘要》）

菊花、独活、茵陈、防风、细辛、蜀椒、皂荚、桂心、杜蘅、莽草各等份，水煮以沐头，疗头痒白屑。

4. 益寿地仙方（《御药院方》）

菊花30g，枸杞子、巴戟天、肉苁蓉各60g。上四药为末，炼蜜为丸，如梧桐子大，每次服37丸，空腹盐汤下，温酒亦可。黑鬓发、和血驻颜、轻身健体、延年益寿。

5. 菊花酒（《寿亲养老新书》）

菊花、生地黄、枸杞子根各5升。捣碎以水1石煮汁5斗，炊糯米5斗纳曲碎拌匀，入罐密封，熟澄潸。每次服1盏。壮筋骨、延年益寿耐老。

6. 菊花粥（《养生随笔》）

菊花、粳米熬粥食用。养肝、悦颜色、明眼目。

【用量】10～15g。

【禁忌】气虚胃寒、食少泄泻者，宜少用之。

【按语】菊花又名甘菊、真菊、甜菊花、药菊。《神农本草经》载："主诸风头眩、肿痛、目欲脱、泪出，皮肤死肌，恶风湿痹，利血气。"《用药心法》载："去翳膜，明目。"《本草纲目拾遗》载："治诸风头眩，解酒毒疗肿。"久服可乌须发、轻身健体、驻颜益寿。

红　景　天

【来源】为景天科植物大株红景天或唐古特红景天的干燥根及根茎。

【性味归经】微苦、涩，寒。入心、肝经。

【功效】健脾益气，清肺止咳，活血化瘀。

【应用】

1. 用于脾虚倦怠乏力。
2. 用于肺热咳嗽咯血。
3. 用于跌打损伤、烧烫伤。

【美容功用】

1. 美容护肤

本品可促进人体新陈代谢，增强细胞活力，延长细胞寿命，具有很好的美容护肤功效。

2. 祛斑

红景天有抑制酪氨酸激酶活性的作用，故能阻止黑褐色素沉着和黑褐色斑的生成。

3. 抗辐射

红景天能抑制日晒引起的炎性反应，促进新陈代谢，调节皮肤排泄和吸收能力。

【化学成分】本品含红景天苷、淀粉、鞣质、黄酮类化合物、香豆精、脂肪、有机酸及20余种氨基酸、微量挥发油和人体所必需的铁、铝、锌等10余种微量元素。

【药理与临床研究】药理研究表明：①红景天具有活血化瘀作用，实验表明红景天能明显减轻大鼠脏器超微结构所受高原低氧环境的损害，对于高原红细胞增多症患者的“多血面容”有明显改善；②具有抗衰老作用，实验证明红景天素有一定的抗过氧化作用，它能增强机体消除自由基的能力，阻止过氧化反应，抑制脂褐素形成和堆积，从而增进细胞生命活力，延缓细胞衰老，起到抗退变、抗老化的作用；③还具有抗肿瘤、抗应激、抗缺氧、抗毒等多种作用。红景天作为近年来新发现的“适应原”样补益药，目前在临床上已有了广泛的应用。在军事医学、航天医学及运动医学上有十分重要的意义。经实验证明其有强心、镇静、升血压、抗疲劳等作用。

【选方】

1. 治眼生长翳涩痛方（《太平圣惠方》）

景天草捣绞取汁，日三五度点之，治眼花生翳。

2. 复方高山红景天口服液（经验方）

高山红景天200g，黄芪100g，枸杞子50g，蜂蜜适量。制成1000mL口服液，每次服5～10滴，温开水送下，饭前服，每日2～3次。1个疗程10～20日。用于久病体虚、头晕目眩、抗疲劳。

【用量】 0.6～1.2g。外用适量。

【按语】 红景天首载于《神农本草经》，列为上品，早在20世纪60年代，有学者即证明红景天具有类似中医“扶正固本”的“适应原”样作用，并且无兴奋作用过强及便秘等副作用。红景天能够改善疲劳症状、增强体力、延缓衰老，对于中药美容方面也将有重要作用。

山　茱　萸

【来源】 为山茱萸科植物山茱萸的干燥成熟果肉。

【性味归经】 酸、涩，微温。入肝、肾经。

【功效】 补益肝肾，涩精固脱。

【应用】

1. 用于腰膝酸软、头晕耳鸣、阳痿等症。

2. 用于遗精滑精、遗尿尿频。

3. 用于崩漏、月经过多。

4. 用于大汗不止、体虚欲脱等症。

【美容功用】

1. 乌发

本品补肝肾、益精气，可用于肾虚型白发。

2. 祛斑

本品有疏肝解郁的功效，可用于肝郁型黄褐斑。

【化学成分】本品含苦味素。此外尚含有熊胆酸、酒石酸、没食子酸、番木鳖苷及皂苷，果实尚含鞣质、维生素A等。

【药理与临床研究】果实煎剂在体外能抑制金黄色葡萄球菌的生长，而对大肠杆菌则无效，水浸剂（1∶3）在试管内对堇色毛癣菌有不同程度的抑制作用。国内外研究逐渐发现其具有抗氧化及提高免疫力作用。临床常用之消斑悦色、健身益神。

【选方】

1. 草还丹（《扶寿精方》）

山茱萸（酒浸，取肉）710g，补骨脂（酒浸1日，焙干）300g，当归150g，麝香5g。上为细末，炼蜜为丸，梧桐子大，每次服81丸，酒盐汤下。益元阳、补元气、固元精、壮元神。

2. 山茱萸散（《太平圣惠方》）

山茱萸、甘菊花、荆芥穗、栀子子、羚羊角屑、汉防己、炙甘草各15g，秦艽、茯神、蔓荆子、藁本各10g，川牛蒡子30g。捣为粗散，每次服9g，加入薄荷叶3~7片，水煎服。治头面风、皮肤瘙痒等。

3. 六味地黄丸（经验方）

熟地黄、山茱萸、牡丹皮、山药、茯苓、泽泻。上药蜜制为丸。具有滋阴补肾功效。用于肾阴亏损、头晕耳鸣、腰膝酸软、骨蒸潮热、盗汗遗精。

【用量】内服4.5~9g。

【按语】《本草品汇精要》曰："主添精髓，悦颜色。"

天 麻

【来源】为兰科天麻属植物天麻的干燥块茎。

【性味归经】甘，平。入肝经。

【功效】息风止痉，平肝潜阳，祛风通络。

【应用】

1. 用于肝风内动、惊厥抽搐。
2. 用于头痛、晕眩。
3. 用于肢麻痉挛抽搐、风湿痹痛。

【美容功用】

1. 抗老

对小白鼠口服天麻4.8g/kg实验证明：其能明显提高过氧化物歧化酶活力，减少心肌褐质，促进生长发育，缩短幼年期，抗衰老。

2. 润肤

用天麻提取物质制成面霜，有明显的皮肤濡养、抗皱作用。

3. 祛斑

可用于肝郁型黄褐斑。

【化学成分】天麻主要含甾醇、挥发油、脂肪油和多糖等。

【药理与临床研究】抗感染、镇静、镇痛。

【选方】

1. 清宫洗头方（《慈禧光绪医方选议》）

天麻1钱5分，桑叶1钱，薄荷8分，白芷1钱5分，防风1钱，川椒6分，金银花1钱。煎水沐发。清头明目、洁发令柔。

2. 天麻饼（《普济方》）

天麻、川芎、白芷各5两。为细末，炼蜜和匀，每2份作3瓶，每次服1瓶，细嚼，茶酒不拘时下。治诸风头多白屑。

3. 天麻膏（《外科精义》）

天麻、草乌头、木鳖子、藜芦、川芎、狼毒各5钱、轻粉、粉霜各2分，腊猪脂3两，黄蜡6两，油1斤。前七味细搓如麻豆大，入油中煎至焦紫色，冷滤去渣，上火入黄蜡、猪脂溶开再滤入轻粉、粉霜搅凝，涂患处。治疥癣、手足癣、皮剥起疼痛经久不愈等。

【用量】5～10g。

【禁忌】忌御风草根。

【按语】《神农本草经》载："久服益气力，长阴肥健，轻身增年。"

胡　麻　叶

【来源】为胡麻科植物脂麻的叶。多系栽培品。

【性味归经】甘，寒。入肝、肾经。

【功效】益气，补脑髓，坚筋骨，祛风，润发。

【应用】

1. 用于风寒湿痹。

2. 用于崩中、吐血。

3. 用于阴部湿痒。

【美容功用】

1. 润肤

可益血色、滑皮肤。

2. 润泽毛发

外用可润泽毛发。

【化学成分】 胡麻叶含脂麻苷等。

【药理与临床研究】 胡麻叶含胶质，加入水中可形成黏浆剂，可作饮料或沐头，能润毛发。

【选方】

1. 胡麻叶汤（《日华子本草》）

胡麻叶适量，煎汤，沐头，每日1次。可祛风润发、滑皮肤、益血色。

2. 消风散（《外科正宗》）

胡麻叶、荆芥、苦参、苍术、牛蒡子、石膏、当归、生地黄、防风各5g，甘草、木通各2.5g，水煎服。治风湿浸淫血脉，致生疮疥、瘙痒不绝、毛发脱落。

【用量】 3～10g。外用煎水，适量。

【按语】 胡麻叶又名青襄。《神农本草经》列为上品，内服能“主五脏邪气，风寒湿痹。久服耳目聪明，不饥不老增寿”。古代养生家采集作菜吃，味道滑美，能润毛发。

第十九章　调脾胃类中药

调脾胃类中药就是通过补脾气、健脾胃、行脾气、化湿邪等作用，调理脾胃的功能，从而达到养生、抗衰、美容荣颜等目的的一类药物。脾胃为后天之本、气血生化之源，若脾胃失调则会引起面色萎黄、须发早白、精神憔悴、面生黄斑等多种美容疾患。通过调理脾胃配合补肾、益肺可以取得较好的美容效果。

人　参

【来源】 为五加科植物人参的干燥根。主要为栽培品，习称“园参”，野生品产量甚少，习称“野山参”（或山参）。可作汤剂、丸剂、酒剂等运用。

【性味归经】 甘、微苦，微温。入脾、肺经。

【功效】 大补元气，复脉固脱，补脾益肺，生津止渴，安神益智。

【应用】

1. 用于元气虚脱证：本品能大补元气、复脉固脱，为拯危救脱之要药。

2. 用于肺气虚证：本品为补肺要药，可改善短气喘促、懒言声微等肺气虚衰症状。

3. 用于脾气虚证：本品治疗脾气虚证，为补脾要药。

4. 用于热病气虚津伤口渴及消渴证，本品既能补气，又能生津。

5. 用于心悸怔忡、失眠多梦、健忘，本品补心气、安神益智。

【美容功用】

1. 养生长寿

人参是养生长寿的要药，防病抗衰的佳品，古今均为著名的补品，可作丸剂、酒剂长期服用有显著效果。

2. 润肤驻颜

通过补益脾肺，用于皮肤老化、容颜衰败，内服、外用均可。

3. 生发黑发

通过益气、补血，可用于毛发脱落、须发早白。

4. 其他

用于酒刺、面疮、记忆力减退、皮肤疏松、易生皱纹等多种美容疾病。

【化学成分】 根含总皂苷约4%，须根中含量较主根高，是14种以上皂苷的混合物，称为人参皂苷，均为三萜皂苷。此外，尚含多种低分子肽、氨基酸、单糖、多糖、三聚糖、有机酸、B族维生素、维生素C、甾醇及其葡萄糖苷。

【药理与临床研究】 现代实验研究证明，人参中含有的皂苷、糖等，对皮肤和毛发具有保护功能，能限制皮肤毛细血管血液中胆固醇的增高，抑制血液循环衰退。人参中的矿物质能调节真皮水分平衡和防止皮肤脱水，活性物质还具有抑制黑色素的还原性能，使皮肤保持光滑、柔软、白嫩。人参还具有“适应原”样作用，可以增强机体对各种有害刺激的防御能力，加强机体适应性。人参能改善衰老状态、提高智力水平、对抗疲劳等。临床上用人参酊、水杨酸、蓖麻油等制成人参生发液，局部外搽治疗斑秃、脂溢性脱发等效果显著，该生发液具有养血生发、改善局部血液循环、增加毛囊的营养供给、减少皮肤分泌、预防毛囊口角化过度、促进毛发生长的作用，同时能止痒、杀菌、增强毛发韧性、濡润皮肤等。

人参能增强机体对各种有害因素的防御能力，提高机体适应性，促进正常功能的恢复（例如人参既可使低血压或休克状态下的血压升高，又可使高血压恢复正常；既能阻止促皮质素引起肾上腺增生，又可阻止皮质激素引起肾上腺萎缩）。人参能调整大脑皮层功能紊乱，提高大脑的机能，防止老年人智力及记忆力减退。

【选方】

1. 紫斑方（经验方）

人参3～15g，赤芍9g，白术6g，甘草15g，阿胶6g，丹参9g，大蓟9g，当归9g，木香9g，茯苓9g。水煎服。主治紫斑。

2. 五参丸（《普济方》）

人参、丹参各3g，苦参、沙参、玄参各30g，用胡桃仁15g，重杵碎为丸，如梧桐子大，每次服30丸，茶汤送下，日进3服，食后服。治酒刺、面疮。

3. 妙应散（《奇效良方》）

人参、细辛（去苗）、白茯苓、香附子（炒，去毛）、川芎、白蒺藜（炒，去角）、砂仁各15g，百药煎、白芷、石膏（煅）、龙骨（研）各18g，麝香（另研）少许。为细末，早、晚温水刷漱之。牢牙、疏风理气、乌髭发。

4. 人参养荣汤（《辽宁中医杂志》）

白芍90g，人参30g，当归30g，陈皮30g，黄芪30g，桂心30g，白术30g，炙甘草30g，熟地黄25g，五味子25g，茯苓25g，远志15g。上锉散，每次服12g，水1盏半、生姜2片、枣子2枚，煎至7分，去滓温服。治斑秃。

5. 101毛发再生精（《中医杂志》）

由人参、黄芪、当归、川芎、干姜、桃仁、红花、丹参、酒精等组成，每日涂患处2~3次，15天为1个疗程，连用4~6个疗程。治疗脱发。

【用量】4.5~9g，大剂量10~30g；亦可熬膏，或入丸、散。

【禁忌】实证、热证忌服。

【按语】人参能安神定魂魄、止惊悸、除邪气、明目、开心、益智，久服轻身延年，是中医美容应用颇广的一味药物。内调具有良好的益气、健脾、养生、防病等作用，外用能美颜、荣发，效果良好。

黄 芪

【来源】为豆科植物蒙古黄芪及膜荚黄芪的干燥根。切片生用。

【性味归经】甘，微温。入肺、脾、肝、肾经。

【功效】补气升阳，固表敛汗，托疮生肌，利水消肿。

【应用】

1. 脾虚气陷证

本品补脾益气，又有很好的升阳作用，是脾气虚、中气下陷的常用药。

2. 肺虚自汗证

本品补肺气、固表止汗。治肺虚、汗多、咳喘等。

3. 疮疡水肿证

用于气血不足、疮疡不溃或溃久不敛，以及气虚浮肿、小便不利。

4. 消渴证

本品补脾肺肾之气，配合天花粉、知母等品同用，可治消渴证。

【美容功用】

1. 益气养生

本品古今均为常用的补气、强身要药，能提高机体抗病能力，配合其他补益药常服，具有较好的养生、防癌作用。

2. 润肤荣颜

黄芪能通过补气、生血，从而达到润肤养颜作用，用于气血虚衰的面色萎黄、身体消瘦、体弱多病等。

3. 生发润发

用于气血虚的发燥、发落，多配伍补血滋阴之品同用。

4. 其他

用于白癜风、银屑病、肥胖症、肝病、疮疡等。

【化学成分】膜荚黄芪含蔗糖、葡萄糖醛酸、黏液质、数种氨基酸、苦味素、胆碱、甜菜碱、叶酸、甲氧基异黄烷和熊竹素。蒙古黄芪脂质的皂化产物中分离出亚油酸、亚麻酸，非皂化部分中有β-谷甾醇、黄芪多糖等。据报道，膜荚黄芪根还含有以新三萜环黄芪醇为苷元的黄芪苷及多种无机元素，适于病弱体虚老人的滋补。近代研究结果亦表明，黄芪有增强机体免疫功能的作用：感冒易患者服用黄芪2周或2个月后，周围血白细胞诱生干扰素的能力比服药前为高。

【药理与临床研究】现代实验证明，黄芪含数种氨基酸及微量元素，能显著增强人体免疫功能，具有强壮、促使细胞生长旺盛、抗衰延寿的作用。实验证明黄芪能增强大白鼠抗应激的能力，其作用是通过增强肾上腺皮质功能实现的，可促进细胞生长和再生。黄芪还对肺炎双球菌、痢疾杆菌等细菌有抑制作用，并且能抑制病毒的繁殖。在美容方面，临床主要用之抗衰延寿益颜，亦用之托脓生肌，而达美容健肤之目的。

【选方】

1. 黄芪丸（《太平圣惠方》）

黄芪、熟地黄各60g，覆盆子、牛膝、石斛、泽泻、附子、鹿茸、山茱萸、五味子、桂心、人参、沉香、肉苁蓉各30g。捣末，炼蜜和丸，如梧桐子大，每日空腹及晚食前服，每日30丸。补中益气，令肌肤润泽，治面色萎黑、无光。

2. 黄芪桂枝汤（《黑龙江中医药》）

黄芪50g，桂枝、当归、防风、连翘各15g，甘草10g。水煎服。治银屑病。

3. 白癜康（《北京中医》）

黄芪30g，何首乌30g，姜黄15g，丹参15g，自然铜15g，补骨脂15g，白蒺藜10g，防风10g，白鲜皮30g。外涂患处。治白癜风、滋肤散瘀。

4. 黄芪丸（《圣济总录》）

黄芪、肉苁蓉、人参、防风、桂枝、桔梗、牛膝、白术、芍药、白茯苓、天雄、附子各30g。捣罗为末，炼蜜和丸，如梧桐子大。每次服20丸，温酒或盐汤下，空腹服。令肌肤润泽。

5. 黄芪丸（《景岳全书》）

炙黄芪、人参、熟地黄、白茯苓、薏苡仁、山茱萸各1两，酸枣仁、羌活、当归、羚羊角屑、枸杞子、桂心各7.5钱，防风、远志各0.5两。为细末，炼蜜和丸，如梧桐子大，每次服70～80丸，温酒下。主治虚风羸瘦、心神虚烦等。

6. 黄芪异功散（《贵阳中医学报》）

黄芪30g，党参30g，白术15g，茯苓15g，甘草6g，陈皮9g。偏阴虚，加旱莲草30g；偏血虚，加鸡血藤15g；夹痰湿加藿香9g。水煎服，每日1剂，连服15～60剂。主治斑秃属于脾气虚者。

7. 黄芪方（《证治准绳》）

黄芪、当归各等份。为末，贴疮疡。主治陷甲生入肉，常有血，疼痛。

8. 黄芪汤（《外台秘要》）

黄芪4两，人参、白术、桂心各2两，生姜8两，干枣（去核）10枚，炮附子5分。水煎去滓，分4次服。主治气极虚寒、皮毛焦、虚劳百病、气力损乏。

9. 黄芪建中汤（《金匮要略》）

桂枝、炙甘草、生姜各3两，芍药6两，大枣12枚，饴糖（烊化）1升，黄芪1.5两。水煎，分3次服。主治皮毛枯槁、头发脱落。

10. 黄芪六一汤（经验方）

治老人诸虚不足、肢体劳倦、胸中烦悸、焦渴唇干、面黄少食。黄芪（去芦，蜜涂炙）180g，甘草（炙）30g。细切，每日服6g，加水1盏、枣1枚，煎服。

【用量】10～15g，大剂量可用30～60g。

【禁忌】阴虚阳盛及实证者忌服。

【按语】《本草求真》记载："黄芪，入肺补气，入表实卫，为补气诸药之最，是以有芪之称。"《本草正义》曰："黄芪，补益中土，温养脾胃，凡中气不足，脾土虚弱，清气下陷者最宜，其皮直达人之肤表肌肉，固护卫阳，充实表分，具其专长，所以表虚诸病，最为神剂。"本药可通过扶正固本、抗衰益寿、补益气血而达美容驻颜之功，为常用的美容中药。

白　术

【来源】为菊科植物白术的干燥根茎。切片晒干麸炒用。

【性味归经】苦、甘，温。入脾、胃经。

【功效】健脾益气，燥湿利水，止汗，安胎。

【应用】

1. 脾气虚证

本品以健脾、祛湿为主要作用，为补气健脾第一要药。

2. 气虚自汗

本品善补脾益气、固表止汗。

3. 脾虚胎动不安

本品能健脾、益气、安胎。

【美容功用】

1. 健脾驻颜

通过健脾强壮体质，使肌肤丰满、面有光泽。

2. 益气强身

通过补气增强抵抗力，促进运化，从而起到养生、健体、防癌、固齿、降糖等养生保健作用。

3. 祛斑悦色

可用于面部黑斑、雀斑等。

【化学成分】白术含挥发油，油中主要成分为苍术酮、苍术醇、白术内酯、3-β-羟基苍术酮、倍半萜等，并含有维生素A。

【药理与临床研究】白术有抗菌作用。白术水浸液在试管内对絮状表皮癣菌、星形奴卡菌有抑制作用，煎剂对脑膜炎球菌亦有抑制作用。白术具有增强免疫作用，能增强网状内皮细胞的吞噬功能，能提高淋巴细胞转化率，促进细胞免疫功能。白术还有强壮作用，能促进体重增长，增强体质，提高机体抗病能力，使机体“肤致密、丰满无褶纹，因此可以健脾延寿，可使白发返黑，齿落更生，面有光泽”。

白术有明显而持久的利尿作用，能促进电解质的排出，尤其是钠的排出；有轻度降血糖作用，并能保护肝脏，可显著延长大鼠和人的凝血时间，而有抗凝血作用。

【选方】

1. 白术酒（《普济方》）

白术500g，洗净，以流动水1000mL，浸20日，去滓，将汁放于大盒中五夜，汁当变如血，如家酿酒法造酒，任性饮之，十日可病除，百日白发返黑、齿去更生、面有光泽，久服长年。

2. 健脾平肝汤（《陕西中医》）

炒白术、黄芪、炒薏苡仁、白鲜皮、炒麦芽各6～9g，防风、白芍、白蒺藜、枳壳各3～6g，益母草1～3g。水煎，日1剂，分3～5次服。治小儿湿疹。

3. 二至丸（《医学入门》）

白术、熟地黄、龟板、黄柏各90g，生地黄、山茱萸、当归、知母各60g，菟丝子、肉苁蓉、黄芪、杜仲、山药、牡丹皮、白茯苓、人参各30g。为末，蜜丸如梧桐子大，每次服80丸，盐汤温酒下。补虚损、壮筋骨、明眼目、暖腰膝，治肝肾不足、须发早白、头目昏花。

4. 十四味建中汤（《太平惠民和剂局方》）

白术、白芍、当归、炙甘草、人参、麦冬、川芎、肉桂、炮附子、肉苁蓉、半夏、炙黄芪、茯苓、熟地黄各等份。为粗末，每次服15g，加生姜3片、大枣1枚，水煎，食前温服。补益气血、调和营卫，治营卫不足、脏腑俱伤、积劳虚损、形体羸弱、面白脱色、面黑等。

5. 七元归真膏（《遵生八笺》）

白术（去粗皮）1000g，苍术500g，琥珀（饭上蒸一炊许，为末）30g。前二味水煎去渣熬膏，入琥珀，日15g，开水调下或含化。悦泽润色。

6. 延年面脂方（《外台秘要》）

白术、茯苓、杜蘅各1.8g，葳蕤、藁本、川芎、土瓜根、瓜蒌各1.5g，木槿皮、白僵蚕、蜀小花、辛夷仁、零陵香、藿香各120g，菟丝子2.4g，栀子花、麝香（酒浸绵裹）、冬瓜子各1.5g，桃仁1.5g，白蜡90g，羊脂

500g，猪胰（水浸7日，日别易水）1500g，白附子1.2g。上药细切，酒1000g，取猪胰、桃仁、冬瓜子绵裹内酒中，令消纹取汁，用渍药一宿，别煎猪胰令消去滓，以羊脂、白蜡于锅中，用绵裹，微火煎，三上三下，药黄色，去滓待澄，候凝，以涂面妙。延年悦面。

7. 白术丸（《太平圣惠方》）

白术、陈皮各2两，神曲2两微炒，人参、荜茇各1两，炮干姜3分。捣筛为末，煮枣肉和丸，如梧桐子大，以粥饭下，20~30丸。治脾胃虚弱、瘦弱、面色萎黄。

8. 白术黄芪散（《古今图书集成》）

白术、黄芪、当归各2两，石膏、甘草各2两，茯苓、寒水石各1两，官桂1分，人参、川芎各3分。为末，每次服3钱，水煎食前温服，日3次。治五心烦热、饮食减少、肌瘦昏昧。

9. 白术膏（《赵炳南临床经验集》）

白术10斤，以100斤水煎煮6~7小时，过滤浓缩成膏5斤，加蜂蜜5斤，每次服6g，日2次。治慢性湿疹、手足汗疱疹。

10. 醋浸白术方（《肘后备急方》）

用米醋（白醋）浸白术，7天后用浸泡过白术的醋擦有雀斑的面部。坚持天天擦拭，日久可退雀斑。

【用量】 5~10g。外用适量。

【禁忌】 阴虚燥渴、气滞胀闷者忌用。

【按语】《医学启源》载："除湿益燥，和中益气，温中祛脾胃中湿，除胃热，强脾胃，进饮食，和胃生津液……"《本草通玄》载："白术，补脾胃之药，更无其右者。"白术芳香，香气袭人，具辛香走窜之性，穿透力强，既能开毛窍、畅和荣卫，又有"芳香而辛，故能润泽"之用。《药性论》称："主面光悦，驻颜去䵟。"《新修本草》也称："利小便，及用苦酒浸之，用拭面䵟，极效。"可见，白术可以益气、养生、祛湿、祛斑、美颜悦色，其美容之效很早以前就有记载。

山　药

【来源】 为薯蓣科植物薯蓣的干燥块茎。晒干切片生用或炒用。

【性味归经】 甘，平。入脾、肺、肾经。

【功效】 补脾养胃，生津益肺，补肾涩精。

【应用】

1. 脾虚证

本品补脾脏气阴，兼能收敛。

2. 肺虚证

本品补肺气，兼能滋肺阴。治肺虚咳喘，可与太子参、南沙参等品同用，共奏补肺定喘之效。

3. 肾虚证

本品能补肾气，兼能养脾肾之阴，多用于遗精、尿频、带下。

4. 消渴气阴两虚证

本品既补脾肺肾之气，又补脾肺肾之阴，常与黄芪、天花粉、知母等品同用。

【美容功用】

1. 美白化斑

多用于皮肤黑黄及黄褐斑，常服可使皮肤白皙。

2. 健脾养颜

可用于脾虚、消瘦、四肢无力，具有抗衰老、驻容颜、强筋骨、固肾气等作用。

【化学成分】块茎含皂苷、黏液质、胆碱、淀粉、糖蛋白和自由氨基酸，还含多酚氧化酶、维生素C、3，4－二羟基苯乙胺、甘露聚糖与植酸。

【药理与临床研究】山药中含18种氨基酸，其中有6种是人体所必需的，还含有多种微量元素，是延年益寿的重要成分，其中的锰可提高老年人过氧化物歧化酶的活性，增强其抗氧化的活性，防止自由基对机体的损伤，所以具有抗老延年的作用。

山药所含皂苷是激素的原料，多巴胺具有扩张血管、改善血液循环的重要功能，目前研究，山药还有诱生干扰素的作用，所以中医药理论的山药补肾涩精具有科学根据。

山药所含的黏蛋白质在体内水解为有滋养作用的蛋白质和碳水化合物，所含的淀粉酶有水解淀粉为葡萄糖的作用，山药还可以减肥轻身。

【选方】

1. 薯蓣散（《太平圣惠方》）

用薯蓣于砂盒中细研，然后下于铫中，以酥1大匙，熬令香，旋添酒1盏，搅令匀，空腹饮之，每日1服。补虚损、益颜色。

2. 玉液汤（《医学衷中参西录》）

山药25g，黄芪12g，知母15g，生鸡内金10g，葛根15g，五味子9g，天花粉20g。煎水服，每日1剂，每剂煎2次，上、下午各1次。治身体消瘦及糖尿病。

3. 神仙训老丹（《寿亲养老新书》）

山药、熟地黄各150g，枸杞子100g，何首乌600g，川椒90g，牛膝（酒浸）90g，黑大豆（生用）150g，肉苁蓉150g，藁本300g。捣为末，以雌首乌糊为丸，内服。用于白发返黑、延年益寿。

4. 山药内金散（《补品与补药补益良方》）

山药90g，鸡内金30g。研细末，每次12g以糯米酒或黄酒送服，日2次。可健脾补肾，治消瘦食少。

5. 山药粥（《宫廷美容长寿方》）

山药，粳米。共煮为粥食用。可补肾精、固肠，用于治疗虚劳瘦弱。

6. 还少丹（《杨氏家藏方》）

干山药、牛膝各45g，白茯苓、山茱萸、楮实、杜仲、五味子、巴戟天、肉苁蓉、远志、茴香各30g，石菖蒲、熟地黄、枸杞子各15g。和蜜为丸，如梧桐子大，每日50丸，日3服，空腹食前服。治耳聋目暗。

7. 天真丸（《奇效良方》）

净羊肉350g，山药、肉苁蓉各50g，当归、天门冬各100g，黄芪25g，人参、白术各10g。前四味填入羊肉中扎紧，用米酒煮，再加水煮，待肉烂熟，捣如泥状。其余各药用熟糯米饭焙干研末，加入肉泥中为丸。每早空腹服9g。流畅血脉、增精神、添力气、驻颜色、轻身延年。

【用量】 10～18g。

【禁忌】 有实邪者忌服。

【按语】 山药古名薯蓣，自古就被用为延年之佳品，是一种营养丰富的日常食物，又可当蔬菜食用。长于补肺、健脾、益肾。《神农本草经》有云："主伤中，补虚，除寒热邪气，补中，益气力，长肌肉。久服轻身，耳目聪明。"《医学入门》也称："补肺润皮毛，久服益颜色，长肌肉。"在美容方面多用于美白、祛斑、养生、增寿，然药性平和，需长期服用才有明显效果。

大　枣

【来源】 为鼠李科植物枣的成熟果实。晒干生用或鲜用。

【性味归经】甘，温。入脾、胃经。

【功效】补中益气，养血安神。

【应用】

1. 用于脾虚营养不良、消瘦、倦怠乏力、便溏。本品为具营养作用的补脾益气药。

2. 用于脏躁及失眠。本品能补心血、安心神，为治疗心神无主的脏躁证的常用药。

【美容功用】

1. 润肤美容

其有补气养血作用，常服大枣可使面色红润、脾胃健运、皮肤滋润。

2. 补血养颜

大枣能补血，可使气血充足、容颜美丽。

【化学成分】本品含有皂苷、生物碱、黄酮类、氨基酸类及糖类，还含有草果酸、酒石酸、油酸、亚油酸、肉豆蔻酸、棕榈酸和硬脂酸、胡萝卜素、类脂化合物、树脂、黏液质、香豆精类衍生物、甾醇及酚性物质。

【药理与临床研究】有护肝、增强肌力、抗变态反应等作用，有增加白细胞内 cAMP 作用。临床多用其补中益气、提高免疫功能、抗衰泽面。

【选方】

1. 大枣丸（《圣济总录》）

大枣 1000g，熟艾叶 300g，杏仁、半夏各 100g，人参 200g。捣筛为末，以枣和丸，每次服 20 丸，空腹温酒或米饮下。补脾胃、悦颜色、长肌进食。

2. 大枣粥（《圣济总录》）

大枣、粳米煮粥，服食可健脾胃、补气血、延年益寿。

3. 红枣黑木耳汤（经验方）

红枣、黑木耳加水和冰糖适量放入碗中蒸。治血虚所致面黄肌瘦、脏躁、精神不安等症。

4. 苏东坡须间汤（《遵生八笺》）

红枣（干用去核）2000g，干姜 6g，白盐（炒黄）60g，炙甘草（去皮）30g，丁香 1.5g，木香 1.5g，陈皮适量。上七味，共捣如泥，每次煎服不拘量，可保持颜面红白细嫩。

5. 红枣菊花粥（经验方）

红枣 50g，粳米 100g，菊花 15g。一同放入锅内加清水适量，煮粥。待粥煮至浓稠时，放入适量红糖调味食用。此方具有健脾补血、清肝明目之功效，长期食用可使面部肤色红润，起到保健防病、驻颜美容的作用。

【用量】内服9～15g。

【禁忌】凡有湿痰脘腹胀满、积滞、齿病、虫病者，均不相宜。

【按语】《神农本草经》载大枣“久服轻身延年”，据现代研究，本品含丰富的蛋白质、维生素、微量元素、糖类等营养成分，可使人气血充盈而颜面润泽，为历代医家所重视，俗语亦称“一日吃三枣，终生不显老”。

白豆蔻

【来源】为姜科植物白豆蔻的果实，晒干生用。

【性味归经】辛，温。入脾、肺、胃经。

【功效】化湿行气，温中止呕。

【应用】

1. 用于湿浊阻中证

本品气清香，能化中焦湿浊、行脾胃之气。适用于湿浊阻中、脾胃气滞、脘腹胀满、不思饮食之证。

2. 用于呕吐

本品芳香，能和胃降逆止呕，可用于多种呕吐。

【美容功用】化湿香口：本品辛温芳香、化湿行气，可用于湿邪郁遏中焦而气机不畅所致的面部萎黄、齿垢、口臭等。

【化学成分】白豆蔻含挥发油，挥发油中有右旋龙脑及右旋樟脑、桉叶素、石竹烯、月桂烯、桃金娘醛等。

【药理与临床研究】白豆蔻能促进胃液分泌、增进胃肠蠕动、制止肠内异常发酵，所以有良好的芳香健胃作用，营养肌肤。

【选方】

1. 香身丸（《鲁府禁方》）

白豆蔻120g，木香60g，檀香、甘松各30g，广零陵香45g，丁香22.5g，白芷、当归、附子、槟榔、山柰、甘草（炙）、益智仁、桂心各15g，麝香少许。上为极细末，炼蜜同酥油或羊尾油于石臼捣为丸，如黄豆大，每次用1丸噙化。当日口香，后身亦香，久服治男女秽气、心腹疼痛、胸膈不利、痰证诸疾。又用1丸投酒中，令满座香，故又名共殿香、一座香。

2. 七香丸（《圣济总录》）

白豆蔻仁、丁香、藿香、零陵香、青木香、白芷、桂心、沉香各30g，香附子60g，甘松香、当归各15g，槟榔2枚。上药捣罗为末，炼蜜和丸，常含一丸如豆大，咽汁，日三夜一，亦可常含咽汁。治口及身臭，五日口香，十日体香，二七日衣被香。

【用量】3~6g。

【禁忌】阴虚、血燥而无寒湿者忌用。

【按语】本品辛温，入肺、脾、胃经，辛散温痛，芳香理气，故可化湿消痞、行气温中，对湿邪郁遏中焦而气机不畅所致的面部萎黄、齿垢、口臭者，宜以此化之。

草　豆　蔻

【来源】为姜科植物草豆蔻的种子。晒干生用。

【性味归经】辛，温。入脾、胃经。

【功效】燥湿健脾，温胃止呕。

【应用】

1. 用于湿阻气滞证

与苍术、半夏、陈皮或厚朴、枳壳等同用，可用于湿滞之腹胀、气滞胸闷。

2. 用于湿温初起

如属热盛者可配黄芩、连翘、竹叶等同用；湿重者可合淡渗利湿之品如滑石、薏苡仁、通草等同用。

3. 用于胃寒呕恶

常合半夏、藿香、生姜等同用。

4. 用于小儿胃寒吐乳

可配砂仁、甘草共研细末。

【美容功用】化湿香口：本品味辛性温，用其燥湿行气之功，治心脾蕴热随气上熏，发为口臭。

【化学成分】本品含挥发油、豆蔻素、山姜素等。

【药理与临床研究】草豆蔻水煎液对豚鼠离体肠道呈兴奋作用，当剂量增大时呈抑制作用。

【选方】

1. 草豆蔻丸（《圣济总录》）

草豆蔻仁、丁香各30g，藿香叶、肉桂、零陵香、木香、白芷、当归、槟榔各15g，麝香0.3g。上药捣罗为末，炼蜜为丸，如鸡头实大，每次含化1丸，咽津液，日3丸。治心脾蕴热随气上熏，发为口臭。

2. 豆蔻丸（《圣济总录》）

草豆蔻、肉豆蔻、红豆蔻、白豆蔻、丁香、甘草、人参、赤茯苓各15g，细辛0.3g，肉桂30g。上药捣罗为散，每次服3g，热水调下，日3次。治疗口臭。

【用量】1～6g。

【禁忌】阴虚血少、津液不足、无寒湿者忌用。

【按语】草豆蔻又名草蔻。《用药法象》载："调中补胃、健脾消食。"《本草乘雅半偈》记载："主温中……去口臭气。"在美容方面主要通过其芳香、健脾、化湿起到香口、健体等作用。

苍　术

【来源】为菊科植物苍术的干燥根茎。晒干切片，麸皮炒用。

【性味归经】辛、苦，温。入脾、胃、肝经。

【功效】燥湿健脾，祛风散寒，明目。

【应用】

1. 湿阻中焦证

本品苦温燥湿以祛湿浊，辛香健脾以和脾胃，对湿阻中焦、脾失健运而致脘腹胀闷、呕恶食少、吐泻乏力、舌苔白腻等，最为适宜。

2. 风湿痹证

本品辛散苦燥，长于祛湿，故痹证湿盛者尤宜。

3. 风寒夹湿表证

本品辛香燥烈，能开肌腠而发汗，祛肌表之风寒表邪，故以风寒表证夹湿者最为适宜。

【美容功用】

1. 祛湿止痒

配合黄柏等，可用于湿疹、皮炎、下肢溃疡等。

2. 洁肤明目

祛风、燥湿，可用于白癜风、风毒及目昏不明。

【化学成分】 苍术含挥发油，油中的主要成分为苍术醇、茅术醇、β-桉叶醇、苍术酮、苍术呋喃烃，并含胡萝卜素。

【药理与临床研究】 苍术所含挥发油，小剂量有镇静作用，大剂量呈中枢抑制作用，能增加钠、钾从小便排出，并能降血糖。

【选方】

1. 2号白癜风方（《皮肤科外用药物手册》）

苍术、蚤休、桑螵蛸、白薇、桃仁各9g，紫草、龙胆草、女贞子各15g，刺蒺藜45g，降香、红藤各3g，甘草6g。水煎，日分3次服，并每日日晒患处30～60分钟。清热燥湿，治白癜风。

2. 二圣丸（《御药院方》）

苍术30g，川乌头15g。为末，醋面糊丸，如梧桐子大，每次服7丸，食前盐汤送下。治牙齿动摇疼痛。

3. 二妙散（《丹溪心法》）

苍术（米泔浸，炒）、黄柏各等份。为末，每次服6g，水煎入姜汁调服。清热燥湿，治脂溢性皮炎、手足汗疱疹、急慢性湿疹、下肢溃疡。

4. 苍术丸（《普济方》）

苍术、茯苓、甘草。苍术不拘多少，用米泔水浸二三日，逐日换水，候满期取出，刮去黑皮，切片，晒干，用慢火炒令黄色，捣细末，每500g末用蒸过茯苓末180g，炼蜜和丸如梧桐子大，空腹临卧时温开水送下10余丸。另用苍术末180g、甘草末30g拌匀，作汤送下丸药，日2服。忌李、桃、雀、蛤等物3日。治须发黄白。

5. 苍术散（《圣济总录》）

苍术（米泔浸一宿，切焙）120g，木贼60g，甘草（炙）45g，旋覆花、蝉蜕各30g。上五味捣罗为散，每次服1钱，麦门冬煎汤调下，可祛风毒、退翳明目。

6. 苍术丸（《朱氏集验方》）

苍术（米泔浸5宿，焙末）500g，木瓜（蒸烂，去皮核）1枚。木瓜研如糊，拌苍术末，丸如梧桐子大。每次服30丸，空腹盐汤送下。除老驻颜。

【用量】 5～10g。

【禁忌】 阴虚内热、气虚多汗者忌用。

【按语】《本草纲目》曰："治湿痰留饮……及脾湿下流，浊沥带下，滑泻肠风。"在美容方面主要通过燥湿健脾、祛除内外湿邪，起到芳香化湿及祛除风疹、湿疹、洁肤美颜等作用。

厚朴

【来源】为木兰科植物厚朴的树皮或根皮。切片，姜汁炒用。

【性味归经】苦、辛，温。入脾、胃、大肠经。

【功效】行气消积，燥湿除满，降逆平喘。

【应用】

1. 用于湿浊阻中证。本品辛香苦温，既能芳化温燥中焦之湿，又能行脾胃之气。

2. 用于胃肠气滞证。本品气味芳香，善行中焦之气，使胃肠气机通畅，而消除脘腹胀满，为行气消胀要药。

3. 本品辛散苦降、燥湿化痰、降气平喘，用于肺气壅逆之喘咳证。

【美容功用】行气化湿减肥：本品用于湿阻气机、痰湿较甚、肥胖、疮疖、面黄不荣等。

【化学成分】厚朴含厚朴酚、异厚朴酚、四氢厚朴酚、厚朴醛、厚朴木脂素、丁香脂素，亦含挥发油，油中主要成分为桉叶醇，并含α-蒎烯、β-蒎烯、对-聚伞花烯等。此外，还含生物碱、木兰箭毒碱。

【药理与临床研究】抗菌作用：厚朴煎剂对肺炎球菌、白喉杆菌、溶血性链球菌、枯草杆菌、痢疾杆菌、金黄色葡萄球菌有抑菌作用，对某些皮肤真菌在体外有抑制作用。临床上用之除满下气、燥湿消痰，由于面部颜色变化与气机升降失常有关，故本药为常用之理气化湿祛痰作用而达美容功效。

【选方】

1. 熟干地黄丸（《太平惠民和剂局方》）

熟干地黄、五味子、柏子仁、川芎各45g，泽兰60g，禹余粮、防风、肉苁蓉、白茯苓、厚朴、白芷、当归、干姜、山药、细辛、卷柏各30g，藁本、甘草各30g，蜀椒、牛膝、人参、续断、蛇床子、芜荑、杜仲、艾叶各1g，赤石脂、石膏各60g，肉桂、石斛、白术各30g，紫石英90g。上药为末，炼蜜为丸，温酒和米饮下，空腹食前服。常服养血和荣卫、充实肌肤、长发驻颜。

2. 厚朴油（《浙江中医杂志》）

从厚朴中提取厚朴油，用厚朴油涂搽龋齿，或制成防治龋齿牙膏，主要用于防治龋齿。

3. 平陈汤（经验方）

槟榔 75g，厚朴 15g，酒大黄 7.5g，青皮 15g，苍术 15g，半夏 15g，云苓 15g，白芥子 10g，焦山楂 15g。日服 1 剂，早、晚各服 1 次，疗程为 1 个月。主治脾虚湿盛型肥胖病。

4. 实消痞丸（经验方）

枳实 15g，莱菔子 15g，党参 15g，白术 10g，茯苓 10g，甘草 10g，白芥子 10g，厚朴 10g，泽泻 10g，山楂 30g，何首乌 30g，大黄 15g。头痛头晕者，加川芎 10g，菊花 10g；大便干燥难解者，加芒硝 15g 冲服。每日 1 剂，每次煎 200 ~300mL，分 2 ~3 次服，3 个月为 1 个疗程。主治高脂血症型肥胖症。

【用量】 3 ~9g。

【禁忌】 孕妇慎用。

【按语】 厚朴功专下气除满、燥湿消痰。既可下有形之实满，又可除无形之湿满。颜面部之疮疖，色泽变化虽在上，但往往与气机升降失常有关，所以理气药在美容方中使用频率高，现多用于痰湿型肥胖症。

蜂　蜜

【来源】 为蜜蜂科昆虫中华蜜蜂所酿成的蜜。

【性味归经】 甘，平。入脾、胃、肺、大肠经。

【功效】 调补脾胃，缓急止痛，润肺止咳，润肠通便，解毒。

【应用】

1. 用于脾气虚弱、营养不良及中虚脘腹疼痛。本品为富含营养成分的补脾益气药，适宜用作脾气虚弱、营养不良者的营养调补药。

2. 用于肺虚久咳及燥咳。

3. 用于便秘。本品有润肠通便之效，适用于肠燥便秘者。

4. 用于解乌头类药毒。

【美容功用】

1. 润肤

蜂蜜具有补中润燥、缓急解毒的作用，通过其补益作用可促进人体气血的化生，维持气血的正常运行。

2. 化斑

中医认为老年斑的产生与气血运行不畅有一定的关系，配合生姜可治疗老年斑。

3. 减肥

蜜含的脂肪酸能促进肠道的蠕动，丰富的维生素及矿物质则具有调整胃肠的功能，能排走体内毒素，改善便秘情况，而葡萄糖和果糖成分不会对胃肠造成负担。

【化学成分】

蜂蜜因蜂种、蜜源、环境之不同，其化学组成有很大差异。其主要成分是果糖和葡萄糖，两者含量合计约占70%。尚含少量蔗糖、麦芽糖、糊精、树胶，以及含氮化合物、有机酸、挥发油、色素、蜡、天然香料、植物残片、酵母、酶类、无机盐等。

蜂蜜含微量维生素，其中有：维生素 A、维生素 B_1、维生素 B_2、维生素 B_6、维生素 C、维生素 D、维生素 K、烟酸等。在含氮化合物中有蛋白质等。尚含转化酶、过氧化氢酶、淀粉酶、氧化酶、还原酶等酶类，并含乙酰胆碱。

【药理与临床研究】

1. 促进创面愈合作用

蜂蜜对创面有收敛、营养和促进愈合的作用。

2. 抗菌作用

蜂蜜对大肠杆菌、痢疾杆菌、伤寒杆菌、副伤寒杆菌、葡萄球菌、链球菌、真菌等均有抑制作用。体外实验表明痢疾杆菌及化脓球菌在5%蜜汁中，5 分钟后停止活动，20 分钟即被杀死。

3. 其他作用

蜂蜜在人体内有增加呼吸量、血糖的作用，亦有润滑性祛痰和轻泻作用。

【选方】

1. 治口疮（《药性论》）

蜜浸大青叶含之。

2. 治痘疮痒甚，误搔成疮及疮痂欲落不落者（《普济方》）

白蜜不拘多少，涂于疮上，其痂自落，且无疤瘢，亦不臭秽。

3. 治风疹、风癣（《本草纲目》）

沙蜜1斤，糯饭1斤，面曲5两，熟水5升。同入瓶内封7日成酒，寻以蜜入酒代之，亦良。

4. 蜜奶饮（经验方）

蜂蜜50mL，牛奶50mL，黑芝麻25g。黑芝麻捣烂，同蜂蜜、牛奶调和，早晨空腹温开水冲服。适宜于产后血虚、肠燥便秘、面色萎黄、皮肤不润等。

【用量】 15～30g。

【禁忌】 不适宜糖尿病、脾虚泄泻及湿阻中焦的脘腹胀满、苔厚腻者食用。

【按语】 内服或外用蜂蜜能有效改善营养状况，促进皮肤新陈代谢，增强皮肤的活力和抗菌力，减少色素沉着，防止皮肤干燥，使肌肤柔软、洁白、细腻，并可减少皱纹和防治粉刺等皮肤疾患，起到理想的养颜美容作用。

第二十章　调肺类中药

调肺类中药善于补肺气、养肺阴、润肺燥而治疗肺经病变引起的各种美容疾患。肺主气司呼吸，职司宣降，主皮毛为水之上源，故肺脏病变可引起皮肤干燥、颜面生痤疮、黄褐斑、毛发黄而枯燥、燥咳咽痛、气喘咳嗽等病，通过调理肺，或肺脾肾共调而起到美容养生作用。

麦　冬

【来源】为百合科植物麦冬的干燥块根。

【性味归经】甘、微苦，寒。入肺、胃、心经。

【功效】养阴润肺，清心除烦，益胃生津。

【应用】

1. 用于肺阴不足、燥热干咳、劳热咳嗽，善治燥咳、咽干鼻燥。
2. 用于胃阴虚或热伤胃阴之口渴咽干、大便燥结。
3. 有较好的清心除烦作用，用于心阴虚的心烦失眠、舌红少苔而干。

【美容功用】

1. 润肤泽面

用于肺阴虚不能濡养之皮肤干燥、清瘦、皮毛干枯等。

2. 润发

通过养阴补益肺胃而起到润发作用，用于发燥发枯。

3. 养生增肥

配合生地黄、天冬、黄精、核桃仁等，有养生增肥作用。

【化学成分】本品含多种甾体皂苷、β－谷甾醇、豆甾醇。

【药理与临床研究】抗菌作用：实验表明，麦冬对白色葡萄球菌、枯草杆菌、大肠杆菌及伤寒杆菌等均有抑制作用。

【选方】

1. 麦门冬煎（《太平圣惠方》）

生麦门冬汁、生地黄汁各1000mL，青蒿汁、童便各1500mL，桃仁（汤浸，去皮尖，研）、麝香（细研）各3g，朱砂30g。三味汁与童便慢火同煎稠，下桃仁、麝香、朱砂等，复煎令稠稀适中如膏，不计时候，以清粥饮调下1茶匙。治骨蒸劳热、羸瘦、皮毛干枯。

2. 麦门冬汤（《证治准绳》）

麦门冬（去心）、远志（甘草煮去心）、人参、黄芩、生地黄、茯神、煅石膏各30g，炙甘草15g。水煎服。治头疼易怒、唇口赤甚。

3. 麦门冬饮（《外台秘要》）

生麦门冬（去心）、陈粟米各50g，鸡子（取白）2～7枚，淡竹叶100g。以水9000mL煮粟米、竹叶，取4500mL去滓，冷下鸡子白搅去上白沫，下麦门冬煮取1500mL，去滓，分3次服，治心劳热不止、肉毛焦色无润、口赤目干等。

4. 麦门冬方（《本草图经》）

鲜麦门冬捣汁，加白蜜，水浴蒸并搅匀，待成膏即止，每日服1次，每次5～10g，温酒化服。补中益心、悦泽面目、益寿延年。

5. 玉女煎（《景岳全书》）

石膏15～30g，熟地黄9～30g，麦冬6g，知母5g，牛膝5g。水煎，温服或冷服。清胃热、滋肾阴，主治胃热阴虚证。症见头痛、牙痛，或牙齿松动、牙龈出血、烦热干渴，舌红苔黄而干。

【用量】10～15g。

【禁忌】脾胃虚寒、大便泄泻者忌用。

【按语】《神农本草经》载："久服轻身，不老不饥。"本品其味微苦，性微寒，归肺、心、胃经，能养肺胃之阴、清心除烦、生肌、润肌，亦治唇干，故为美容之常用药。

百　合

【来源】为百合科植物百合及其同属多种植物鳞茎的鳞叶。

【性味归经】甘，微寒。入心、肺经。

【功效】润肺止咳，清心安神。

【应用】

1. 用于肺阴虚的燥热咳嗽、劳嗽久咳、痰中带血等。

2. 能清口安神，用于低热之虚烦、失眠多梦、惊悸等。

【美容功用】

1. 润肤泽面

通过养肺阴、清心安神，使肺燥除、睡眠佳而起到润肤泽面作用。

2. 消疣祛斑

配合薏苡仁等，可治扁平疣、雀斑、痤疮。

【化学成分】百合鳞茎含秋水仙碱等多种生物碱及水分、灰分、蛋白质、脂肪、淀粉、还原糖、B族维生素、维生素C等。

【药理与临床研究】百合煎剂对氨水引起的小鼠咳嗽有止咳作用，小白鼠肺灌流使血流量增加，并能对抗组胺引起的蟾蜍哮喘。

【选方】

百合鸡子黄汤（《金匮要略》）

百合，鸡子黄。二药煎汤，可养阴除烦。主治虚烦不安。

【用量】内服，9～15g煎汤，蒸食或煮粥食。外用：捣敷。

【禁忌】本品为寒润肺之物，所以风寒咳嗽或脾胃虚寒便溏者忌服；中气虚寒、二便滑泄者忌服，且初咳不宜遽用。

【按语】《神农本草经》：百合“主邪气腹胀心痛，利大小便，补中益气”。《日华子本草》：百合“安心，主胆，益志，养五脏”。《本草纲目拾遗》：百合“清痰火，补虚损”。

天　冬

【来源】为百合科植物天门冬的块根。

【性味归经】甘、苦，寒。入肺、肾经。

【功效】滋阴润燥生津，补肾益精。

【应用】

1. 用于肺肾阴虚的燥咳、劳嗽咯血，常配麦冬、生地黄应用。

2. 用于肺阴不足、虚火旺盛之潮热、盗汗、遗精、内热、消渴、肠燥便秘。

【美容功用】

1. 润肤泽面

本品质润多液，配合麦冬、生地黄等，具有滋养皮肤、润燥泽面作用。

2. 消疣乌发

经验方介绍“折断外搽多次，可治疗扁平疣”。古方多用于青少年阴虚白发。

3. 养生

古方经验及现代研究认为，其配合熟地黄、女贞子等可养生防癌。

【化学成分】 本品含天冬素、β－谷甾醇、5－甲氧基甲基糠醛、薯蓣皂苷元、菝葜皂苷元及瓜氨酸、甘氨酸等19种氨基酸，还含有鼠李糖、木糖、葡萄糖及三聚糖、四聚糖、五聚糖、六聚糖等多种低聚糖。

【药理与临床研究】 抗菌作用：天冬煎剂在体外试验中对炭疽杆菌、溶血性链球菌、白喉杆菌、类白喉杆菌、肺炎双球菌、金黄色葡萄球菌、柠檬色葡萄球菌、白色葡萄球菌及枯草杆菌均有不同程度的抑制作用。

【选方】

1. 天门冬丸（《医学正传》）

天门冬（新掘者不拘多少）洗净，去心、皮，细捣，绞取汁澄清，以布滤去粗渣，用银锅或砂锅，慢火熬成膏，每日1～2匙，空腹温酒冲服。治血虚肺燥、皮肤折裂及肺痿咳脓血。

2. 天门冬散（《圣济总录》）

天门冬、菖蒲、远志、桂枝、熟地黄、山茱萸、石韦、白术各30g，茯苓60g。为末，每次服0.6g，热水调下。治虚劳、气血耗夺、失精少气、面失润泽。

3. 天门冬酒（《普济方》）

醇酒400mL，细曲末500g，糯米300g淘净，天门冬煎150g。先以酒浸曲，然后炊糯米为饭，将天门冬煎，伴和令匀，入瓮中密封，制酒。每次服100mL，日再服。延年不老。

4. 扁平疣Ⅰ号（《临床验方集锦》）

用鲜天门冬块根折断，断面置于消毒后刺破的扁平疣上，来回摩擦，每日2次，隔3～5天进行1次。治疗扁平疣。

5. 天门冬膏（《惠直堂经验方》）

天门冬不拘多少，滚开水泡去皮，晒干，槌去心，捣如泥，入砂锅内煮成稀糊，过滤入蜜糖和匀煮稠，开水或酒送服，9～15g，日3次。润肺补肺、养肌肤。

6. 天门转白方（《百病丹方大全》）

天门冬不拘多少，和蜜捣烂，每夜临卧时涂搽。润肤悦色白面。

7. 服天门冬法（《遵生八笺》）

天门冬1000g，熟地黄500g。捣罗为末，炼蜜为丸，每次服3丸，温酒调下，日3次。强骨髓、驻容颜、延年轻身。

【用量】 6～12g。外用适量。

【禁忌】 虚寒泄泻及外感风寒咳嗽者忌服。

【按语】《神农本草经》载："久服轻身益气，延年不饥。"本品甘、苦，大寒，入肺肾二经，能滋肾阴，并清肺火，因阴虚火旺所致的少年发白或齿燥不洁者可用本品，肾虚皮肤干裂粗糙者亦可服之。

贝　母

【来源】 为百合科多年生草本川贝母的干燥鳞茎。

【性味归经】 甘、苦，寒。入肺、心经。

【功效】 清热化痰，润肺止咳，散结消肿。

【应用】

1. 用于虚劳咳嗽、肺燥咳嗽，既清肺化痰，又润肺止咳。

2. 用于瘰疬疮肿、乳痈、肺痈等。

【美容功用】

1. 化痰消斑

通过化痰，配合活血祛瘀药，可用于痰瘀互结之黄褐斑。

2. 润肤美白

配合茯苓、蜂蜜等熬膏常服，可以润肤美白。

【化学成分】 暗紫贝母鳞茎含生物碱：松贝辛、松贝甲素。卷叶贝母 鳞茎含生物碱：川贝碱、西贝素。

【药理与临床研究】 有明显的镇咳祛痰作用；有降血压作用；能增加豚鼠离体子宫张力，能明显扩张支气管平滑肌，有解痉作用；还能抑制大肠杆菌及金黄色葡萄球菌的生长繁殖。

【选方】

1. 三白褪斑膏（《陕西中医》）

浙贝母、白及、白附子等份。研末，调入雪花膏中。早、晚各擦1次。治黄褐斑。

2. 茯苓贝梨膏（经验方）

茯苓15g，川贝母10g，梨1000g，蜂蜜500g，冰糖适量。将茯苓洗净，切成小方块；川贝母去杂洗净；梨洗净，去蒂把，切成丁。将茯苓、川贝母放入锅中，加入适量水，用中火煮熟，再加入梨、蜂蜜、冰糖继续煮至梨熟，出锅即成。常吃可美容颜、抗衰老，使皮肤滑润细嫩，并富有弹性，同时美白皮肤。

3. 消瘰丸（《医学心语》）

贝母（去心，蒸）、玄参（蒸）、牡蛎（煅，醋研）各120g。上药为蜜丸，每次9g，每日2~3次，温开水送服；亦可作汤剂，水煎服，用量按原方比例酌减。清热化痰、软坚散结，主治痰火凝结之瘰疬、痰核。症见颈项结核，累如串珠，久不消散或伴潮热盗汗、咽干、舌红。

4. 贝母瓜蒌散（《医学心语》）

贝母5g，瓜蒌3g，天花粉、茯苓、橘红、桔梗各2.5g。水煎服。润肺清热、理气化痰，主治燥痰咳嗽。症见咳嗽痰稠，咳痰不爽，涩而难出，咽喉干燥，苔白而干。

【用量】煎服，5~10g。

【禁忌】寒痰、湿痰者不宜用，反乌头。

【按语】《本草汇编》曰："治劳虚咳嗽，吐血咯血，肺痿肺痈，妇人乳痈，痈疽及诸郁之证。"贝母通过清肺、润肺、化痰作用，在美容方面可以化痰消斑、润肤美白。

竹　茹

【来源】为禾本科多年生常绿乔木或灌木青秆竹的茎秆的干燥中间层。

【性味归经】甘，微寒。入肺、胃经。

【功效】清热化痰，除烦止呕。

【应用】

1. 用于痰热所致的咳嗽、心烦不眠，能清热化痰安神。

2. 用于胃热呕吐，常配黄连、陈皮、生姜同用。

【美容功用】化痰安神：竹茹主要通过清肺胃之痰热，配合黄连、胆南星等除烦安神，安神则睡眠佳、容颜美。

【化学成分】本品含有丁香醛、松柏醛等。

【药理与临床研究】竹茹粉对白色葡萄球菌、枯草杆菌、大肠杆菌、伤寒杆菌均有较强的抑制作用。

【选方】

1. **竹茹汤（《本事方》）**

干葛90g，甘草22.5g，半夏22.5g，姜汁75mL，浆水200mL。上药为粗末。每次服15g，用水300mL，加生姜3片、竹茹9g、大枣1枚，同煎至150mL，去滓温服。温中降逆，主治胃热呕吐。症见呕吐酸腐，食入即吐，脘腹胀满，口臭而渴，嗳气厌食，舌黄脉数。

2. **涤痰汤（《济生方》）**

半夏、胆南星、橘红、枳实、茯苓、人参、石菖蒲、竹茹、甘草、生姜、大枣。涤痰开窍，主治中风痰迷心窍、舌强不能言。

3. **温胆汤（《三因极一病证方论》）**

半夏（汤洗7次）、竹茹、枳实（麸炒去瓤）各6g，橘皮9g，白茯苓4.5g，甘草3g。加生姜5片，大枣1个，水煎，食前服。理气化痰、清胆和胃，主治胆胃不和、痰热内扰、虚烦不眠、呕吐呃逆，以及惊悸不宁、癫痫等。

4. **黄连温胆汤（《六因条辨》）**

川黄连6g，竹茹12g，枳实6g，半夏6g，橘红6g，甘草3g，生姜6g，茯苓10g。水煎服。清热除烦、理气化痰，主治痰热内扰、失眠、眩晕、心烦、口苦、舌苔黄腻。

5. **橘皮竹茹汤（《金匮要略》）**

橘皮12g，竹茹12g，人参6g，生姜9g，甘草9g，大枣5枚。水煎温服，每日3次。主治胃中热盛，气逆上冲。

【用量】煎服，5～10g。

【禁忌】寒痰及脾胃虚寒便溏者忌用。

【按语】《本草经疏》曰：“竹茹甘寒，解阳明之热则邪气退而呕吐止矣，甘寒又能凉血清热，故主吐血崩中及女劳复也。”

《本经逢原》曰：“清胃府之热，为虚烦烦渴胃虚呕逆之要药。”

胖大海

【来源】为梧桐科乔木胖大海的干燥成熟种子。

【性味归经】甘，寒。入肺、大肠经。

【功效】清肺利咽，润肠通便。

【应用】

1. 用于肺热声哑、咽喉疼痛、咳嗽，为治咽痛的常用药。

2. 本品能清泻火热、润肠通便，用于大肠燥热便秘。

【美容功用】润肺美白：本品质润多液，主要通过清泻肺热治声哑咽痛及润肠通便，消除因此引起的面斑、牙肿、咽痛症状。

【化学成分】种皮含戊聚糖及黏液质，黏液质属于果胶酸类，主要由半乳糖醛酸、阿拉伯糖、半乳糖乙酸、钙、镁组成。外胚乳含绿色挥发油、收敛性物质，种仁中含脂肪物质、辣味或苦味的浸出物等。

【药理与临床研究】胖大海素对血管平滑肌有收缩作用，能改善黏膜炎症，减轻痉挛性疼痛。水浸液具有促进肠蠕动，有缓泻作用，以种仁作用最强，种仁溶液有降血压作用。

【选方】

1. 胖大海饮（经验方）

胖大海 3 枚，白糖适量。用滚开水泡沏胖大海，饮时加入白糖少许，再饮再沏，一日量（不隔夜）。清热和咽喉，适宜于因肺热而引起的喉干肿痛、声音嘶哑、咳嗽不爽、大便干燥等。

2. 海蝉散（经验方）

胖大海与蝉蜕配伍，可治疗肺热喑哑。

【用量】沸水泡服或煎服，2～4 枚。

【禁忌】肺有风寒或痰饮者，以及老年人突然失音者，慎用。

【按语】《本草纲目拾遗》曰："治火闭痘，服之立起，并治一切热病劳伤，吐衄下血，消毒去暑，时行赤眼，风火牙痛……干咳无痰，骨蒸内热，三焦火证，诸疮皆效。"

苏　子

【来源】为唇形科一年生草本紫苏的干燥成熟果实。

【性味归经】辛，温。入肺、大肠经。

【功效】降气化痰，止咳平喘，润肠通便。

【应用】

1. 用于痰涎壅遏于胸之咳嗽气喘证。

2. 本品富含油脂，可以润燥滑肠，又可降肺气以助通便。

【美容功用】

1. 降脂养生

紫苏子有较好的降低血清胆固醇作用，对阴虚阳亢型高脂血症更为适宜。

2. 通便润肤

用于肠燥便秘之面色不华。

【化学成分】苏子种子含蛋白质、油，油中富含不饱和脂肪酸和亚麻酸、亚油酸。脂类中包括三酰甘油、二酰甘油、一酰甘油、甾醇、结合脂及游离脂肪酸。结合脂中包含卵磷脂、溶血卵磷脂、脑苷脂、脑磷脂等。甾醇中主要为β-谷甾醇。

【药理与临床研究】对血脂的作用：用含紫苏油的饲料喂鸡，能使鸡血浆胆固醇水平降低，但对小鼠无此作用，并导致小鼠颈部脱毛和皮肤损害；用含紫苏油的饲料喂兔，能增加其体重和肝脏重量，但对血浆及肝脏的胆固醇含量无明显影响。抑菌作用：实验表明紫苏油对变形杆菌、黑曲霉菌、青霉菌及自然界中的真菌均有抑制作用。防腐、抗氧化作用：紫苏子经脱脂后的乙醇提取物有防腐及抗氧化作用，可用于食物和药品的长期贮存。

【选方】

1. 苏子米粥（经验方）

苏子、粳米、红糖水。每次取苏子10g，捣为泥，选用南粳米50~100g，红糖适量，同入砂锅内，加水500~800mL，煮至米汤稠为度。早、晚温热服食，5天为1个疗程。具有降气消痰、止咳平喘、养胃润肠的功效。用于痰壅气逆、咳嗽气喘、胸闷痰多及肠燥便秘等。

2. 苏子降气汤（《太平惠民和剂局方》）

苏子、半夏各9g，川当归、炙甘草、前胡、姜厚朴各6g，肉桂3g。上药共为细末，每次6~9g，加生姜3片，大枣1枚，苏叶2g，水煎服。降气平喘、祛痰止咳。主治上实下虚之咳喘证。

3. 三子养亲汤（经验方）

白芥子6g，苏子9g，莱菔子9g。上药微炒，捣烂，用纱布包裹，水煎顿服。降气止咳、化痰消食。主治痰壅气滞之咳喘。

【用量】煎服，3~10g。

【禁忌】阴虚咳喘及脾虚便溏者慎用。

【按语】《名医别录》曰：“主下气，除寒温中。”

《本经逢原》曰："性能下气，故胸膈不利者宜之……为除喘定嗽、消痰顺气之良剂。但性主疏泄，气虚久嗽、阴虚喘逆、脾虚便溏者皆不可用。"

款　冬　花

【来源】为菊科多年生草本款冬的干燥花蕾。

【性味归经】辛，温。入肺、大肠经。

【功效】润肺化痰，止咳平喘。

【应用】本品辛温而润，尤善止咳，可以用于多种咳嗽证。

【美容功用】款冬花归肺，主要功能在于止咳，通过止咳化痰、降肺气而起到润肤美容作用。另外，在防治肺结核、支气管扩张、肺癌咯血等方面具有养生防病作用。

【化学成分】款冬花含款冬二醇等甾醇类、芸香苷、金丝桃苷、三萜皂苷、鞣质、蜡、挥发油和蒲公英黄质。

【药理与临床研究】煎剂在动物实验中有镇咳作用；醇提取液及煎剂有升血压作用；醚提取物能抑制胃肠平滑肌，有解痉作用。

【选方】

定喘汤（《摄生众妙方》）

麻黄、白果、款冬花、杏仁、半夏、苏子、黄芩各9g，甘草3g，桑白皮6g。水煎服，每日2次。宣肺降气、清热化痰。主治哮喘。症见咳喘气急，痰多黄稠，或恶寒发热，舌苔黄腻，脉滑数。

【用量】煎服，5～10g。

【按语】《神农本草经》曰："主咳逆上气，善喘，喉痹。"《本经逢原》曰："润肺消痰，止嗽定喘。"在美容方面，主要通过止咳、化痰、调肺，起到美容润肤养生作用。

紫　　菀

【来源】为菊科多年生草本紫菀的干燥根及根茎。

【性味归经】苦、甘，微温。入肺经。

【功效】润肺下气，化痰止咳。

【应用】本品温而不热，辛而不燥，长于化痰浊而止咳，对外感内伤、寒热虚实痰咳皆可用之。

【美容功用】紫菀主要功能在于入肺化痰。通过调肺润肺，使肺宣化肃降功能恢复正常，从而达到润肤、祛皱、美颜功能。同时，有资料报道其在治疗百日咳、慢性骨髓炎方面有较好疗效，可以养生防病，提高生活质量。

【化学成分】 本品含三萜、三萜皂苷、肽类、香豆素、蒽醌及黄酮类化合物、豆甾醇、β-谷甾醇、胡萝卜苷、菠菜甾酮等。

【药理与临床研究】 煎剂及提取物有显著的祛痰镇咳作用；对大肠杆菌、痢疾杆菌、副伤寒杆菌、绿脓杆菌有一定的抑制作用；槲皮素有利尿作用。

【选方】

1. 止嗽散（《医学心语》）

桔梗、荆芥、紫菀、百部、白前各9g，甘草3g，陈皮6g。共为末，每次服6~9g，温开水或姜汤送服。亦可作为汤剂，水煎服，每日2次。宣肺利气、疏风止咳。主治风邪犯肺证。症见咳嗽咽痒，咳痰不爽，或微有恶风发热，舌苔薄白，脉缓浮。

2. 紫菀饮（《延年秘录》）

紫菀3两，贝母3两，茯苓3两，杏仁（去皮尖双仁者）3两，生姜3两，人参2两，橘皮（去脉）1两。以水5升，煮取1升5合。去滓，分温3服。

【用量】 煎服，5~10g。

【禁忌】 有实热者忌服。

【按语】《神农本草经》曰："主咳逆上气，胸中寒热结气。"《本草从新》曰："专治血痰，为血劳圣药，又能通利小肠。"美容作用为化痰、调肺。

第二十一章 调肾类中药

调肾类中药主要用于肾阴阳失调导致的多种美容性疾病及养生、康复方面的病证。主要通过补肾阴、补肾阳、阴阳双调等方法，调理肾阴、肾阳功能失调产生的多种疾病。在损美性疾病中具有治本作用。尤其是中老年以后，内分泌功能失调引起的多种美容疾患，均可以通过调肾类中药进行调治。因此用途十分广泛，应用本章药物时必须以整体观念和辨证论治等中医理论为指导，内外结合。同时注意调节情志、节制饮食，再配伍相应的药物，方可取得标本兼治的效果。

第一节 补肾阳药

凡在损美性疾病中出现腰膝酸软、遗精带下、耳鸣耳聋、四肢发凉、夜尿频多、不孕不育、月经不调、健忘头昏、面色憔悴、面部黑斑、肥胖等肾阳虚的证候时，可以补肾阳药为主组方。

鹿 茸

【来源】动物梅花鹿或马鹿的尚未角化的幼角为鹿茸，已骨化的老角为鹿角。用鹿角煎熬制成者，为鹿角胶，余下之骨渣，即为鹿角霜。

【性味归经】甘、咸、温。入肝、肾经。

【功效】壮肾阳，益精血，强筋骨，调冲任，托疮毒。

【应用】

1. 用于肾阳不足、精血亏虚的阳痿早泄、宫寒不孕、尿频不净、头晕耳鸣、腰膝酸软、肢冷神疲等。

2. 用于肝肾精血不足的筋骨痿软、小儿发育不良、囟门过期不合、齿迟行迟等。

3. 用于冲任虚寒、带脉不固、崩漏不止、带下过多。

4. 用于疮疡久溃不敛、脓出清稀。

【美容功用】

1. 驻颜悦色

鹿茸可治疗肾阳亏虚、精血不足、面色憔悴，有较好的驻颜悦色作用。

2. 祛斑

用于肾阳虚、经血不足的面部黑斑、黄褐斑。

3. 固齿

用于肾虚牙齿松动、脱落。

4. 延年益寿

配合补肾阴药用于肾阴阳两虚、头昏健忘、精神早衰、筋骨痿软、内分泌失调等。

【化学成分】鹿茸的主要活性成分为多肽及活性蛋白。主要含有雌酮、多种前列腺素、多种氨基酸，以及胶质、骨质、磷酸钙等。鹿角胶、鹿角霜主要含磷酸钙、胶质、碳酸钙及氯化物等。

【药理与临床研究】鹿茸能促进生长发育，提高机体的细胞免疫和体液免疫功能，并能提高人体的脑力、体力，减轻疲劳，改善睡眠，增进食欲，促进核酸和蛋白质的合成，调节新陈代谢，调节内分泌。且具有促性激素样作用，可增进肾脏利尿功能，亦能促进造血机能，尤其是促进红细胞新生。

鹿茸尚有明显抗脂质过氧化作用，其磷脂成分能抑制单胺氧化酶的活性，对长期不愈和新生不良的溃疡有抗应激作用。此外，鹿茸多糖尚具明显的抗感染作用，还具有增强学习记忆能力、加速条件反射建立等作用。鹿角的药理作用与鹿茸相近，但药力薄弱，长于活血散瘀消肿。在美容方面，多取鹿茸的强筋健骨、固齿驻颜的功用。鹿角，则取其行血消肿、祛斑、悦面的特殊功效，而鹿角胶，主要取其有补血滋润皮肤的功效。

【选方】

1. 沉香鹿茸丸（《传信适用方》）

沉香 30g，大附子（炮裂，去皮、脐）60g，鹿茸（燎去毛，酥炙）90g，苁蓉（酒浸洗）120g，菟丝子（洗净，酒浸）150g，熟地黄（洗净，酒浸，焙干）180g。具有养真气、益精髓、明视听、悦色驻颜的功效。

2. 归茸丸（《寿世保元》）

怀熟地黄、嫩鹿茸、辽五味子各 200g，怀山药（酒浸）、山茱萸（酒蒸去核）、白茯苓（去皮）、怀牛膝（酒洗）、当归（酒洗）、炮附子、官桂各100g，牡丹皮、泽泻各50g。具有补肾益精温阳、悦颜色的功效。

3. 鹿茸丸（《博济方》）

附子（炮，去皮）1两，鹿茸（去毛，涂酥炙微黄）2两，肉苁蓉（烫浸一宿，去皮，炙干）1两，巴戟（去心）1两，防风（去芦）3分，当归1两，羌活3分，桂心（去皮）3分，白蒺藜（去刺，微炒）3分，石斛（去根，锉）1两，补骨脂（微炒）1两，白茯苓（去皮）1两，桃仁（烫浸，去皮尖双仁，麸炒微黄）1两。同为细末，炼蜜为丸，如梧桐子大，每日晚食前以温汤下20丸。驻颜延年。

4. 治面斑令人面容洁白（《肘后备急方》）

鹿角尖（取实白处，于平石上磨之稍浓）1大合，干姜（捣，密绢筛）1两。两药相和，搅之，使匀。每夜先以暖浆水洗面，软帛拭之，以白蜜涂面，手拍之，使蜜尽，手不黏为尽，然后涂药，平日还以暖浆水洗，二三七日，颜色惊人，但涂药时不可见风日，慎之。

5. 悦人颜面（《外台秘要》）

取鹿茸三四寸截之，向炊窑底烧一遍，去中心虚恶者，并除去黑皮，捣成末，以绢筛下，水和，帛练四五重置角末于中，绞作团，大小任意，于炭火中熟烧，出水令冷，又捣碎作末，还以水和，更以帛练四五重绞作团，如此四五遍烧捣碎，皆以水和，以后，更三遍用牛乳和，烧捣一依前法，更捣碎，于瓷器中通玉锤研作末。将和桃花粉佳。

6. 鹿角散（《普济方》）

取鹿角、牛乳、川芎、细辛、天冬、白芷、白术、白蔹、白附子、酥、酪各3两，杏仁50枚。先以水渍鹿角100日，以白练袋盛，余药勿弃，至夜，取石上磨鹿角，取涂面，且以浆水洗之，无乳小便亦得，涂至百日，面色光洁。一方用牛乳及酥，于银锅内，慢火熬成膏，夜涂面上良，仍以浆水洗之。悦人颜面。

【用量】 鹿茸：内服研末，1～2.5g，或入丸，散，亦可浸服煎汤，4.5～9g；外用磨汁涂，或研末调敷。鹿角胶：内服开水或黄酒溶化，6～12g，或入丸、散、膏剂。

【禁忌】 阴虚阳亢者忌服。

【按语】 鹿茸是补肾壮阳、益精补血要药。主要用于肾阳虚衰、经血不足引起的各种病证。在美容方面，用其治疗肾阳虚、经血不足所致的面色憔悴、筋骨痿软、面部黑斑、皮肤粗糙等病证。但需从小量开始，缓缓增加，以免动风助火而致鼻衄。

附　　子

【来源】为毛茛科植物乌头的子根加工品。8 月左右采收，加工成为盐附子、黑附片、白附片、淡附片、炮附片等不同类型。

【性味归经】辛，大热，有大毒。入肾、脾、心经。

【功效】回阳救逆，温运脾胃。

【应用】

1. 主要用于心肾阳衰引起的四肢厥冷。

2. 用于脾肾阳虚的阳痿、子宫虚冷、脘腹冷痛、泄泻水肿及寒痹证。

【美容功用】

1. 温养肌肤

用于脾肾阳虚、肌肤失养、面色晦暗、黑斑、痘疮灰白等，多配伍补肾阴的熟地黄、山萸肉、山药等同用。

2. 温肾养发

用于脾肾阳虚、头发失于温养的白发、发落、头凉等，多外用。

【化学成分】附子含生物碱：乌头碱、次乌头碱、中乌头碱，尚含有塔拉弟胺、川乌碱甲及川乌碱乙。从日本产附子中分离出消旋去甲乌药碱，为强心成分。生附子的生物碱含量较高，经炮制后生物碱含量降低，附子中尚含类脂成分，其中分离出附子脂酸、附子磷脂酸钙、β－谷甾醇等。

【药理与临床研究】附子中含有的消旋去甲乌药碱具有强心作用，可能是通过肾上腺素对 β 及 α 受体发生作用，可用于命门火衰不能温煦肌肤所致的面色发黑等。

用熟附子煎剂给大鼠灌胃或腹腔注射，能明显地减轻甲醛或蛋清所致的踝关节肿胀，同时能使肾上腺的抗坏血酸含量减少，增加尿中 17－酮类甾醇的排泄，减少末梢血液中嗜酸性粒细胞。

附子中含有磷脂酸钙及 β－谷甾醇类成分，它们有促进饱和脂肪酸类脂肪和胆固醇代谢的作用，使血脂降低，减少动脉壁中的脂质沉淀，对实验性兔动脉粥样硬化有一定的防治作用。

【选方】

1. 十补丸（《太平惠民和剂局方》）

炮附子、肉桂、巴戟天、炒补骨脂、炮姜、远志、菟丝子、赤石脂、厚朴各30g，川椒60g。为末，酒糊丸，如梧桐子大，每次服30～50丸，温酒或盐汤下。治真气虚损、下焦枯竭、肌肉消瘦、颜面枯槁等。

2. 治鼻面酒皶疮及恶疮方（《太平惠民和剂局方》）

附子（生，去皮、脐）60g，川椒（去目）、野葛15g。上药，细剉，醋浸一宿，漉出，以猪胰250g同煎，以附子黄为度，去滓，时时涂之。治鼻面酒皶疮及恶疮。

3. 附子丸（《圣济总录》）

附子（炮，去皮、脐）120g，硇砂（用浆水半开同煎附子慢慢煎干）15g，沉香15g，蒺藜子（微炒去角）90g。上四味，捣罗为末，炼蜜和丸如梧桐子大，每次服20丸，温酒下，如不饮酒，即以盐汤。治元脏气衰、风虚劳冷、腰脚无力、筋骨疼痛、饮食不化、脾虚泻痢、面无颜色、伤寒头痛。

4. 生发须膏方（《千金翼方》）

附子、荆实各2两，松叶、柏叶各3两，乌鸡脂3合。上五味为末，合盛新瓦瓶中，阴干百日出，捣以与髻膏和如薄粥，涂头发。主治发须干枯脱落。

5. 落发方（《千金翼方》）

柏叶（切）100g，附子60g。上二味，捣筛，猪胰和作30丸，洗发时即取1丸入泔（淘米水）中，发不落。其药以布裹，密器贮；勿令泄气。

【用量】口服3～9g。外用适量，研末调敷。

【禁忌】本品辛热燥烈，有毒，非阴盛阳衰之证不宜服用，孕妇忌用或慎用。若服用过量，或煎煮时间过短，或配伍及服法不当，或生用未炮制品等，皆可引起中毒。

【按语】明代李时珍《本草纲目》载："蕲州卫张百户，平生服鹿茸、附子，药至八十余，康健倍常。"附子辛热，归十二经，其气阳燥刚烈走而不守，既可峻补下焦之元阳，又可外达皮肤而散风寒。凡元阳欲脱，或寒凝经脉，导致气血运行不畅而令皮毛不华者，可用附子回阳固脱，或助阳通脉，以达美容壮体之功。

仙　茅

【来源】为石蒜科植物仙茅的根茎。秋季采挖，晒干，切段生用。

【性味归经】辛，热。入肝、肾经。

【功效】温肾壮阳，强筋骨，祛寒湿。

【应用】

1. 用于肾阳不足、命门火衰的阳痿、精冷、遗尿、尿频等。

2. 用于肾阳虚、腰膝酸软、筋骨冷疼、寒湿久痹，以及脘腹冷痛、泄泻等。

【美容功用】补肾延年：仙茅是常用的补肾阳、强壮筋骨、延年悦色药。有调节免疫功能的作用，主要用于老年性、虚损性疾病引起的早衰、容颜不华、筋骨痿软及妇女更年期精神不佳、头发早白、视力听力减退等，配合补肾阴药，久服可以延年益寿。

【化学成分】本品主要含有石蒜碱、仙茅苷、杨梅酮苷、丝兰皂苷、β-谷甾醇、葡萄糖、甘露糖、葡萄糖醛酸、淀粉、树脂、脂肪、鞣质、酚化合物及其苷。

【药理与临床研究】本品有增强机体免疫功能，有明显的镇静和解热作用，其水提液有兴奋性机能的功效，可改善性功能，并有轻度降血压和抗感染作用，临床清除人体突变细胞，调节免疫功能，尤其对老年性虚损性疾病，可取得满意效果，久服尚可延寿益颜色。

【选方】

1. 九子丸（《奇效良方》）

仙茅（糯米泔水浸3日，竹刀刮去皮，切片，阴干）50g，肉苁蓉（酒浸焙干）200g，续断（酒浸1日）50g，炒蛇床子、远志、巴戟、炒杏子、车前子各50g。共研细末，炼蜜为丸，每晨空腹服9g，温酒送服。有强阳补肾、壮筋骨、明目、轻身不老之功。

2. 仙茅丸Ⅰ（《圣济总录》）

仙茅（糯米泔水浸5天，刮锉，阴干）50g，苍术（糯米泔水浸5天，刮锉，阴干）50g，枸杞子50g，车前子35g，白茯苓、茴香（炒）、柏子仁（去壳）各25g，生地黄、熟地黄各12g。共研细末，酒煮糊为丸，每次服9g，每日2次，饭前温酒送服。有强壮筋骨、补益精神、黑鬓须、聪耳明目之功。

3. 仙茅丸Ⅱ（《圣济总录》）

仙茅（米泔浸曝干）、羌活、白术、狗脊、防风、白茯苓（去黑皮）、何首乌（去黑皮）、苍术（浸焙）各50g，姜黄、菖蒲、白牵牛各75g，威灵仙100g。细捣为末，以生白蜜和为剂，杵丸如梧桐子大，每次服15～20丸，冷水下。明耳目、益真元、壮筋骨、驻颜色。

4. 仙茅丸（《御药院方》）

仙茅（糯米浸没5日，夏3日）、苍术（泔浸3～5日、去皮焙）、椒红（醋炒）各1000g，马兰花、茴香、柏子仁各250g，熟干地黄（焙）500g。为细末，醋煮糊为丸，如梧桐子大，或酒为丸，每次服30～50丸，渐加至70～80丸，空腹食前温酒下，日2次。可强筋骨、益精神、明目黑须发，治男子真元不足。

【用量】每日3～10g。

【禁忌】仙茅为辛热补阳之品，凡阴虚火旺、体壮火盛者，忌用。另禁食牛肉、牛奶。

【按语】仙茅始见于《海药本草》载其有补暖腰脚、安五脏、明耳目、益筋力、强筋骨、填骨髓、益阳、消食等功效。《开宝本草》载："主心腹冷气不能食，腰脚风冷挛痹不能行，丈夫虚劳，老人失溺无子，益阳道，久服通神强记，助筋骨，益肌肤、长精神、明目。"《本草纲目》载："仙茅久服长生。其味甘能养肉，辛能养肺，苦能养气，咸能养骨，滑能养肤，酸能养筋，宜和苦酒服之，必效也。"又载："……唐代，开元元年婆罗门僧进此药，明皇服之有效，当时禁方不传。天宝之乱，方书流散，始从宫中传出这一秘方，因其叶似茅，久服轻身，故名仙茅。"现代研究表明，其具免疫调节功能，多用于补肾壮阳、益神添色，更有待今后开发。

杜　仲

【来源】为杜仲科植物杜仲的干燥树皮。4～6月剥去，刮去粗皮。堆置"发汗"至内皮呈紫褐色，晒干。切块或丝，生用或盐水炙用。

【性味归经】甘、微辛，温。入肝、肾经。

【功效】补肝肾，强筋骨，安胎。

【应用】

1. 用于肝肾不足的腰脊酸痛、下肢痿软及阳痿、尿频等。

2. 用于肝肾亏虚、下元虚冷的妊娠下血、胎动不安、习惯性流产，现代临床用于高血压。

【美容功用】

1. 乌须悦色

杜仲是治疗肾虚引起的须发早白、颜面无华及延寿抗衰的常用药物。配伍补骨脂、胡桃仁同用，有较好效果。

2. 养生抗衰

据研究，杜仲有较好的降血压作用，具有促进新陈代谢、抗衰老等作用。因此，对中老年早衰比较常用。

【化学成分】全株含桃叶珊瑚苷及一种硬性橡胶，称为杜仲胶，此外树皮尚含糖苷、树脂、有机酸、酮糖、维生素 C、醛糖、绿原酸、鞣质及微量生物碱等。

【药理与临床研究】杜仲的皮、叶含特殊成分——杜仲酸，可促进人体皮肤、骨骼、肌肉中蛋白质胶原的合成和分解，具有促进代谢和防止衰退的功能，另外其含有的绿原酸能抗菌。

日本大学药学部最近在动物实验中发现杜仲有促进动物机体新陈代谢的作用，将杜仲叶的水提取物喂小鼠，发现其抗衰老和增强筋骨的效果十分明显。

【选方】

1. 杜仲丸（《圣济总录》）

杜仲、补骨脂、胡桃仁各 30g。研细，和蜜为丸，如梧桐子大，空腹温酒下 30 丸。补下元、乌髭须、壮腰膝、悦颜色。

2. 青蛾丸（《太平惠民和剂局方》）

杜仲（去皮，姜汁浸，炒）500g，补骨脂（酒浸、炒）500g，胡桃肉（去皮）20 个，蒜（捣膏）30g。为末，和丸如梧桐子大，每次温酒服 29 丸，妇人淡醋汤下。具有壮筋骨、活血脉、乌髭须、益颜色的功效。

3. 长寿保命丹（《神效祖传秘方》）

杜仲 9g，甘草 6g，熟地黄 9g，玉竹 6g，大茴香 9g，川芎 3g，防风 6g，前胡 9g，牛膝 6g，威灵仙 15g，羌活 6g，酸枣仁 15g，茯苓 9g，白芍 9g，油桂 9g，秦艽 6g，续断 6g，陈皮 6g，大枣 5 个，木瓜 6g，沙参 15g，枸杞子 15g。每剂以含酒精 60% 的顶好米酒 2000mL，加上冰糖 300g 浸 2 个月。每日服 3 次，每次服 15g，饭后服。治失眠，使白发转黑，强身补脑。

4. 固齿秘方（《慈禧太后医方选议》）

生大黄、熟大黄、生石膏、熟石膏、杜仲、骨碎补、青食盐各30g，明矾、枯矾、当归各15g。以上诸药为细末，每早起以此散擦牙根，然后净脸，净毕用冷水漱吐。固齿。

【用量】9～15g。

【禁忌】肾虚火炽者忌服。

【按语】杜仲自古就有“补肝肾、壮筋骨、活血脉、益颜色、乌髭须”的记载。《本草汇言》曰：“凡下焦之虚，非杜仲不补；下焦之湿，非杜仲不利；足胫之酸，非杜仲不去；腰膝之痛，非杜仲不除……补肝益肾，诚为要药。”因此，杜仲常用于中老年早衰、发白、齿动、头耳晕鸣等容颜不华的美容疾患。

巴　戟　天

【来源】为茜草科植物巴戟天的干燥根。秋季采挖，晒干，切段生用或盐水炙用。

【性味归经】辛、甘，微温。入肝、肾经。

【功效】补肾阳，壮筋骨，祛风湿。

【应用】

1. 用于肾阳虚的阳痿、女性不孕、月经不调、小腹冷痛。温阳之力柔和，故女性肾阳虚多用。

2. 用于肝肾不足的筋骨痿软、腰膝疼痛或风湿久痹、步履艰难。

【美容功用】补肾悦色：主要用于肾阳虚不能温养于面所致的面无颜色、纳呆消瘦、目生翳障、头发早白等损美性疾病。

【化学成分】根含植物甾醇、糖类、树脂及维生素C等。

【药理与临床研究】现代研究表明，巴戟天有类皮质激素作用，能促进肾上腺皮质激素分泌，它可使大鼠肾上腺皮质囊状带有一定程度变化，抗坏血酸、脂类均有不同程度减少，碱性磷酸酶反应增加，肝糖原含量增加。此外，还有一定的安定与利尿作用，故可以防止老年性皮肤角化。

【选方】

1. 巴戟丸（《太平圣惠方》）

巴戟天、硫黄、桂心、补骨脂、附子、胡芦巴、川椒红、硇砂、肉苁蓉、吴茱萸、木香各30g。上药为末，入研令匀，以羊肾3对，切去筋膜，好酒1500mL，熬令稠烂，研和诸药末，捣二三百杵，丸如梧桐子大，每日空腹以温酒下30丸。治面无颜色。

2. 巴戟丸（《圣济总录》）

巴戟天60g，熟干地黄45g，甘菊花60g，蜀椒30g。捣罗为细末，炼蜜丸如梧桐子大，每次服15丸，空腹食前温酒或盐汤下。益真气、长肌肉、悦颜色、美食明目。

3. 益寿地仙丸（《御药院方》）

甘菊花1两，枸杞子、巴戟天、肉苁蓉各2两。上药为细末，炼蜜为丸如梧桐子大。每次服30丸，盐汤下，温酒亦可。具有黑鬓发、和血驻颜、轻身健体、延年益寿的功效。

4. 化水种子汤（《傅青主女科》）

巴戟天（盐水浸）、白术（土炒）各30g，茯苓、菟丝子（酒炒）、炒芡实各15g，人参9g，车前子（酒炒）6g，肉桂（去皮）3g。水煎服。主治妇人水湿停滞不孕、小便不利、腹胀脚肿等。

【用量】 10～15g。

【禁忌】 阴虚火旺者忌服。

【按语】《神农本草经》记载："主大风邪气，阳痿不起，强筋骨，安五脏，补中增志益气。"《名医别录》称："下气，补五劳，益精。"可见巴戟天有补肾助阳、祛风除湿、悦色明目等养生美容作用。

肉 苁 蓉

【来源】 为列当科植物肉苁蓉的带鳞叶的干燥肉质茎。春季采挖，切片生用或酒炙用。

【性味归经】 甘、咸，温。入肾、大肠经。

【功效】 补肾益精，润燥滑肠。

【应用】

1. 用于肾阳不足、经血亏虚的阳痿、不孕、腰膝酸软、筋骨无力等。既补肾阳，又益精血，药性平和。

2. 用于肾阳虚、经血亏虚的肠燥便秘。多用于老人及产后、久病者的肠燥便秘。

【美容功用】

1. 益肾悦色

用于肾阴阳两虚的面黑无华、容颜早衰、肌瘦无光，多配伍补肾阴药物同用。

2. 补肾泽发

通过补益肾阳及精血，可以防止早衰白发。

【化学成分】本品含有微量生物碱及结晶性中性物质。

【药理与临床研究】肉苁蓉水浸液和乙醇浸液对麻醉动物有降低血压的作用，对不耐寒、易疲劳等有防治作用。现代实验还证明，肉苁蓉能促进生长，可使幼年动物生长增快，体重增加，恢复和增强机体免疫功能，可以使阳虚动物体液免疫功能恢复，从而能使肌肤润泽、减轻皮肤老化。

【选方】

1. 神仙训老丹（《寿亲养老新书》）

枸杞子10两，生地黄、熟地黄、干山药各5两，何首乌10两，川椒（去目）3两，牛膝（酒浸）3两，黑大豆（生用）5两，肉苁蓉5两，藁本10两。具有白发返黑、延年益寿的功用。

2. 补真丸（《圣济总录》）

肉苁蓉150g，菟丝子90g。同捣匀，取生地黄汁1600mL，于银器内慢火熬成膏，别取青竹沥一盅，时时洒膏内，候稠黏，放冷，和前药，丸如梧桐子大。空腹温酒或盐汤下30～50丸，日中再服。壮元气、益精髓、润髭鬓。

3. 肉苁蓉丸（《太平圣惠方》）

肉苁蓉60g，附子、巴戟天、石斛、补骨脂、桂心、鹿茸、牛膝、五味子、泽泻、槟榔、熟地黄、朱砂各30g，川椒、木香、丁香、黄芪、白术、人参、诃藜勒皮、山茱萸、干姜各1g，麝香15g。捣为末，成丸，如梧桐子大，每日30丸。悦泽颜色、充益肌肤，治面黄肌瘦、无光。

4. 苁蓉牛膝丸（《普济方》）

肉苁蓉、肉桂、附子、干姜各30g，蛇床子、牛膝、五味子、胡椒、阳起石各15g，黄狗脊骨1条，鹿茸1对。为细末，用枣肉150g，酥30g，相和入臼杵一二千下，看硬软得所，为丸如绿豆大，晒干。每日盐汤下10丸。服之1个月，其精如火，2个月精实，3个月精秘不泄，益颜容壮筋力，百病不生。

【用量】10～15g，或入丸剂。

【禁忌】阴虚火旺者忌服。

【按语】肉苁蓉味甘性温质润，补而不腻，温而不燥，乃补肾壮阳之佳品。《神农本草经》称："久服轻身。"《药性论》曰："益髓，悦颜色，延年。"实乃滋肾补精血之要药。

菟丝子

【来源】为旋花科植物菟丝子的干燥成熟种子。秋季果实成熟时采收，晒干，除去杂质，生用或盐水炒用。

【性味归经】辛、甘，平。入肝、肾经。

【功效】补肾固精，养肝明目，止泻安胎。

【应用】

1. 用于肾虚腰痛、阳痿、遗精、尿频、带下等。既补肾阴肾阳，又固精缩尿止带。

2. 用于肝肾不足、目失所养而导致的目混、目暗、视力减退等。

3. 用于脾肾两虚的泄泻、肝肾不足的胎动不安，以及消渴证。

【美容功用】

1. 补肾荣颜

菟丝子可以治疗肾虚引起的面容憔悴、须发早白。既可药用，也可食疗，现代药理研究也证实其有抗衰老、防止皮肤老化的作用。

2. 益肾祛斑

可用于肾虚的面部黄褐斑，常配伍当归、生地黄、巴戟天等同用。也可用于白癜风、粉刺。

【化学成分】种子含莱油甾醇、β－谷甾醇及三萜酸类物质等，另据报道种子含树脂苷、糖类。

【药理与临床研究】现代研究证明，菟丝子具有抑菌作用。菟丝子煎剂体外实验表明，菟丝子对金黄色葡萄球菌、痢疾杆菌和伤寒杆菌等均有抑制作用。此外，菟丝子还具有降血压及抑制平滑肌的作用。菟丝子煎剂灌胃，可使大白鼠垂体前叶、卵巢及子宫的重量明显增加，促进抗体产生，增强小鼠腹腔巨噬细胞功能，因此可以抗衰老、防止皮肤角质老化。

【选方】

1. 玉真丸（《圣济总录》）

菟丝子、龙骨各240g，鹿茸180g，韭子135g。捣末，炼蜜为丸，如梧桐子大，每日7丸，日再服，早食后温酒下。治早衰发白。

2. 神应养真丹（《浙江中医杂志》）

全当归、菟丝子、川芎、白芍、熟地黄、羌活、天麻、木瓜、生何首乌各120g，大黄60g，酸枣仁50g。诸药烘干，研细粉，蜂蜜1250g，为丸。每丸10g，每次1丸，每日3次，服药一料为1个疗程。治斑秃。

3. 菟丝子汁（《肘后备急方》）

捣生菟丝子，绞取汁涂面，治面上粉刺。

4. 菟丝子粥（《中华临床药膳食疗学》）

菟丝子15g，茯苓15g，石莲肉10g，黑芝麻1.5g，紫珠末100g，食盐适量。将药物洗净与紫珠末煮成粥，加少许食盐。日1～2次，可服10～15次。滋阴补肾、乌发美发。

5. 菟丝子丸（《济生方》）

菟丝子90g，车前子60g，鹿茸60g，桂心60g，肉苁蓉60g，杜仲90g，熟干地黄150g，牛膝60g，附子60g。捣为末，炼蜜和丸如梧桐子大，每次空腹及晚食前温酒下30丸。补肾精、悦颜色。

6. 补肾化斑汤（《中医杂志》）

淫羊藿15g，菟丝子20g，地黄15g，当归12g，川芎12g，芍药12g，桃仁12g，红花12g，僵蚕10g。水煎。治面部黄褐斑。

7. 益阴丸（《中医杂志》）

菟丝子300g，女贞子300g，生地黄、熟地黄各150g，牡丹皮150g，桑寄生300g，当归120g，旱莲草200g，鸡血藤200g，天花粉120g，茯苓120g。共压细末，炼蜜为丸，每丸10g，每日3次，每次1丸。主治肾阴亏损、精血不足、血不养肤、气血瘀滞之面部黄褐斑。忌辛辣烟酒的刺激和强烈日光久晒。

8. 菟丝子丸（《圣济总录》）

菟丝子（酒浸捣）、肉苁蓉（酒浸焙）各3两，五味子、续断、远志、山茱萸、泽泻各45g，防风60g，巴戟天30g。捣罗为末，以鸡子白和丸，如梧桐子大。每次服30丸，空腹温酒下。主治肝虚眼黑暗、视物不明。

9. 菟丝子酒（《皮肤病方剂药物手册》）

菟丝子新鲜全草180g，入白酒或75%酒精360g，浸泡5~7天，过滤去渣，外涂。主治白癜风。

10. 菟丝祛斑汤（《山东医药》）

菟丝子、生地黄、熟地黄各15g，女贞子、何首乌各12g，旱莲草、白芍、当归各10g，阿胶、枸杞子各9g。水煎服，日1剂。主治黄褐斑。

【用量】 10~15g。

【禁忌】 阳强、便结、阴虚火旺者忌服。

【按语】 菟丝子温而不燥，有益阴补阳固涩之效，而无伤津耗阴滞腻之弊。故《药性论》曰："治男女虚冷，添精益髓，去腰膝疼冷，消渴热中。久服去面皯，悦颜色。"《医学入门》称："令人肥健，久服延年轻身。"在美容方面主要通过补肾、益精固涩，以治疗肾虚早衰、精血不足之面色无华、黄褐斑、白发等。

蛇　床　子

【来源】 为伞形科植物蛇床的果实。全国各地均产，秋季采收、晒干备用。

【性味归经】 苦，平，有毒。入脾、肾经。

【功效】 补助肾阳，祛风燥湿杀虫。

【应用】

1. 用于肾阳虚、阳痿早泄、老年妇女赤白带下。
2. 用于皮肤湿疹、外阴瘙痒、疥疮、皮癣等。

【美容功用】

1. 补肾荣颜

用于肾阳虚、未老先衰、容颜无华、齿摇发脱，可使人精力充沛、容光焕发，从而明目、延年不老。

2. 祛风止痒

可用于多种损美性皮肤病，如湿疹、湿疮、疥癣、皮肤瘙痒、体癣、牛皮癣等。

【化学成分】 蛇床子含挥发油、食用白芷素、佛手柑内酯、异茴芹内酯、O-乙酰二氢欧山芹素、二氢欧山芹素、O-异戊酰二氢欧山芹素、O-异丁酰二氢欧山芹素。此外，尚含有白色结晶性香豆精成分甲氧基欧芹酚，为治疗阴道滴虫的有效成分。

【药理与临床研究】本品具有类似激素样作用，抗微生物作用，对感冒病毒和表皮癣菌均有抑制作用。临床常用于治疗皮肤性疾病，从而达到美容健肤的目的。

【选方】

1. 治湿疹、过敏性皮炎、漆树过敏、手足癣（《江西草药手册》）

蛇床子、桉树叶、苦楝树皮、鸭脚木、苦参、地肤子各适量，煎水泡洗患处，每日2次。

2. 治皮肤瘙痒（《中医杂志》）

蛇床子、地肤子、苦参各30g，黄柏10g，花椒5g，甘草10g。湿热偏盛、苔黄腻者加薏苡仁30g，水煎3次，每次加水约300mL，煎取200mL，第一次药液加温水适量洗澡，第二次药液分3次内服。

3. 蛇床子汤洗方（《太平圣惠方》）

蛇床子600g，蒺藜皮600g，防风90g，川大黄30g，大戟90g，茺蔚子400g，白矾60g。上药捣筛，以水2000mL，煎至1000mL。次入酒400mL，更煎十余沸，去滓，看冷暖，于避风处洗之。治妇人血风，举体痒如虫行皮肤上，搔之皮起欲成疮。

4. 枫香洗汤方（《太平圣惠方》）

枫香25g，川芎、川大黄、黄芩、当归、川升麻、甘草、射干各60g，蛇床子30g。上药捣粗罗为散，每次用150g，以水2000mL，煮取1000mL，去滓，看冷热洗病上，日二度用之。治疗皮肤瘾疹及瘙痒症。

5. 草灵丹（《御药院方》）

生地黄36g，肉苁蓉60g，蛇床子、牛膝、桂心、菟丝子、远志各30g，大枣100个。共研末，炼蜜为丸如梧桐子大，每次服30丸，温酒送下。补肾益精、滋荣养卫、填实骨髓、坚固牙齿、聪明耳目、延年不老。

【用量】内服5～15g。外用适量。

【禁忌】阴虚者慎用。

【按语】《神农本草经》载："久服好颜色，令人有子。"又曰："不独辅助男子，而又有益于妇人。"

沉　　香

【来源】为瑞香科植物沉香的含有树脂的木材。阴干，锉末，生用。

【性味归经】辛、苦，温。入肾、脾、胃经。

【功效】行气止痛，暖肾纳气。

【应用】

1. 用于气滞胸腹胀痛及胃寒呕吐。

2. 用于肾不纳气之虚喘及腰膝虚冷。

【美容功用】

1. 除臭香身

其气芳香而下沉，可芳香辟秽，令人体香。

2. 祛斑香发

古代多用于下元不足之面斑、脱发、发干、齿摇等。

【化学成分】沉香的丙酮提取物经皂化后蒸馏，所得挥发油中含苄基丙酮、对甲氧基苄基丙酮等，残渣中有氢化桂皮酸、对甲氧基氢化桂皮酸等。

【选方】

1. 沉香鹿茸丸（《传信适用方》）

沉香50g，大附子（炮裂，去皮、脐）100g，鹿茸（燎去毛，酥炙）150g，苁蓉（酒浸洗）200g，菟丝子（洗净酒浸）250g，熟地黄（洗净酒浸焙干）300g。共为细末，炼蜜为丸，如梧桐子大。每次服30丸，日3次，饭前送服。补益下元、滋养真气、明目、驻颜色。适用于诸虚不足，久服大效。

2. 香牛膏（《外台秘要》）

沉香、牛黄、熏陆香、雌黄、鹰屎各1g，丁香0.3g，水银30g，玉屑1g作粉。以蜜和涂面，治面皯。

3. 十香丸（《千金翼方》）

沉香、麝香、白檀香、青木香、零陵香、白芷、甘松香、藿香、细辛、川芎、槟榔、豆蔻各30g，香附子15g，丁香1g。捣筛为末，炼蜜为丸，如梧桐子大，每日含用，咽津味尽即止。芳香辟秽，令人体香。

4. 浥衣香方（《千金翼方》）

沉香、苜蓿香各5两，丁香、甘松香、藿香、青木香、艾纳香、鸡舌香、雀脑香各1两，麝香半两，白檀香3两，零陵香10两。上十二味，各捣为细末，混合。若置衣箱中，必须绵裹之，不得用纸。香衣，爽身。

【用量】1.5～3g。

【禁忌】阴亏火旺、气虚下陷者慎服。

【按语】本品虽芳香辛散，但质重沉降故其理气作用主要是引气下行、暖肾纳气，《本草通玄》谓其“温而不燥，行而不泄”，故古方多用之。

第二节　滋补肾阴

凡辨证为腰膝酸软、潮热盗汗、心烦失眠、五心烦热、舌红少苔、脉象细数等肾阴虚之证时，应选用补益肾阴药物为主来组方，以滋补肝肾、精血，用于精血不足之各种损美性疾病。

熟　地　黄

【来源】为玄参科植物地黄的根茎。经加工蒸晒而成，切片生用。

【性味归经】甘，微温。入肝、肾经。

【功效】滋阴补血，填精生髓。

【应用】

1. 熟地黄为补血要药，用于血虚萎黄、眩晕心悸、月经不调、崩漏等。
2. 用于肾阴虚损之潮热盗汗、遗精、消渴证。
3. 用于精血亏虚之腰膝酸软、眩晕耳鸣、须发早白等。

【美容功用】

1. 益肾祛斑荣颜

通过补精血以荣颜、降虚火以祛斑。多用于肾阴虚内分泌失调容颜早衰、雀斑、黄褐斑。

2. 益精血荣发

用于精血虚不能上荣于发之须发早白、发干、发燥、发落。

3. 延年益寿

古今配合补虚药常服，可以补虚损、长肌肉、利耳目、疗五劳七伤、防早衰、增强免疫功能。

【化学成分】地黄根茎主要含β-谷甾醇、甘露醇及少量豆甾醇、微量的菜油甾醇，还含有地黄素、梓醇、葡萄糖、生物碱、脂肪酸与维生素A类物质，根又含水苏糖、精氨酸、γ-丁氨酸。

【药理与临床研究】抗感染作用：地黄水煎剂和醇浸剂，每天给大鼠灌胃10g/kg，连续5天，对大鼠实验性甲醛性关节炎有显著的抑制作用。抗真菌作用，试管实验表明地黄水浸膏剂对奥杜盎小芽孢癣菌等多种真菌的生长有抑制作用。增强免疫作用，熟地黄5g/kg体重给小鼠灌服1周，有一定对抗环磷酰胺和地塞米松的作用，表现为使环磷酰胺所致小鼠胸腺、脾脏重量减轻、血清特异性抗体水平下降和淋巴细胞转化功能降低等恢复到接近正常水平，使地塞米松所致小鼠腹腔巨噬细胞吞噬功能降低提高到正常水平，起到保护机体免疫功能的作用。

【选方】

1. 六味地黄丸（《小儿药证直诀》）

熟地黄24g，山萸肉、干山药各12g，泽泻、牡丹皮、白茯苓（去皮）各9g。上为末，炼蜜为丸，如梧桐子大，空腹温水化服3丸。滋肾阴、降虚火、除雀斑。

2. 七仙丹（《丹溪心法》）

何首乌（九蒸九晒）120g，生干地黄（酒洗）、熟地黄、麦冬、天冬、白茯苓、茴香（炒）各6g。上为末，蜜丸如弹子大。每日1丸，细嚼，好酒送下，盐汤亦可。忌食三白及犯房室。补心肾驻容颜、黑须发。

3. 四物坎离丸（《医学入门》）

熟地黄30g，生地黄（同酒浸捣膏）45g，当归60g，白芍（用酒炒）45g，知母30g，黄柏（同盐酒浸炒）60g，侧柏叶、槐子各30g同炒，连翘18g。上药为末，蜜丸如梧桐子大盛瓷盒内，晒干收之。每次服五六十丸，温酒或白汤下。交通心肾、乌须黑发。

4. 八物肾气丸（《御药院方》）

熟地黄240g，山药、山茱萸各120g，肉桂、五味子各60g，泽泻、牡丹皮、白茯苓各90g。为细末，炼蜜为丸，如梧桐子大，每次服50丸，温酒服，食前服，日2次。平补肾气、坚固牙齿、活血驻颜、益寿。

5. 补肾延寿酒（《补品补药与补益良方》）

熟地黄、全当归、石斛各100g，川芎40g，菟丝子120g，杜仲50g，泽泻45g，淫羊藿30g，白酒1500g。将药置酒中封盖半月，每次服1小杯，早、晚各1次。治精血虚所致消瘦、早衰等。

6. 斑秃方（《中医治疗常见皮肤病》）

熟地黄、黄精各9g。每空腹咬碎，开水冲服，日1次。治斑秃、脂溢性脱发等。

7. 黑发仙丹（《串雅内编选注》）

熟地黄、桑椹各50g，万年青1500g，黑芝麻240g，山药1000g，南烛皮

120g，花椒、白果各30g，巨胜子90g。为末，蜜丸，每次服15g。早、晚酒下，乌须黑发。

8. 熟地黄枸杞沉香酒（《补品补药与补益良方》）

熟地黄、枸杞子各60g，沉香6g，白酒或米酒1000g，浸泡封盖10天，每次服1小杯，日3次。治肝肾虚所致脱发等。

生地黄

【来源】为玄参科多年生草本植物怀庆地黄或地黄的根。晒干或鲜地黄榨汁用。

【性味归经】甘、苦，寒。入心、肝、肾经。

【功效】清热凉血，养阴生津。

【应用】

1. 用于阴虚血热发热、吐血、衄血、漏血等。

2. 用于心脏虚损、肾阴不足、心悸不安、魂魄不定、视物不清、潮热盗汗、虚劳困乏等。

3. 凡有血热虚火旺之病机者皆可用之。既可祛邪，又扶正气，如口舌生疮、头面生疮疖等。

【美容功用】

1. 滋阴凉血润肤

用于血热血燥阴虚之皮肤干燥、面色不荣、心烦盗汗等。

2. 荣发

用于血热之少年白发及精血不足之中老年白发、脱发等。

3. 延年益寿

古代多作复方，用于防止多病、早衰、消渴、体弱等。

【化学成分】地黄根主要含有β-谷甾醇与甘露醇及少量豆甾醇、微量的菜油甾醇，还含有地黄素、生物碱、脂肪酸、梓醇、葡萄糖、维生素A类物质、水苏糖、精氨酸、γ-氨基丁酸、磷酸、铁质类成分，尚含有强心苷等。

【药理与临床研究】对循环系统的影响，地黄浸膏静脉注射可使家兔和狗血压上升，并有利尿作用。醇浸膏在中等浓度时，对离体蛙心有强心作用，高浓度时则抑制之；蟾蜍后腿灌流时，中等浓度使血管收缩，高浓度则扩张之；用怀庆地黄之醇提取液给麻醉犬及兔静脉注射，均可使血压下降，对离体蛙心则表现为抑制作用。

抗菌、抗感染作用。实验表明，水浸剂对石膏样癣菌、奥杜盎小孢子菌等有抑制作用，另外其对白喉杆菌也有抑制作用。

临床用于治疗湿疹、荨麻疹、神经性皮炎等疾病，以此健肤美容，亦可用其内滋阴凉血、外润皮肤荣泽之功，久服之可填骨髓、长肌肉、乌须发，久之轻身不老。

【选方】

1. 生发搽剂（《美容验方》）

生地黄、侧柏叶、赤芍、当归各100g，干姜90g，红花60g。切碎，加入75%酒精3000mL，密封浸池10天，每日搽患处3～4次。治斑秃。

2. 补肾地黄酒（《养老奉亲书》）

生地黄500g，切，大豆4000g，熬之，生牛蒡根2000g，切。上药以绢袋盛之，以酒6600mL，浸之五六日，常服二三盏，恒作之尤佳。除面疱、润皮毛、益气力、补虚乏，亦治老人风湿痹、筋挛骨痛。

3. 地黄丸（《圣济总录》）

生地黄汁1000mL，生姜汁500mL，巨胜子、熟干地黄（焙）、旋覆花、桑椹子各50g。除二味汁外，捣罗为末，先将前二味汁，用银器煎熟，看稀稠，将药末和丸，如弹子大，每夜饮酒半酣后，含化1枚。乌须发。

4. 枇杷清肺饮（《大众医学》）

生地黄30g，牡丹皮10g，赤芍10g，枇杷叶10g，黄芩10g，知母10g，桑白皮10g，甘草6g，生石膏30g。上药放入砂锅中，加水适量煎服，1日1剂，1日3次或早晚分服。若大便干秘，可加生大黄或大青叶15g，连服7～15剂，为1个疗程。主治青年粉刺，尤宜于15～20岁青年面部粉刺之重症。

5. 八仙长寿丸（《寿世保元》）

大怀生地黄（酒拌入砂锅内蒸1日，慢火焙干）300g，山茱萸（酒拌蒸去核）150g，白茯神（去皮木筋膜）120g，牡丹皮（去骨）120g，辽五味子（去梗）75g，麦冬（水润去心）75g，干山药75g，益智仁（去壳，盐水炒）75g。上忌铁器，为细末，炼蜜为丸，如梧桐子大，温酒调下，或盐汤调服，夏秋滚汤调服。此方填精补髓、坚骨强筋。髓实血满、白发变黑、返老还童、行如驰马。

6. 地黄丸（《三补简便验方》）

怀生地黄、熟地黄各120g，炒沙苑子、蒺藜、川牛膝、枸杞子、独活、菟丝子（酒制）、知母（盐水炒）、黄柏（酒炒）各60g。为细末，炼蜜为丸，如梧桐子大，每次服80丸，淡盐汤或酒下。生精养血、补肾养肝、祛风明目、黑乌须发。

7. 地黄汤（《三因极一病证方论》）

麦冬（去心）、生地黄各150g，人参、茯苓、芍药、甘草、白术各90g，萎蕤120g，石膏180g，远志（去心）300g。每次服12g，水煎去滓，不拘时服。主治气衰血虚、发落、色不泽、饮食不为肌肉等。

8. 地黄饮（《医宗金鉴》）

生地黄、熟地黄、何首乌各9g，当归6g，牡丹皮、黑参、炒白蒺藜、炒僵蚕各4.5g，红花、生甘草各5g。水煎，早晚服。主治血风疮、旋耳疮，今用其治皮肤瘙痒症、湿疹、牛皮癣。

9. 地黄膏（《寿世保元》）

大生地黄（酒洗）500g，麦冬（去心）120g。水煎取汁3次，文武火熬至3碗，入蜜120g，熬膏，入瓷坛封固，埋地下去火毒。每次服2～3匙，空腹白开水点服。补肾水、填髓精、生血乌发。

10. 地黄膏（《医灯续焰》）

生地黄（捣汁）500g，茜草（水5盏，煎绞取汁，共煎3次）500g。合二汁，缓火煎如膏。每次服半匙，空腹温酒下。乌须发。

【用量】10～30g。

【禁忌】本品性寒而滞，脾虚湿滞、腹满便溏者不宜用。

【按语】生地黄又称干地黄。《神农本草经》载："其蒸晒以后即为熟地黄，是补肾益精之要药。"又曰："填骨髓，长肌肉，生精血。补五脏内伤不足，通血脉，利耳目，黑须发，男子五劳七伤，女子伤中胞漏，经候不调，胎产百病。"《本草纲目》载："鲜地黄适量，洗净，绞汁，捣，煎令调，入白蜜适量，更煎，再入适量的地黄末，为丸如梧桐子大，每次服30丸，黄酒送下。百日面如桃花，三年身轻不老。"所以古代养生家或作为煎，或熬为膏，或煮成粥，或酿为酒，采取各种制剂作为补品养生用。

楮　实

【来源】为桑科植物构树的果实。

【性味归经】甘，寒。入肝、肾、脾经。

【功效】滋肾助阳，强筋健骨，益肝明目。

【应用】

1. 用于肾虚腰膝酸软、虚劳早衰等。

2. 用于肝肾不足、目浑不明。

【美容功用】

1. 润肤祛皱

古方用于面斑、粉刺、皮肤瘙痒等。

2. 益肾抗衰

用于肾虚早衰，有减肥轻身、壮腰健肾、强壮筋骨的作用。

【化学成分】本品含皂苷、B 族维生素、油脂、非皂化物、饱和脂肪酸、油酸、亚油酸等成分。

【药理与临床研究】临床主要用于滋补肝肾、治肝热生翳、利水，用于阴痿水肿，具抗衰老作用，补虚劳、健腰膝、益颜色。

【选方】

1. 楮桃不老方（《本草图经》）

楮桃（楮实）不拘量，于农历 8 月、9 月当楮桃正红成熟时采摘，阴干，研末，过筛。每日早、晚各服 2g，长期服食乃佳，可轻身不老、益颜色，胖人服食减肥轻身；面色衰败者服食益颜色，使面色红润；老年人服食可耐老抗衰。

2. 平补楮实丸（《养老奉亲书》）

楮实 250g，轻杵，去白及膜，拣择净，微微炒，鹿茸 125g，大附子 125g，炮去皮脐，怀牛膝 125g，紫巴戟天 125g，石斛 125g，干姜 62g，肉桂 62g，去粗皮。上八味为末。楮实一味，用砂盆另研 2 日，令烂细后，入前药末同研，入煮枣肉同研拌得所。丸如梧桐子大，每次服 30 丸，温酒下，忌牛肉、豉汁（酱油）。驻颜，并能壮筋骨、补益元脏，疗冷积虚乏，暖胃，进酒食，久服令人轻健。

3. 楮实丸（《圣济总录》）

楮实（微炒）250g，鹿茸（酥炙）、炮附子、牛膝、巴戟天（去心）、石斛各 200g，炮干姜、桂枝（去粗皮）各 100g。捣罗为细末，煮枣肉和捣，丸如梧桐子大，每次服 30 丸，温酒或盐汤下。暖脾胃、轻身悦色、壮筋骨。

4. 楮实散（《御药院方》）

楮桃儿、土瓜根、商陆各等份，为细末，每日晨以少许，洗擦患处，再涂以桃仁膏。去皴皱、悦皮肤。

【用量】 口服6～12g。外用适量。

【禁忌】 外感风寒所致之发热与脾虚便溏者忌用，忌用铁器水煎。

【按语】《神农本草经》载："枸杞久服，坚筋骨，轻身不老，耐寒暑。"《药性论》载："能补益诸不足，易颜色，变白，明目，安神。"故在补益美容方中常用之治疗经血不足的面容憔悴、早衰、须发早白等，也用于防癌、防治糖尿病、治疗慢性肝病等。

5. 楮桃叶洗剂（《简明中医皮肤病学》）

楮桃叶 250g，水 5000mL。煮沸 30 分钟后，浸浴。止痒润肤，治皮肤瘙痒症、慢性荨麻疹等。

【用量】每次服 9～15g，入汤、丸、散剂。

【禁忌】脾胃虚寒者不宜。

【按语】楮实亦称楮实子、楮桃等，历代本草记载其关于养颜健身方面的作用较多。《名医别录》载："楮实主阴痿水肿，益气充肌明目，久服不饥不老，轻身。"《本草纲目》载："楮实壮筋骨，助阳气，补虚劳，健腰膝，益颜色。"今亦有众多用之而获效。说明其"益颜色"、抗衰之作用值得研究。

枸　杞　子

【来源】为茄科植物枸杞或宁夏枸杞的成熟果实。夏、秋二季采收，晒干生用。

【性味归经】甘，平。入肝、肾经。

【功效】滋肾，润肺，补肝，明目。

【应用】

1. 用于肝肾不足、腰酸遗精、头目眩晕、消渴等。

2. 用于肝肾不足引起的视力减退、视物昏花。

【美容功用】

1. 益肾防衰

枸杞子能明显增强免疫功能，常服久服可以增强体力、防止早衰，具有抗衰老、抗突变、抗肿瘤、保肝和降血糖等重要作用，且药性甘平，可以久服，是养生抗衰的常用药物之一。

2. 润肤荣发

通过滋补肝肾之阴，以润肤荣发，广泛用于面容憔悴、面黑生疮、毛发干枯、须发早白等。

【化学成分】本品含甜菜碱、玉蜀黍黄素、酸浆素及微量胡萝卜素、硫胺素、核黄素、抗坏血酸、β－谷甾醇等。

【药理与临床研究】造血作用：灌服枸杞煎剂，对正常小鼠的造血功能有促进作用，可使白细胞（淋巴细胞）增多；对环磷酰胺引起的抑制白细胞生成作用也有保护性作用。增强非特异性免疫作用：小鼠灌服宁夏枸杞水提取物或肌肉注射其醇提取物均能显著增强网状内皮细胞的吞噬能力。党参与枸杞提取物组成的参杞膏也能明显增强小鼠腹腔巨噬细胞的吞噬能力。生长刺激作用：饲料中加入甜菜碱，能明显增加雏鸡体重和母鸡产蛋量，每日灌服参杞膏，连续 14 日，可使小鼠体重明显增加，且毛色光泽、肌肉丰满、血色鲜红。

【选方】

1. 枸杞饮（《新中医》）

枸杞子 30g。每日当茶冲服，早、晚各服 1 次。治疗肥胖症。

2. 枸杞子酒（《延年方》）

枸杞子、清酒。上二味各等份，枸杞子捣碎，入酒浸 7 日，滤去滓，饮之。用于补虚、长肌肉、益颜色、肥健人。

3. 杞圆膏（《摄生秘剖》）

枸杞子、龙眼肉。上二味一处，用新汲长流水 25000mL，用砂锅桑柴火慢熬之，渐渐加水煮至枸杞子、龙眼肉无味，方去渣，再慢火熬成膏，取起，瓷罐收贮，不拘时频服 5～10mL。可养血安神、滋阴壮阳、益智、强筋骨、泽肌肤、驻颜色。

4. 枸杞洁面方（《太平圣惠方》）

选用宁夏枸杞 5000g，生地黄 1500g。研成细末，和匀，瓷瓶收藏备用。每次服 10～15g，用温酒 10～15mL 送下。久则面部诸斑消退，皮肤光洁，颜如童子。主治面部黑斑及疱疹。

5. 杞菊地黄丸（《医级》）

枸杞子、菊花、熟地黄、山茱萸、山药、泽泻、牡丹皮、茯苓。为细末，炼蜜为丸，如梧桐子大，每次服 9g，空腹服。治面部色素沉着、斑秃等。

6. 枸杞煎（《外台秘要》）

枸杞子、生地黄（取汁）各 1500mL，杏仁（去皮尖）30g，人参、茯苓各 3g，天冬（捣汁）1500mL，白蜜、酥各 2500mL，牛髓 1 具。先煎汁如稀汤，再纳诸药煎如膏，每次服 2 匙，酒和服用。安五脏、延年益人、好颜色。

7. 枸杞膏（《寿世保元》）

枸杞子 500g。砂锅水煎滤汁，如此 3 次，慢火熬膏。每日早、晚酒调服。补元气、益荣卫、生血悦颜色，治诸虚百损。